CHOLÉRA-MORBUS.

GUIDE

DU

MÉDECIN PRATICIEN

DANS

LA CONNAISSANCE ET LE TRAITEMENT
DE CETTE MALADIE ;

SUIVI

D'UN DICTIONNAIRE DE THÉRAPEUTIQUE APPLIQUÉE AU CHOLÉRA-MORBUS

ET

D'UN FORMULAIRE SPÉCIAL,

Par le docteur FABRE,
Rédacteur en chef de la GAZETTE DES HÔPITAUX, etc.

PARIS.

GERMER BAILLIÈRE, LIBRAIRE-ÉDITEUR,

17, RUE DE L'ÉCOLE-DE-MÉDECINE.

LONDRES, | MADRID,
H. BAILLIÈRE, 219, Regent-Street. | CH. BAILLY-BAILLIÈRE.

New-York, CH. BAILLIÈRE.

1854.

CHOLÉRA-MORBUS.

GUIDE

DU

MÉDECIN PRATICIEN.

Paris. — Imprimerie de L. MARTINET, rue Mignon, 2.

CHOLÉRA-MORBUS.

GUIDE

DU

MÉDECIN PRATICIEN

DANS

LA CONNAISSANCE ET LE TRAITEMENT
DE CETTE MALADIE;

SUIVI

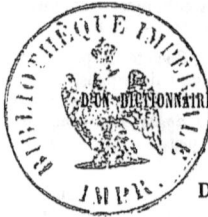

D'UN DICTIONNAIRE DE THÉRAPEUTIQUE APPLIQUÉE AU CHOLÉRA-MORBUS

ET

D'UN FORMULAIRE SPÉCIAL,

Par le docteur FABRE,
Rédacteur en chef de la GAZETTE DES HÔPITAUX, etc.

PARIS.

GERMER BAILLIÈRE, LIBRAIRE-ÉDITEUR,
17, RUE DE L'ÉCOLE-DE-MÉDECINE.

LONDRES,	MADRID,
H. BAILLIÈRE, 219, Regent-Street.	CH. BAILLY–BAILLIÈRE.

New-York, CH. BAILLIÈRE.

1854.

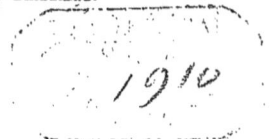

PRÉFACE.

Au mois de mai 1832, six semaines après l'invasion de la première épidémie de choléra, qui par sa violence frappa de consternation Paris et la France, j'ai publié un petit volume accueilli (1) avec faveur par le public, et que l'Académie des Sciences honora spontanément plus tard d'une distinction bien flatteuse (2). Cet ouvrage, nécessairement imparfait et dans lequel je n'ai pu que recueillir à la hâte les renseignements les plus utiles sur une maladie encore peu connue, du moins chez nous, contenait cependant un relevé exact des diverses méthodes de traitement adoptées par les principaux médecins français et étrangers; mais, comme on le pense bien, ce relevé n'était et ne pouvait être accompagné que de quelques réflexions ou appréciations critiques incomplètes. Nous manquions nous-même d'une expérience suffisante, et les opinions les plus contradictoires existaient sur l'utilité ou le danger de certains médicaments préconisés par ceux qui les avaient mis en usage ou repoussés par suite de préjugés souvent irréfléchis.

Depuis lors notre expérience et notre jugement ont

(1) *Choléra-morbus*. Guide du médecin praticien dans la connaissance et le traitement de cette maladie. 1832, 1 vol. in-12.
(2) Une médaille d'or de la valeur de 1,000 francs.

dù se former. Témoin et acteur dans les épidémies
de 1832 et de 1849, comme en 1853, nous avons vu
passer sous nos yeux des masses de malades, observé
les différences de plusieurs épidémies successives,
nous avons lu tout ce qui a été écrit et pu apprécier
sainement et à leur juste valeur, par leurs résultats,
les médications proposées. Aussi, nous devons dire
que, quoique portant le même titre que nous avons
cru devoir lui conserver, notre *Guide du praticien
dans la connaissance et le traitement du choléra-morbus*,
ne ressemble en aucune manière à celui de 1832. Ce
n'est pas une nouvelle édition de ce livre, c'est un
nouvel ouvrage que nous publions. Rien n'y rappelle
l'ancien, ni la distribution des matières, ni les aperçus historiques et thérapeutiques, ni l'appréciation des
médicaments, ni même l'indication de la méthode générale qui nous paraît la plus avantageuse dans le traitement de cette maladie. Nous avons seulement conservé pour les périodes la division que nous avions
adoptée et qui nous paraît encore la plus rationnelle
et la plus vraie ; on retrouvera bien aussi de l'analogie
dans le jugement que nous portons sur quelques médications capitales ; mais, nous le répétons, tout le
reste est entièrement neuf et ne conserve avec la première publication aucun trait de ressemblance ou
d'analogie. Puisse ce nouveau travail consciencieux
et que nous avons tâché de rendre aussi complet que
possible, recevoir un accueil semblable! Nous osons
espérer que le public médical et les corps savants ne
nous refuseront pas les marques de sympathie que nous
ambitionnons et que nous avons obtenues une première fois.

Outre ces différences, nous devons signaler une innovation qui ne se rencontre nulle part. Après l'examen des trois médications les plus importantes et le plus généralement employées, *saignées générales* et *locales*, *évacuants* et *opiacés*, nous n'avons pas vu de meilleur moyen, de méthode plus facile pour que le praticien se retrouve dans le dédale des médications proposées, que l'ordre alphabétique ; toutes les substances sont ainsi rappelées dans une espèce de *dictionnaire thérapeutique* qui fait corps avec l'ouvrage. A la suite du traitement général et raisonné de la maladie, nous avons encore placé un *formulaire* où se trouvent reproduites un nombre considérable de formules (plus de 400), avec l'indication des périodes et des variétés de la maladie auxquelles elles s'adressent ; à ces formules nous avons attaché avec soin les noms des auteurs ; cela était d'autant plus nécessaire que beaucoup d'entre elles sont originales et nous ont été communiquées directement par les médecins eux-mêmes qui les ont employées.

Nous devons des remerciements à ceux de nos confrères qui ont bien voulu nous aider dans ce travail en nous communiquant leurs prescriptions. Nous en devons aussi à deux de nos collaborateurs les plus distingués de la *Gazette des hôpitaux*, MM. les docteurs Brochin et Mac-Carthy. Le premier, par ses investigations studieuses et incessantes dans les hôpitaux, a tenu notre journal (la *Gazette des hôpitaux*) au courant de tout ce qui s'y est présenté en 1853, et nous avons pu faire d'utiles emprunts à ses articles ; le second (1),

(1) M. Mac-Carthy, ancien interne des hôpitaux et docteur en médecine de la Faculté de Paris. C'est par son intervention et sur

d'origine étrangère, mais Français par ses habitudes
et son éducation, nous a rendu facile l'investigation
de l'épidémie en Angleterre, et nous lui devons des
renseignements précis et certains sur les ravages du
fléau, sur les résultats des mesures préventives, sur les
circonstances qu'ont présentées les diverses invasions
et sur les médications employées par nos confrères
de la Grande-Bretagne. Nous sommes heureux de pouvoir leur en témoigner publiquement notre gratitude.

sa demande que nous avons reçu de M. le docteur Sutherland, président du *general Board of health* (conseil de santé), de Londres,
de nombreux documents officiels dont nous avons fait usage. Nous
prions notre digne et honorable confrère, M. Sutherland, d'agréer
aussi nos sincères remerciements de son obligeance.

DU
CHOLÉRA-MORBUS.

DÉFINITION.

Le choléra-morbus est une maladie fort ancienne-
ment connue ; elle a été désignée, en France et à l'é-
tranger, sous les noms de *maladie bleue, maladie noire,
fièvre algide grave, trousse-galant, passio cholerica,
vedi-vandi, mordechi* ou *mordyxim* (Indes), *diarrhœa
cholarea* (Young), *cholérée* (Baumes), *choladrée lym-
phatique* (Bally), *psorentérie, ite* (Serres et Nonat).
La première dénomination (*choléra-morbus*) qui est
généralement admise aujourd'hui, a été créée à une
époque où régnaient les théories humorales ; elle se
compose d'un mot latin, *morbus,* maladie, et du mot
cholera, qui dérive lui-même des deux mots grecs χολη,
bile, et ρεω, *je coule;* parce qu'en effet, dans le choléra sporadique, les matières des vomissements et des
déjections sont de nature bilieuse. Après avoir parcouru les symptômes qui caractérisent le choléra épidémique, il sera facile de se convaincre que cette
définition étymologique, vraie pour le choléra sporadique, ne saurait convenir réellement au choléra épidémique. Nous l'adopterons cependant, non seulement

1

parce qu'elle est devenue populaire, mais parce qu'elle ne préjuge rien ni sur la nature ni sur le mode de propagation de la maladie que nous avons à décrire.

Pendant longtemps le choléra-morbus n'a été connu dans nos climats que comme une affection sporadique ; nous l'avons nous-même observée fréquemment (deux cents fois environ) à Marseille, de 1824 à 1826, et nous avons publié quelques unes de ces observations dans le *Journal complémentaire*, année 1826. Quoique grave parfois et présentant des symptômes plus ou moins alarmants : refroidissement général, vomissements et selles répétés et abondants, affaissement rapide et profond, altération des traits ; amaigrissement tel que la physionomie des malades est changée entièrement en quelques heures, et qu'une personne jeune encore prend l'aspect d'un vieillard à peau ridée, à teint plombé ; voix faible, paroles soufflées, etc., cependant la terminaison est presque toujours favorable. Pour notre compte, quoique témoin de faits très graves, nous sommes toujours parvenu, par la privation de boissons ou l'usage à petites doses de boissons froides et acidules, par l'emploi d'une potion anodine composée d'un véhicule d'eau de laitue et de 30 ou 60 grammes de sirop diacode, à enrayer les accidents.

Mais, quoique les symptômes soient moins tranchés, moins formidables, ils ont une telle analogie avec ceux que l'on observe dans le choléra épidémique, qu'on ne saurait s'empêcher de rapprocher ces deux affections, et de les regarder comme appartenant à la même famille.

Bien que les causes assignées au choléra sporadique puissent être rapprochées de celles d'une indigestion, si l'on tient compte du retour pour ainsi dire périodique de cette maladie à certaines époques de l'année (fin de l'été, automne), époques où la fraîcheur des nuits alterne avec la chaleur des jours, où l'on fait un abondant usage de fruits, il est difficile de ne pas y reconnaître aussi une cause spéciale, et il faut n'avoir jamais été témoin de faits de ce genre pour n'y voir qu'une *simple indigestion ordinaire!*

Voyons d'abord de quelle manière le choléra, de sporadique qu'il avait toujours été dans nos régions, y est devenu épidémique.

ARTICLE II.

COUP D'ŒIL HISTORIQUE SUR L'INVASION DU CHOLÉRA EN EUROPE ET SUR LES ÉPIDÉMIES DE 1832, 1849, 1853, A PARIS, DE 1848 ET 1853 EN ANGLETERRE.

Le choléra, dont le berceau est dans l'Inde, près des bouches marécageuses du Gange, y renfermait depuis des siècles son existence et ses ravages.

Tout à coup il franchit les limites qu'il semblait s'être imposées jusqu'alors, et en 1817 il se montre à Jessore, à Malacca, à Java, où sur 4 millions d'habitants, il en fait périr 400,000; à Bénarès, à Bornéo, au Bengale, depuis Calcutta jusqu'à Bombay (1818). De là il passe aux îles Moluques, aux îles de France et de Bourbon (1819); dans l'empire des Birmans et dans la Chine, où il s'étend depuis Canton jusqu'à Pékin (1820).

Bientôt s'avançant vers l'ouest et le nord, il vient

en Perse (1821), et de là dans l'Arabie, à Bassora, à Bagdad. Deux ans après, en 1823, il paraît au pied du Caucase, sur les bords de la mer Caspienne et dans la Sibérie (1826), vers les régions polaires; il pénètre dans le cœur de la Russie, où de nombreuses victimes signalent sa présence à Pétersbourg et à Moscou (1830).

L'année suivante, il envahit successivement : en Afrique, l'Égypte; en Europe, la Pologne, la Gallicie, l'Autriche, la Bohême, la Hongrie, la Prusse (1831); et continuant toujours ses effrayants progrès, il traverse la mer, se montre en Angleterre, d'où, franchissant le détroit, il passe en France, éclate à Calais et bientôt à Paris, après avoir parcouru, dans ce voyage de géant, plus de 3 millions de lieues carrées, et couvert cet espace immense de deuil et de sépultures. (*Rapport sur le choléra*.)

§ I. — Épidémie de 1832 à Paris.

C'est le 6 janvier 1832 que le premier malade cholérique fut signalé à Paris; le 13 février, un autre malade mourut du choléra, et enfin le 26 mars, 4 personnes furent attaquées tout à coup et succombèrent en peu d'heures. Le 27 mars au soir, arrivèrent à l'Hôtel-Dieu 6 cholériques atteints au plus haut degré; le 28, on en comptait 22; le 31 mars, 300, et sur les quarante-huit quartiers de Paris la maladie en avait déjà envahi trente-cinq.

La plupart des malades que nous vîmes dans les premiers jours à l'Hôtel-Dieu offraient dans les symptômes un très haut degré d'intensité : facies cadavérique, teinte violette ou livide de la face et des mains, altération profonde des traits et de la voix, yeux caves et secs ; taches violettes sur les cuisses, les bras, le corps ; refroidissement glacial des membres, du nez, de la face, de la langue; haleine froide, soif vive, inextinguible ; sensation de chaleur brûlante à l'épigastre ; pouls radial, chez la plupart imperceptible ; cœur battant mollement, mais avec fréquence ; sentiment d'oppression, respiration rare, rétraction et plus rarement distension ou empâtement des parois abdominales; suppression des urines, crampes, vomissements et déjections blanchâtres. Certes, l'observateur le plus inattentif eût au premier aspect reconnu la maladie; aussi nul doute sur son caractère, nulle hésitation.

Déjà cependant, et dès les premiers jours, à côté de ces malades si gravement affectés, arrivaient quelques cas douteux ou peu prononcés, qui annonçaient eux-mêmes un développement épidémique.

A cette époque la température était froide, un vent du nord soufflait avec force; pendant trois jours cet état atmosphérique se soutint, et pendant trois jours l'aspect des malades fut le même à leur arrivée.

Le quatrième jour, la température s'éleva, le thermomètre marqua de 15 à 18 degrés ; presque aussitôt l'aspect des malades changea aussi : ils arrivaient moins froids, moins violets, moins plombés ; des vomissements et des déjections très liquides, mais verdâtres, remplacèrent les déjections et les vomissements blanchâtres. La mortalité ne fut pas moindre. Quelques uns de ceux dont le traitement semblait avoir amélioré l'état furent pris de délire, de soubresauts

dans les tendons, de coma ; la langue molle, humide,
blanchâtre, devint visqueuse ou sèche, à demi fuligineuse; les lèvres s'encroûtèrent; les yeux, secs d'abord,
devinrent chassieux ; l'état adynamique, en un mot, fut
manifeste. Les salles Sainte-Martine et Sainte-Monique de l'Hôtel-Dieu, encombrées depuis plusieurs jours,
perdaient de leur salubrité, et si la température s'était
plus longtemps soutenue, si l'encombrement n'avait
momentanément cessé par la distribution des malades
dans d'autres salles, la tendance typhoïde eût fait des
progrès.

Mais alors, le vent du nord revint, le thermomètre
baissa, et pendant quelques jours encore les premiers
symptômes reparurent. Effrayés de la violence des
accidents, du froid glacial de la peau, de la langue,
les médecins portèrent leurs efforts à déterminer une
réaction : affusions froides, excitants énergiques à
l'intérieur et à l'extérieur, boissons chaudes en abondance, etc., tout fut prodigué. Le temps pressait, les
malades succombaient en quelques heures ; il fallait à
tout prix les relever de cet état de prostration extrême,
les arracher au danger d'une asphyxie imminente.
Ces moyens échouèrent dans la plupart des cas : les
malades périssaient sans se réchauffer ; ou bien leur
peau , devenue tiède par le frottement, s'humectait
d'une sueur froide et visqueuse, présage aussi certain
de la mort, mais qui en imposa d'abord , et s'accompagnant d'une amélioration passagère, fit concevoir
des espérances trompeuses. La plupart des malheureux qui échappèrent à ce premier danger succombèrent un peu plus tard à celui que nous allons signaler.

Par cela même, en effet, qu'aucune émission sanguine

n'était pratiquée et même praticable, par cela même qu'une nécessité impérieuse avait réclamé l'emploi d'excitants d'une énergie extrême, la réaction se fit avec une violence telle que beaucoup de malades succombèrent en un ou deux jours, en quelques heures, à des congestions le plus souvent cérébrales ; d'autres survécurent un peu plus longtemps, grâce aux saignées locales ou générales qu'on put pratiquer ; mais, chez ceux-là même, un état fort grave d'accablement, de prostration, succéda aux émissions sanguines ; l'ébranlement primitif avait épuisé leurs forces, ils s'éteignirent dans une agonie souvent paisible.

Depuis lors de nouvelles variations atmosphériques eurent lieu, et l'aspect et la marche de la maladie suivirent ces changements plus ou moins brusques, plus ou moins prolongés. Cependant, le grippé des traits, les ecchymoses des membres, la lividité de la face, l'excavation des yeux, ne se présentaient que sur un plus petit nombre de malades ; et si beaucoup offraient encore l'absence du pouls radial, on n'observait que chez quelques uns le froid glacial de la langue et de l'haleine.

Les premiers ravages du choléra ont porté sur la classe la plus malheureuse et dans les quartiers les plus malsains et les moins aérés. C'est en partie à cette cause qu'il faut attribuer l'effrayante mortalité des premiers temps de l'épidémie, le peu de succès des médications. Plus tard, la frayeur diminua l'incurie, les victimes n'étaient plus des malheureux sans pain, sans vêtements, exposés pendant un hiver entier aux rigueurs de la saison : cette première proie était dévorée ; la plupart des malades reçus dans les hôpitaux

étaient des ouvriers aisés saisis au milieu de leur travail et moins exténués par des privations de tout genre;
l'éveil était donné sur les symptômes précurseurs, le
mal combattu à son origine, les résultats plus satisfai-
sants. A l'anarchie funeste, suite inévitable des premiers moments de confusion et d'effroi, succéda un
cours plus régulier, et dans les moyens de secours, et
dans les prescriptions thérapeutiques.

Jusqu'au 24 avril, les succès et les revers se balan-
cèrent dans tous les services; les revers l'ont partout
emporté.

Quant aux succès partiels que prétendaient avoir
obtenus certains chefs de service, nous ferons observer que si la mortalité relative avait été, par exemple,
moins grande au Val-de-Grâce, c'est que cet hôpital
n'avait reçu que peu de malades dans les premiers
jours, que la plupart de ceux qui y étaient arrivés
étaient, ou moins gravement affectés, ou traités dès le
principe, les chirurgiens de régiment les dirigeant à
la moindre indisposition sur les hôpitaux (1).

Le Gros-Caillou fut plus malheureux. Sans prétendre expliquer la cause de la gravité de la maladie en
ce lieu, nous ferons observer que cet hôpital est situé
près des bords de la Seine ; que beaucoup de salles
sont peu aérées, et par conséquent peu salubres ; et
qu'enfin quelque circonstance particulière a dû s'y
présenter, puisque plus de la moitié des malades devinrent cholériques dans la maison où ils étaient reçus

---

(1) Ceci était important à noter à cause des prétentions de la
médecine physiologique, dont l'illustre auteur, Broussais, était encore en vie.

pour d'autres affections depuis un temps plus ou moins long.

L'Hôtel-Dieu, la Pitié et la Charité sont les trois hôpitaux civils qui reçurent le plus de malades, et dans lesquels, par conséquent, la mortalité a été la plus forte.

Cela tient sans doute à leur position centrale ; c'est là qu'ont été transportées les premières masses de malades. En effet, les rues les plus affectées étaient situées vers l'hôtel de ville ou sur la rive gauche de la Seine, aux environs de l'Hôtel-Dieu et de la Pitié. Or, toutes ces rues sont habitées par des ouvriers que l'on entasse dans des chambres basses, sans air, où règne une odeur repoussante ; elles sont remplies de ces hôtels garnis où on loge à la nuit, réceptacles impurs des vices et de la misère. Que faire contre de pareilles causes de mort ? comment rendre à la santé des organes depuis longtemps affaiblis, altérés, et sans force de réaction contre un poison dont la violence tue alors même qu'il agit sur des organes sains ? Si l'on joint à cela les émotions diverses qu'a éprouvées le peuple, ces bruits d'empoisonnement qui ont si malheureusement excité ses passions, ce découragement total, cet abattement morne et profond, cette terreur qui a succédé et qui se lisait sur tous les visages, on comprendra qu'à moins d'un pouvoir surnaturel la médecine devait rester impuissante. Quant à l'encombrement dans les hôpitaux, et surtout à l'Hôtel-Dieu, nous pensons qu'il a eu fort peu d'influence sur la maladie ; il n'aurait agi d'une manière funeste que si la chaleur y avait fait développer le typhus qui menaçait de s'y introduire. Sous ce rapport, nous ne saurions trop louer l'em-

pressement qu'a mis l'autorité à ouvrir de nouvelles
maisons sur tous les points, à transporter à domicile
tous les moyens de secours que réclamait l'état des
malades.

§ II. — Epidémie de Paris en 1849.

Nous n'insisterons pas plus pour cette épidémie que
pour celle de 1832, sur la source d'où elle a pu nous
arriver. Partie, à ce qu'il paraît, comme la première,
de l'Inde, elle a en plusieurs années, de 1845 à 1849,
passé en Perse, en Russie; de là, à travers la Pologne,
la Prusse, la Hongrie, la Gallicie, la Hollande, elle a
gagné l'Angleterre et l'Amérique. En 1832, c'est à
travers le cordon sanitaire établi à Calais qu'elle s'est
précipitée sur Paris, sans toucher aux points intermé-
diaires; en 1849, elle ravage d'abord Lille, Calais,
Dunkerque, Fécamp, Yport, puis Arras, Douai, Va-
lenciennes, et enfin éclate à Rouen le 27 février.

A peine apprend-on que quelques cas se sont déclarés à Saint-Denis, à la suite, dit-on, d'un régiment
venu du Nord, que la présence *officielle* en est reconnue
à Paris le 17 mars.

C'est à l'Hôtel-Dieu et à l'hôpital de la Charité que
se montrent les deux premiers cas. En 1832, quinze
jours ont suffi pour que l'épidémie parvînt à son *summum* d'intensité; en 1849, ce n'est que trois mois
après, c'est-à-dire en mai, qu'une augmentation considérable est signalée. Ainsi les décès à domicile, par
exemple, qui en mars 1849 étaient de 130, en avril
de 649, se sont élevés en mai à 2,436, et en juin
à 5,769, tandis qu'en 1832 les décès en mars étaient

de 40, et en avril de 7,402. La décroissance, qui était en juillet 1849 de 419 décès, n'a pas persisté en août, où le chiffre de la mortalité a été de 810, pour diminuer faiblement en septembre et s'éteindre à peu près, mais non entièrement, en octobre, où le chiffre descend à 32 ; tandis qu'en 1832, dès le mois de mai, la mortalité, de 7,462, descend à 440, pour atteindre un chiffre élevé de 1,820 en juillet, décroître ensuite des deux tiers en août et s'éteindre en octobre.

Ainsi, l'épidémie de 1849 a mis bien plus de temps à s'accroître et à diminuer que celle de 1832. Mieux soutenue dans sa marche, elle s'est prolongée même par quelques cas isolés jusqu'au mois de décembre et avec une gravité à peu près égale.

Quant à la mortalité générale et comparée de ces deux épidémies, voici les chiffres que nous trouvons dans le rapport officiel.

Dès le 14 avril 1832, c'est-à-dire dix-huit jours après l'invasion, le nombre des malades était déjà de 12 à 13,000 et le chiffre des morts de 7,000.

La mortalité cholérique de l'année 1832 a été de 18,402. La mortalité générale annuelle de dix années de cette époque étant en moyenne à Paris de 25,300, et celle de 1832 s'étant élevée en totalité à 44,119, il s'ensuit que si l'on défalque de cette somme les 18,402 décès par le choléra, on obtient encore un chiffre de 25,717, supérieur au chiffre moyen. Ainsi la mortalité ordinaire, loin de diminuer, a été plus considérable pendant le choléra.

Quant à la mortalité relative, en 1832, énorme dans les premiers jours, puisque dans les 22 premiers malades il y eut 18 morts ; à partir du 20 avril, elle fut réduite à la moitié ; au commencement de mai, au tiers, et plus tard elle fut moindre encore.

Les 7ᵉ, 8ᵉ, 9ᵉ, 10ᵉ, 11ᵉ et 12ᵉ arrondissements ont fourni d'abord plus des 2/3 des décès ; dans la recrudescence, le 6ᵉ arrondissement a remplacé le 9ᵉ. — Relativement au sexe, on a compté 9,170 hommes et 9,232 femmes ; les décès se sont répartis, du reste, de la manière suivante :

	Hommes.	Femmes.	Totaux.
Décès à domicile.	5,123	6,045	11,168
— aux hôpitaux civils.	2,852	2,552	5,404
— aux hospices civils.	91	430	521
— aux hôpit. et hospices milit.	830	7	837
— aux prisons	9	10	19
— aux domiciles inconnus. . .	265	188	453
	9,170	9,232	18,402

A ces chiffres, on devrait ajouter les décès signalés par le choléra en octobre, novembre et décembre 1832, dont la totalité est de 200, savoir : 62 en octobre, 33 en novembre, et 105 en décembre ; on arriverait alors au chiffre total de 18,602 décès pour l'année 1832.

Dans les années suivantes, un certain nombre de décès par le choléra ont encore été signalés. Ainsi, dans l'année 1833, 515 ; en 1834, 25 ; en 1835, 14, et en 1836, 7.

Dès lors, toute influence épidémique parut définitivement éteinte, et il n'a été publié aucun relevé officiel jusqu'en 1849.

Cette année (2ᵉ épidémie), la mortalité a été :

A domicile de. 10,950 (1)

Dans les établissements civils . . { hôpitaux, 5,072 } 6,905
{ hospices, 1,833 }

Dans les établissements militaires { hôpitaux, 1,240 } 1,329
{ invalides, 89 }

Ce qui donne un total de. 19,184

Il s'ensuit que l'épidémie de 1849, moins soudaine, moins violente, a été en définitive plus meurtrière que celle de 1832, du moins si on la considère d'une manière absolue ; car de 1832 à 1849, c'est-à-dire dans l'espace de dix-sept années, la population de Paris s'est accrue de 250,000 âmes (voy. le Rapport de M. Blondel) ; il s'ensuit que relativement au chiffre de la population, la mortalité a donné 24 pour 100 de moins en 1849.

Un fait remarquable y a été en outre signalé, c'est l'invasion d'un hospice considérable, la Salpêtrière, qui, dans la première épidémie, avait paru jouir d'une espèce d'immunité, ou qui du moins n'avait été atteint que dans des proportions bien inférieures.

Cet hospice, dont la population ordinaire s'élève aux environs de 5,000 personnes, n'avait offert en 1832 que 546 malades, et sur ce nombre 328 décès.

En 1849, on y a compté 1,859 malades, dont 1,811 femmes et 48 hommes ; le chiffre des décès s'est élevé à 1,409, dont 28 hommes et 1,374 femmes.

(1) Y compris 116 décès dans les prisons.

Ces chiffres se répartissent de la manière suivante :

Indigentes . . . . . . 1,189 cas.   952 décès.
Aliénées . . . . 468 —   345 —

La première phase de l'épidémie de 1849 (avril)
a, sur une population moyenne de 4,252 individus,
atteint 456 personnes et enlevé 422 malades. La
deuxième phase (juin), sur une population réduite par
les sorties et les congés à 3,710, a atteint 542 personnes et enlevé 420 malades. C'était une proportion,
pour la première, de 1 malade sur 7,78 habitants ;
1 décès sur 10,07 ; pour la deuxième, 1 malade sur
6,84 habitants, et 1 décès sur 8,83. Aux deux époques les morts ont été aux malades dans la proportion
de 77 à 100.

Ainsi :

Pour les employés, il y a eu 1 malade sur 3 personnes.
Pour les indigentes. . . . . 1 —   3 —
Pour les aliénées. . . . . . 1 —   4 —

La mortalité a été de 15 pour 100 du total général
des malades. En résumé, 1/3 et 1/4 des habitants,
suivant les classes, ont été atteints; en moyenne,
les 3/4 des malades ont succombé ; mais les employés
n'ont perdu que moitié, les indigentes les 4/5es, les
aliénées les 3/4.

Dans cet hospice, comme partout, la mortalité a
été en outre plus grande chez les enfants au-dessous
de quinze ans et chez les personnes âgées.

§ III. — Épidémie de 1848, en Angleterre.

Dans la première semaine d'octobre 1848, des cas

de choléra furent enregistrés à Londres et à Sunder-
land. Pour toute l'Angleterre, il y eut 1,105 morts
par le choléra dans les trois derniers mois de l'année.
L'épidémie, à partir de ce moment, suivit une marche
décroissante, et en avril 1849 les morts ne s'élevaient
qu'à 107; pendant le mois de mai, à 327. Alors commença la grande invasion du mal : En juin il mourut 2,046 personnes; en juillet, 7,570 ; en août,
15,872; en septembre, 20,379; en octobre, 4,654 ;
en novembre, 844; en décembre, 163. La trente-
sixième et la trente-septième semaine de l'année 1849
furent les plus fatales; il périt dans ces deux semaines
12,592 personnes du choléra. Le 6 septembre fut le
jour le plus fatal : il y eut ce jour-là 1,121 morts par
le choléra. La mortalité totale causée par cette maladie, en 1849, fut 53,293, dont 12,152 au-dessous
de dix ans. Rapport de la mortalité à la population :
3 sur 1,000.

Par suite de diarrhées graves il y eut 18,887 morts,
principalement observées chez des enfants. Proportion
relative à la population : 11 sur 10,000.

Danger de mort plus grand aux âges avancés :

13 sur 10,000 à douze ans.
64 sur 10,000 à soixante-dix ans.

La durée de l'attaque de choléra fut en moyenne :
de cinquante heures dans 39,468 cas, de moins de
vingt-quatre heures dans 20,684 cas.

Dans quatre-vingt-cinq de six cent vingt-trois districts de l'Angleterre, on n'enregistra pas de cas de
mort par le choléra.

Les centres des attaques de la grande épidémie

furent Londres , Portsmouth , Plymouth , Bristol ,
Merthyr-Tydfil, Wolverhampton , Liverpool, Hull et
Tynemouth.

Moyennes de la mortalité :

	Sur 10,000 hab.		Sur 10,000 hab.
Hull	241	Tynemouth	129
Merthyr-Tydfil	234	Gravesend	119
Stoke Damezel	193	Newcastle under Lynne	117
Salisbury	185	Hunslet	102
Neath	169	Rotherltithe	205
Liverpool	167	Saint-Olave	181
Plymouth	167	Saint-George Southark	164
Sculcoates	152	Bermondsey	161
East Stone-House	148	St-Saviour	153
Leeds	145	Newington	144
St-Germans	143	Lambeth	120
Wolverhampton	137	Wandsworth	100

(QUARTIERS DE LONDRES.)

La mortalité fut en moyenne de 50 sur 10,000 sur
les côtes, de 17 sur 10,000 à l'intérieur. Elle fut de
125 sur 10,000 dans les districts renfermant les
grands ports, de 47 sur 10,000 dans les districts renfermant les ports de second ordre, de 15 sur 10,000
dans les autres districts côtiers.

Des habitants de localités basses, situées sur les
bords de la mer ou de rivières, 85 sur 10,000 périrent
par le choléra. A Londres, la perte fut de 62 ; dans
les villes de l'intérieur, 38 ; dans les petites villes et la
campagne, autour des sources de rivières, 12 seulement sur 10,000. Des villes de l'intérieur, la mortalité
fut la plus grande à Wolverhampton, Merthyr-Tydfil,
Manchester et Leeds ; dans les trente-cinq autres villes
importantes de l'intérieur, la mortalité ne fut que de
11 sur 10,000. A Londres, la distribution des eaux
influença considérablement la mortalité. La densité
de la population et la pauvreté des habitants eurent

aussi leur part d'influence ; mais les résultats de l'élévation des localités furent les plus frappants de tous :
ainsi, en moyenne, la mortalité cholérique fut dans les
divers quartiers de Londres, à une élévation de moins
de 20 pieds au-dessus du niveau de la marée haute à
l'échelle de Trinity-House :

Sur 10,000.		Sur 10,000.
. . . . 102	De 80 à 100 pieds. .	22
De 20 à 40 pieds. . . 65	100 pieds.	17
40 à 60 — . . 34	350 —	8
60 à 80 — . . 27		

§ IV. — Épidémie de 1853, en Angleterre.

L'épidémie de 1853, comme celles qui l'ont précédée, s'est d'abord montrée dans les ports de mer. Les
premiers cas bien caractérisés furent enregistrés au
mois d'août, et l'on peut dater le commencement de
l'épidémie du 20 août ; jusqu'au 1er octobre, les morts
enregistrés (comprenant quelques décès dus au choléra sporadique) se sont élevés à 133. La dernière
épidémie débuta au 1er octobre 1848, celle de 1831-
1832 commença aussi au mois d'octobre 1831 ; cette
année, l'épidémie a débuté plus tôt, mais en masse
elle n'a pas causé à Londres plus de décès que dans
le même nombre de semaines en 1848.

A Newcastle-sur-la-Tyne, sur une population de
89,156 habitants (en 1851), la mortalité cholérique a
élevé le chiffre de la mortalité générale en trois mois,
de 638 à 2,085 ; et à Gateshead, de 374 à 771. A
peine introduit dans cette région, le poison épidémique y fit explosion et fit périr environ 2,000 personnes.
Dans aucune des attaques antérieures, on n'avait ob-

servé une action destructive aussi subite. L'épidémie
actuelle, qui suit de si près celle de 1849, serait-elle
d'une nature différente et plus fatale ? Ou des circonstances locales, indépendantes de la nature du mal,
doivent-elles être invoquées pour expliquer la marche
si prompte et si destructive de la maladie à Newcastle ?
Une enquête minutieuse peut seule fournir la réponse
à cette importante question ; mais déjà nous pouvons
affirmer que la nature de la maladie n'est pas plus
maligne que celle des précédentes épidémies, et que
les événements de Newcastle confirment d'une formi-
dable façon la loi hygiénique qui interdit l'usage des
eaux impures.

Ainsi, en réponse aux interrogations du Registrar
general, les surintendants des bureaux de l'état civil
à Newcastle et à Gateshead, ont prouvé que la ville
qui, jusqu'au 5 juillet dernier, recevait une eau pure,
a été depuis cette époque alimentée par les eaux impures de la Tyne, puisées dans le voisinage des égouts
de la ville (1).

La même cause produisit les mêmes effets à Hull en
1849, et la ville d'Exeter fournit un exemple ren-
versé du même fait. Cette ville, en 1832, recevait
une eau fort impure, elle fut décimée par le choléra.

(1) Analyse de l'eau de la Tyne (D. R. D. Thomson) : — Matière
animale chargée de vibrions vivants, en suspension, 0,28 centigrammes par 4 litres 1/2 (Gallon). Sur ces 28 centigrammes,
3 centigrammes 1/2 étaient de la matière animale distinctible, et
le reste, 24 centigrammes 1/2, se composait de débris siliceux de
carapaces d'infusoires. En dissolution dans l'eau, il se trouva en outre
15 centigrammes de matière organique. Cette eau renfermait encore, pour 4 litres 1/2, 7 centigrammes de carbonate de chaux,
16 centigrammes de chlorhydrate et de sulfate de soude, et du sulfate de magnésie. On la disait filtrée.

L'eau ayant été depuis cette époque obtenue d'une source saine, la ville échappa aux ravages de l'épidémie de 1848-1849.

§ V. — Épidémie de 1853, à Paris.

Quant à l'épidémie actuelle, si l'on veut bien nous permettre de lui donner ce nom, on conçoit qu'il nous est impossible d'en présenter l'histoire. Il ne nous est pas plus donné qu'à tout autre de prévoir jusqu'où elle s'étendra, à quel degré elle portera ses ravages, si elle est destinée à s'éteindre après quelques éclats isolés, comme elle a fait au Havre où, d'après le témoignage de notre honorable confrère, M. le docteur Maire, ses ravages se sont bornés du 15 septembre au 15 novembre (deux mois) à 57 cas sur lesquels 21 décès ont eu lieu, et où elle paraît être définitivement arrêtée.

Voici d'ailleurs à ce sujet ce que dit la *Gazette des Hôpitaux* du 19 novembre dans un article sur l'état sanitaire de Paris : « Depuis huit à dix jours il a été reçu dans les hôpitaux de Paris plusieurs cas de choléra asiatique et quelques uns se sont développés chez des malades en traitement ou en convalescence d'autres maladies. Mais si cette coïncidence d'un certain nombre d'affections cholériques venues du dehors ou développées simultanément à l'hôpital semble indiquer une influence épidémique ou, pour parler le langage scholastique, une constitution cholérique, nous devons nous hâter d'ajouter qu'à en juger par le très petit nombre de cas qui se trouvent comme disséminés çà et là dans quelques hôpitaux, et dont la proportion n'a pas sensiblement augmenté dans ces derniers jours:

à en juger surtout par le caractère même et la bé-
nignité relative du plus grand nombre de ceux que nous
avons observés, cette influence est certainement très
affaiblie. Si c'est là le début d'une épidémie, elle est
loin de s'annoncer avec les caractères de gravité des
épidémies précédentes.

» En effet, à l'Hôtel-Dieu, où le chiffre est le plus considérable, il s'élève au plus à 10 ou 12 pour toute la
semaine, sur lesquels 3 décès, dont 2 ont eu lieu avant-
hier et 1 hier. Parmi les 7 à 8 malades qui se trouvent
en ce moment dans la salle Sainte-Jeanne, nous n'avons
trouvé chez aucun d'eux les caractères si accusés par
lesquels s'annonçait l'épidémie de 1849, et surtout
celle de 1832. Les déjections alvines et les vomissements ont bien la fréquence et le caractère spécial des
évacuations cholériques; l'absence des urines, l'extinction de la voix, le refroidissement cutané, les
yeux caves et la teinte cyanosée de la peau sont bien
autant de signes qui ne laissent aucun doute sur la
nature de l'affection; mais nous n'avons trouvé chez
aucun de ces malades ces signes élevés à ce haut
degré d'intensité qui annonce une fin prochaine et inévitable. La température de la peau est abaissée, mais
elle n'est pas froide, algide; la langue conserve sa
température normale; la circulation est considérablement ralentie, mais non complétement enrayée. Nous
avons pu constater chez presque tous des pulsations
très faibles, mais enfin perceptibles à l'artère radiale.
La teinte de la peau est légèrement cyanosée, mais elle
n'offre point cet aspect bleuâtre si caractéristique, et
l'on ne voit point cette altération profonde des traits et
cette fonte rapide des tissus qui rend les sujets mécon-

naissables en quelques heures. Enfin quelques caractères manquent tout à fait, et entre autres *le plus
douloureux et le plus pénible de tous, les crampes.* Les
malades accusent une anxiété précordiale, un malaise
extrême, des douleurs vagues dans tous les membres,
mais aucun de ceux que nous avons vus n'a accusé de
crampes. La même observation paraît avoir été faite
jusqu'à présent chez tous. Il y a chez presque tous les
malades une tendance beaucoup plus facile à la
réaction.

» Telle est à peu près la physionomie générale que
nous ont présentée les malades qu'il nous a été possible d'examiner jusqu'ici. Si nous joignons à ce tableau du choléra indien affaibli les circonstances au
milieu desquelles la maladie s'est déclarée chez la
plupart de ces sujets, les uns convalescents d'affections graves, de fièvre typhoïde, et déjà affaiblis par
une longue maladie, les autres récemment arrivés à
Paris et se trouvant par ce fait encore sous l'influence
des épreuves d'acclimatement et par conséquent plus
exposés à subir l'action des causes pathogéniques générales, on comprendra toutes les réserves que nous
faisons sur les conséquences à déduire de ces premiers
faits, et combien il y a de motifs pour tempérer nos
appréhensions. »

Les autres journaux de médecine, et entre autres la
Gazette médicale, l'*Union médicale,* la *Gazette hebdomadaire,* la *Presse médicale,* ont tenu à peu près le
même langage, ou du moins ont approuvé en quelques
mots ces aperçus en donnant un chiffre à peu près égal
de malades et de décès.

Cette opinion s'est trouvée encore confirmée les

jours suivants par la *Gazette des Hôpitaux*, qui a suivi les phases de cette épidémie débutante avec le plus grand soin et à laquelle nous ne pouvons mieux faire que d'emprunter un nouvel article publié le mardi 22 novembre :

« Les nouveaux cas de choléra que nous avons eu l'occasion d'observer depuis deux jours dans les hôpitaux, tout en continuant à témoigner d'une influence épidémique dont on ne saurait plus méconnaître l'existence, tendent à nous faire persister, jusqu'à nouvel ordre du moins, dans l'opinion que nous avons émise dans notre précédent article sur l'atténuation de la cause épidémique. D'une part, il n'y a point progression sensiblement croissante dans le nombre des invasions. 7 ou 8 cas nouveaux à l'Hôtel-Dieu, 5 ou 6 à la Charité, 1 ou 2 à Beaujon, à Necker, à la Maison de santé, tel est à peu près le contingent fourni aux hôpitaux par l'épidémie dans un intervalle de deux jours. Les admissions venues du dehors et les invasions déclarées dans les salles se balancent dans des proportions à peu près égales, circonstance dont nous ne voulons pour le moment déduire aucune conséquence nécessairement prématurée, mais que nous notons comme pouvant ultérieurement avoir sa valeur. Quant à l'intensité des cas, nous devons dire que cette fois nous en avons vu d'une gravité excessive et auxquels aucun trait ne manquait pour compléter le triste tableau du choléra : évacuations caractéristiques d'une abondance et d'une fréquence excessives, *crampes extrêmement douloureuses dans tous les membres*, extinction complète de la voix, yeux caves et cernés d'un noir livide, prostration et anxiété extrêmes, absence

complète des urines, peau glacée et visqueuse, perte
de la contractilité cutanée, tel était l'état d'un homme
d'une cinquantaine d'années au moment où on l'a ap-
porté samedi matin, 19 novembre, à dix heures, à la
Charité. C'était un des cas de choléra asiatique type.
M. Cruveilhier, qui était encore dans les salles au moment où ce malheureux y est entré, a résumé en deux
mots devant les élèves qui l'entouraient l'état du malade. Empruntant un terme de comparaison à l'échelle
animale : *peau froide et couverte d'un enduit visqueux
comme chez les animaux à sang froid*, a-t-il dit, voilà
l'état de cet homme.

» Nous étions convaincu en quittant ce malade que
nous ne le verrions plus ; nous avons appris, en effet,
qu'il a succombé dans la soirée. D'après les quelques
renseignements qu'il nous a été possible de recueillir
sur son compte, nous avons appris que cet homme,
récemment arrivé de l'Auvergne pour chercher de
l'ouvrage à Paris, avait éprouvé du chagrin par suite
de sa séparation forcée de sa famille et de l'incertitude
où il était sur son sort et sur son avenir. Depuis quelques jours qu'il était à Paris, il travaillait aux terras-
sements que l'on fait en ce moment sur les bords de la
Seine au-dessous du jardin des Tuileries, où il était le
plus souvent les pieds dans l'eau. Enfin, il était depuis
trois jours en proie à la diarrhée au moment où se
sont déclarés les premiers symptômes du choléra.

» La veille au soir, une femme était morte dans le
même service (de M. Cruveilhier), salle des femmes.
Voici dans quelles circonstances. Cette femme, âgée
de soixante-sept ans, avait une diarrhée chronique,
pour laquelle elle était soignée depuis trois mois à

l'hôpital. Dès qu'il avait eu connaissance des premiers
cas de choléra déclarés dans la maison, M. Cruveilhier avait conseillé à cette femme de quitter l'hôpital.
Celle-ci avait persisté à rester malgré ces sages avis,
et c'est dès le lendemain même qu'elle a été prise des
accidents cholériques qui l'ont promptement enlevée.
La maladie a fait invasion le 17 à dix heures du soir,
et la mort a eu lieu le lendemain à six heures de l'après-
midi, c'est-à-dire au bout de vingt heures.

» Dans le même hôpital, un peu plus loin, dans le
service de M. Rayer, où il était mort la veille un individu atteint à un degré à peu près semblable à celui
du premier malade dont nous venons de parler, nous
avons vu un convalescent dans les meilleures conditions;
c'est un homme dans la force de l'âge, qui avait été
pris, lundi 14 dans la matinée, de vomissements, selles
et crampes extrêmement violentes, après trois jours de
diarrhée. Il est resté dans cet état grave toute la journée du lundi et la nuit du mardi; le mardi matin la
réaction a eu lieu, et la convalescence s'est établie sans
accident.

» Trois malades venus du dehors ont été admis dans
le service de M. Piorry. Ces trois malades, bien qu'assez gravement atteints, d'après ce qui nous en a été dit
(nous n'avons pu les voir au début), sont en ce moment
en voie de rétablissement. Mais un fait sur lequel M. le
professeur Piorry a eu la bonté d'appeler notre attention, c'est que depuis l'entrée de ces trois malades
dans son service un infirmier a été pris d'accidents
cholériques tellement brusques et tellement intenses
qu'il a succombé en quelques heures. Le système de
ventilation, si utile d'ailleurs en toute occasion, et que

M. Piorry préconise particulièrement dans cette circonstance, n'avait pas été mis en pratique. C'est à cet
oubli des mesures prescrites qu'il attribue cette invasion brusque et presque foudroyante.

» Enfin, au moment où nous écrivons ces lignes,
nous venons de voir trois ou quatre malades, dont deux
femmes, du service de M. Briquet, prises dans l'hôpital même, et un homme entré d'hier vers midi, qui
ont présenté quelques symptômes de choléra assez
accusés, mais que nous ne pourrions considérer cependant comme constituant une véritable attaque de choléra. Ainsi, l'homme couché dans les salles de M. Cruveilhier n'a même pas eu de diarrhée ; il n'a eu ni
refroidissement, ni arrêt de la circulation, mais seulement des vomissements avec des douleurs dans tous
les membres et une grande prostration. L'une des deux
femmes a eu de la diarrhée, des vomissements et des
crampes très violentes, mais sans algidité ; chez l'autre, enfin, les symptômes cholériques n'ont consisté
qu'en quelques crampes très douloureuses et des vomissements répétés ; mais, malgré le peu d'intensité
de ces accidents, l'état de cette femme, atteinte d'une
lésion organique très avancée, est en réalité fort
grave.

» Voilà pour la Charité. Revenons à l'Hôtel-Dieu.

» Nous avions fait allusion, dans notre précédent
article, à quelques malades qui avaient été pris d'accidents cholériques graves étant en convalescence ou
encore même en cours de fièvre typhoïde. Deux de ces
malades ont succombé ; un troisième était mourant au
moment de notre visite. Deux ou trois malades qui
ont éprouvé des accidents cholériques plus ou moins

graves ces jours derniers sont maintenant en convalescence ou en voie de guérison.

» Le seul cas nouveau grave dont nous ayons eu connaissance à l'Hôtel-Dieu depuis notre première revue est celui d'une femme couchée dans les salles de chirurgie (service de M. Gosselin) pour une tumeur blanche du genou. On était à l'administrer au moment de notre visite ; nous n'avons pu la voir ; cette femme a succombé. Trois autres femmes ont été prises également dans les salles de M. Trousseau (salle Saint-Bernard). Il en est mort une sans que nous ayons pu la voir. Les deux autres sont en convalescence. L'une d'elles est une jeune nourrice qui était à l'hôpital depuis quelque temps pour un phlegmon de l'aine ; elle n'a point eu, à ce qu'elle nous a assuré, de diarrhée prodromique ; l'invasion s'est faite brusquement par des vomissements, des crampes violentes et le refroidissement de la peau. La réaction s'est assez promptement établie. Cette femme est en ce moment en pleine voie de rétablissement. Nous citerons enfin, pour mention seulement, une femme couchée dans les salles de M. Requin, et qui, phthisique au dernier degré, était depuis longtemps en proie à une diarrhée colliquative, lorsque, sous l'influence de la constitution épidémique régnante, la diarrhée a pris tout à coup le caractère cholérique. Des faits de ce genre doivent, suivant toute apparence, être assez communs en ce moment. »

Ainsi, on voit que le symptôme le plus douloureux, les crampes, qui se rencontrait dans tous les cas ou à peu près en 1832 et en 1849 a manqué dans la plupart des cas que l'on a observés en premier lieu en 1853.

Mais l'espoir que l'absence de ce grave et douloureux accident avait fait concevoir ne s'est pas réalisé, et bientôt les faits subséquents l'ont montré dans toute son intensité, ainsi qu'on vient de le voir dans le passage de la *Gazette des hôpitaux*, dont nous reproduisons un nouvel article en date du 24 novembre :

« Aucune entrée nouvelle n'a eu lieu hier ni la veille à l'Hôtel-Dieu, et, d'après ce que nous avons pu savoir des autres hôpitaux, aucun cas nouveau n'y a été signalé non plus. Les malades que nous avons vus sont donc des malades atteints depuis trois ou quatre jours, et la plupart pris dans les salles mêmes. Or, voici ce que nous avons observé sur ceux qui sont en ce moment en traitement à l'Hôtel-Dieu, et ce que nous avons appris sur le petit nombre de ceux qui y ont succombé dans ces derniers jours.

» Dans le service de M. Trousseau, une seule femme est morte ; mais cette femme, au moment où elle a été prise d'accidents cholériques, avait une péritonite jugée mortelle, de sorte qu'on ne peut considérer ici le choléra que comme une complication qui a tout au plus précipité peut-être de quelques jours une fin inévitable. Quant aux deux femmes dont nous avions déjà parlé, et qui avaient présenté des symptômes cholériques d'une intensité médiocre, elles sont en voie de rétablissement.

» Dans la salle Sainte-Jeanne (services de M. Rostan et de M. Aran), nous avons vu deux cas nouveaux, l'un atteint de fièvre typhoïde et qui a été pris ces jours derniers d'accidents cholériques graves qui, hier encore, inspiraient des craintes sérieuses. Nous avons remarqué chez ce malade, comme chez quelques au-

tres , que les vomissements n'offraient point l'aspect
ordinaire ; ils étaient d'une couleur verdâtre qui rappelle assez bien les évacuations des personnes qui ont
pris du calomel, ou encore les vomissements des femmes atteintes de fièvre puerpérale.

» Le second malade est un jeune homme entré à
l'Hôtel-Dieu le 20 novembre ; c'est le frère du premier
malade qui a succombé dans le service de M. Rostan
à un choléra algide des plus prononcés. Ces deux
frères habitaient ensemble dans la rue Porte-Foin, au
Marais. Un troisième cas de choléra a éclaté dans cette
même maison, sur un ouvrier dont n'avons pu connaître le sort.

» Le malade dont nous parlons était, au moment où
nous l'avons vu, dans un état de réaction complète.
Bien que la peau eût été réchauffée et qu'elle conservât
sa température normale, ce malade respirait pénible-
ment ; sa respiration était fréquente, haute et sus-
pirieuse, et il était dans un état de demi-stupeur et
d'engourdissement intellectuel dont on le tirait momentanément en le faisant parler ou en l'excitant par
divers moyens ; mais il retombait immédiatement dans
cette sorte d'anéantissement.

» Cette même particularité, que nous venons de signaler chez ce malade, nous l'avons observée aussi
avec des variantes chez quelques unes des femmes du
service de M. Grisolle, qui méritent que nous nous y
arrêtions un instant.

» Quatre femmes (dans une salle de 25 lits) sont
actuellement en traitement dans ce service pour des
accidents cholériques plus ou moins graves. Sur ces
quatre malades, une seule est venue du dehors ; les

trois autres ont été prises dans l'hôpital. Celle qui est
venue du dehors, et qui est couchée au n° 10, est entrée le 20 avec des crampes, la peau froide et cyanosée,
des selles cholériques, des vomissements fréquents,
mais des vomissements verdâtres comme ceux que
nous indiquions tout à l'heure, et qui ont constamment conservé le même caractère depuis le début jusqu'à ce jour. La réaction s'est établie chez elle assez
promptement, mais une réaction incomplète, si incomplète qu'aujourd'hui encore la température de la
peau est très sensiblement abaissée, malgré les efforts
que l'on ne cesse de faire pour la réchauffer; que le
pouls est sensible, mais très petit et très faible; les
urines rétablies, mais rares. La peau est en outre très
faiblement contractile; elle revient sur elle-même
lorsqu'on la pince, mais très lentement. L'état de
cette malade inspire à M. Grisolle des craintes que
nous partageons avec lui.

» Des trois autres malades, qui toutes ont été prises
dans les salles, l'une, couchée au n° 17, présentait
depuis quelque temps les symptômes d'une tuberculi-
sation pulmonaire commençante; elle a été prise d'emblée, sans diarrhée prémonitoire, de crampes, vomissements, refroidissement de la peau, et chez celle-ci,
comme chez la précédente, la réaction a été aussi incomplète; la température de la peau est au-dessous du
type normal, le pouls est faible. Cette malade présente en outre cet état de stupeur analogue à celui
que nous signalions tout à l'heure chez le dernier malade venu de la salle des hommes (Sainte-Jeanne).
Bien qu'il n'y ait plus d'évacuations, son état ne laisse
pas que d'inspirer aussi de vives inquiétudes. Les deux

autres malades étaient depuis longtemps dans les salles pour des affections utérines. L'une d'elles, celle qui occupe le dernier lit, n° 25, était à l'agonie au moment de la visite ; elle présentait cette particularité que nous n'avions encore observée sur aucune autre, le développement d'un phlegmon à la joue gauche avec une tuméfaction considérable de la lèvre inférieure, dont le bord muqueux était recouvert d'une escarre gangréneuse. La seconde, sa voisine, couchée au n° 24, et qui est atteinte d'un phlegmon du ligament large, est encore en proie à des vomissements et à des selles cholériques ; elle est cependant dans un état moins grave que les autres.

» Pour terminer le dénombrement des malades de l'Hôtel-Dieu, nous mentionnerons deux cas développés également dans le service de M. Grisolle (hommes) : l'un chez un sujet atteint de pneumonie double, et qui a succombé ; le second, développé chez un varioleux à la période de dessiccation des pustules, et qui est en voie de guérison.

» Nous devons ajouter que, d'après les renseignements que nous avons recueillis sur les hôpitaux qu'il ne nous a pas encore été possible de visiter, il n'a été reçu aucun cholérique du dehors pendant ces deux derniers jours. Nous nous sommes informé également de l'état sanitaire des grands centres hospitaliers, tels que Bicêtre et la Salpêtrière, et nous avons appris avec satisfaction qu'il ne s'y était déclaré jusqu'ici aucun cas de choléra, ni même de cholérine.

» Enfin, en ce qui concerne les hôpitaux militaires, nous n'avons eu connaissance jusqu'ici que d'un seul décès attribué au choléra. »

Au moment où nous écrivons ceci (2 février 1854), l'épidémie a atteint un nombre de 980 malades, dont 503 sont sortis guéris. La mortalité a été de 453.

Il n'entre pas dans notre plan de décrire les phases de l'épidémie en Russie, en Suède, en Danemarck, etc. Nous n'avons pas non plus à étudier sa marche, et nous ignorons, répétons-le, si ses ravages se borneront à quelques cas au Havre, à Paris, ou s'ils s'étendront dans d'autres localités de la France et de l'étranger. Nous nous contenterons de donner quelques chiffres sur le nombre des cas et des décès dans diverses capitales, et dans quelques localités importantes :

A *Moscou*, au 22 octobre 1853, le choléra avait atteint 6,893 individus, dont 3,013 étaient morts, 3,821 guéris, et 59 restaient en traitement.

A *Saint-Pétersbourg*, depuis l'apparition, le 1er octobre 1852, jusqu'en octobre 1853, le choléra a atteint 13,861 individus, sur lesquels 8,190 guérisons et 5,609 décès.

A *Helsingfors*, jusqu'au 31 août, il y a eu 1,325 malades, 708 guérisons et 606 décès.

Dans le gouvernement de *Neyland* (Russie), jusqu'au 29 août, il y a eu 787 cas, 316 guérisons et 298 morts.

A *Abo*, jusqu'au 27 août, on a compté 1,027 malades, 512 guérisons et 462 décès. — Dans les campagnes, aux environs de cette ville, il y a eu, jusqu'à la même date, 226 malades, 70 guérisons et 109 décès.

A *Borga*, jusqu'au 28 août, 214 malades, 109 guérisons et 91 décès.

A *Travasterus*, jusqu'au 20 août, 494 cas, 230 guérisons et 233 décès.

A *Copenhague*, 7,325 attaques et 4,082 décès. L'eau est mauvaise. Le mal a frappé 7 1/2 p. 100 de la population et en a fait périr 4 1/2 p. 100.

A *Hambourg*, le nombre des attaques a été de 531, dont 277 mortelles. Les cinq sixièmes des cas se sont montrés dans les quartiers bas et marécageux de la ville.

A *Berlin*, depuis l'apparition dans la première semaine du mois d'août 1853, le nombre des cas a été de 1,151, dont 740 suivis de mort.

A *Stockholm*, le nombre des cas a été de 4,078 et celui des décès de 2,424.

A *Carlscrona* (Suède), au 20 septembre, sur une population de 12,000 âmes, le choléra avait atteint 1 individu sur 7 et en avait enlevé 1 sur 12. Les médecins s'accordent à attribuer ce grand ravage à la très mauvaise qualité de l'eau des fontaines publiques.

A *Bruxelles*, où l'épidémie ne s'est pas arrêtée, depuis le 13 septembre 1853, il y a eu 12 malades et 9 morts.

ARTICLE III.

DESCRIPTION DU CHOLÉRA-MORBUS.

Nous croyons devoir, à l'exemple des meilleurs pathologistes, faire une distinction entre le choléra sporadique et le choléra épidémique, et nous commencerons par la description du premier :

§ I. — Choléra-morbus sporadique (flux bilieux), cholerrhagie (Chaussier).

Cette maladie, rare dans les climats du nord, est très fréquente dans le midi de la France et de l'Europe ; elle sévit particulièrement, comme nous l'avons dit, à la fin de l'été et au commencement de l'automne.

Copland en distinguait trois variétés : *choléra bilieux, choléra flatulent, choléra spasmodique,* selon la prédominance de tels ou tels symptômes. On l'a distingué en essentiel et en symptomatique (Racle). Nous ne tiendrons compte que de cette dernière division.

A. — Choléra-morbus sporadique essentiel.

Symptômes. — Le choléra sporadique débute le plus souvent par une douleur plus ou moins violente à l'épigastre et dans une assez grande étendue de l'abdomen. Cette douleur consiste en des coliques, des tortillements, une constriction forte et donnant lieu à une anxiété très vive. L'abdomen est plus ou moins douloureux à la pression. Il survient presque aussitôt des nausées avec éructations et rapports acides, et des vomissements dont la matière consiste d'abord dans les aliments et les boissons que le malade a pris ; puis elle se compose d'un liquide plus ou moins aqueux et teint ou mélangé de bile ; ils deviennent enfin jaunes, verts, amers et entièrement bilieux ou persistent à conserver une âcreté qui brûle l'arrière-gorge.

Aux vomissements succèdent bientôt des déjections abondantes avec coliques plus ou moins violentes, gar-

3

gouillements, borborygmes, et composées de matières âcres, d'une grande fétidité, irritant, corrodant
quelquefois l'anus. Les selles sont dans quelques cas
d'une abondance telle que les malades remplissent en
peu d'instants plusieurs vases ; d'abord composées de
matières liquides, puis d'un liquide auquel sont mêlés
des aliments mal digérés, et enfin contenant une
grande quantité de bile qui leur donne une couleur
herbacée, verdâtre ou noirâtre. Il y a souvent alors
dureté et rétraction des parois abdominales.

Un hoquet fatigant et continu tourmente souvent les
malades qui continuent à éprouver une sensation d'ardeur très vive à la gorge. La langue est sèche, rouge ;
il y a une soif ardente, appétence des boissons froides
dont l'ingestion provoque souvent les vomissements et
accroît l'anxiété des malades. A ces symptômes se joignent fréquemment de la céphalalgie, des crampes
assez vives qui agitent les malades et qui occupent
surtout les mollets, les pieds et s'étendent parfois à
tout le corps. Les contractions qu'elles déterminent
alors dans les muscles de l'abdomen y occasionnent
des bosselures dures et douloureuses.

Le pouls, d'abord à peu près normal, devient accéléré, petit, serré, misérable. La voix s'altère au point
que l'on a peine à entendre les paroles prononcées par
les malades ; la respiration est haute, accélérée, sus-
pirieuse, le visage et les extrémités se refroidissent ;
le refroidissement s'étend parfois à tout le corps ; une
sueur froide et visqueuse se joint à une grande anxiété,
à une prostration complète.

Si la maladie ne cède pas aux moyens employés pour
la combattre, ce qui est fort rare, et ce que nous n'a-

vous jamais vu dans les deux cents cas environ de
choléra sporadique que nous avons observés, les vomissements et les déjections alvines deviennent presque continuels et ces dernières involontaires ; les crampes augmentent d'intensité et de fréquence ; la face
devient pâle, terreuse ; les yeux s'excavent et les joues
se creusent profondément; la maigreur fait en quelques
heures des progrès effrayants ; les syncopes, les lipothymies, la carphologie, les soubresauts des tendons
se déclarent et précèdent et annoncent la mort.

Quand le choléra se termine heureusement, la convalescence est rapide ; cependant il persiste quelquefois pendant plusieurs jours de l'irritation, une grande
susceptibilité de l'estomac et des intestins qui cèdent
à un régime doux et modéré, à l'usage de boissons
acidulées.

En 1826, j'ai publié dans le *Journal complémentaire des sciences
médicales*, page 193 et suivantes, neuf observations de choléra-
morbus sporadique que j'avais recueillies dans ma pratique et dans
celle de mon père, à Marseille et à Paris: quelques uns de ces cas
étaient assez graves pour faire craindre une issue funeste. Je crois
devoir reproduire ces faits, et les réflexions dont je les ai fait suivre,
pour faire juger de l'analogie des symptômes avec ceux du choléra
épidémique, que les médecins français ne connaissaient pas à cette
époque. Dans deux de ces cas, la maladie s'est déclarée dans la
même maison, à vingt-quatre heures de distance, chez une dame et
chez sa femme de chambre; dans deux autres, la cause détermi-
nante a été évidemment des aliments de lourde digestion ; le cinquième malade est un enfant de trois ans; dans la sixième observation, c'est après l'immersion dans la mer, le sujet sortant de
manger, que le choléra a éclaté; dans la septième, la maladie a
été d'une gravité extrême, et a présenté presque tous les traits du
choléra asiatique; dans la huitième, le début a été marqué par une
congestion cérébrale et une syncope; dans la neuvième, enfin, il
s'agit d'un jeune homme de faible constitution, qui, après une partie
de chasse, par un temps pluvieux, fut atteint des symptômes cholériques. Ainsi, dans tous les cas, la cause a été bien nettement
dessinée, les symptômes graves et l'issue heureuse, grâce au trai-

tement que j'avais adopté, opium et privation presque absolue de boissons.

Première observation. — Le 1er septembre 1824, madame D..., à Marseille, d'un tempérament bilioso-nerveux, d'une faible complexion, et souffrant habituellement de l'estomac, est prise, vers six heures du soir, d'un malaise avec bâillement et quelques coliques; peu après, des nausées et des vomissements se manifestent; quelques aliments sont rendus; les selles ne tardent pas à devenir fréquentes, *liquides* et douloureuses. Les efforts de vomissement redoublent alors; le pouls est *petit* et *fréquent.* Madame D... se met au lit. Aux symptômes que je viens d'énumérer, et auxquels se joignent des frissons, le *froid des extrémités,* le *hoquet,* des *crampes* dans les membres, je ne tarde pas à reconnaître un choléra–morbus. De la limonade est prescrite et prise à petites doses; les efforts de vomissement et les selles continuent; les tranchées deviennent de plus en plus violentes; les extrémités, *froides comme de la glace;* le visage est pâle; les douleurs dans la région de l'estomac sont atroces; une agitation convulsive s'empare de la malade; les dents craquent, la *langue* conserve sa *couleur naturelle;* la malade se croit près d'expirer. On apporte une potion contenant une once (30 grammes) de sirop diacode que j'avais prescrite; la malade la prend par cuillerées de cinq en cinq minutes; *toute autre boisson est suspendue,* les selles et les efforts de vomissement sont aussi fréquents, mais moins douloureux. Je fais entourer les extrémités de linges chauds; on continue à donner des cuillerées de la potion, les crampes diminuent, les douleurs abdominales cèdent, les extrémités se réchauffent, *une réaction fébrile* s'établit, tout cesse une heure environ après l'ingestion de la première cuillerée de la potion; la malade s'endort profondément, et le lendemain matin il ne restait aucune trace de la maladie.

Deuxième observation. — Soit influence du climat et de la saison, soit action des mêmes aliments de digestion difficile, la femme de chambre de madame D... subit, dans la nuit, la même série de phénomènes morbides que sa maîtresse : déjections abondantes, vomissements fréquents, porracés, crampes, coliques spasmodiques violentes, *refroidissement glacial* des extrémités, etc. Les mêmes moyens sont employés, les mêmes effets ont lieu; seulement la malade, fort jeune et d'un tempérament sanguin bien tranché, éprouve et continue à éprouver, après la cessation des autres accidents, un mal de tête déchirant; la face est fortement injectée; une épistaxis favorable survient, et la délivre bientôt de la céphalée qui la tourmente.

Troisième observation. — Mademoiselle D..., âgée de trente ans environ, petite, brune, d'un tempérament bilieux prononcé, arrivée seulement depuis quelques mois à Paris, prend, dans le mois d'août 1826, en abondance, une soupe de son pays, composée de courge et d'un bouillon chargé de suc de tomates. La digestion est pénible, laborieuse, la nuit peu tranquille, le sommeil agité; le lendemain matin, quelques nausées, un malaise général, une douleur vive à la tête se manifestent. Je suis consulté : la saison, le tempérament de la malade, un *facies* un peu extraordinaire, mon habitude d'observation dans ce genre de maladie, me font soupçonner l'approche d'un choléra-morbus. Je déclare franchement mon opinion à la malade, qui en est beaucoup effrayée; je la rassure. Cependant les nausées continuent, quelques tranchées fugaces se déclarent. Je défends tout aliment et prescris quelques cuillerées de limonade. Les accidents augmentent; des crampes stomacales, le froid des membres surviennent; un vomissement succède; la couleur fortement prononcée de la bile ne masque cependant pas entièrement celle des aliments qui sont rendus. La vue et l'odeur m'y font reconnaître une partie de la soupe prise la veille; quelques morceaux encore entiers de courge y sont même aperçus. Les déjections alvines se répètent alors coup sur coup; les *crampes* s'accroissent; un ténesme fatigant se déclare; la malade se tord dans son lit, mord avec force son oreiller, dit et paraît souffrir beaucoup; des efforts violents de vomissement ont lieu, sans autres résultats que quelques gorgées de matières bilieuses; une chaleur ardente est ressentie dans la région de l'estomac, de l'œsophage, du pharynx; la langue est très rouge, les papilles saillantes, la soif ardente. La malade demande à boire avec les plus vives instances; je m'y refuse; elle parvient cependant à obtenir de son frère un verre d'eau sucrée, qui est aussitôt rejeté, et ne fait qu'augmenter les accidents, accidents qui, du reste, se sont manifestés avec une étonnante rapidité. On apporte une potion que j'avais prescrite, et qui contenait une once seulement de sirop diacode; j'en fais prendre à l'instant la moitié, le reste est administré par cuillerées de cinq en cinq minutes. Les douleurs, les vomissements, les selles se calment bientôt comme par enchantement; la chaleur reparaît aux extrémités; la malade s'endort, et s'éveille au bout de trois heures dans l'état le plus satisfaisant. Un doux bien-être a succédé au malaise le plus inquiétant, et, pour tout ressentiment de son mal, elle n'éprouve qu'un peu de tension et de gonflement dans le bas-ventre, qui, pendant quelques jours, est légèrement sensible à la pression et aux moindres secousses déterminées par la marche.

Quatrième observation. — Charles, âgé de trois ans, d'un tempérament bilioso-lymphatique, d'une constitution délicate, ayant les extrémités des os longs un peu développées, éprouvait depuis quelques jours un malaise et une inquiétude qui le rendaient morose et pleureur; il manquait d'appétit, et avait maigri d'une manière assez marquée. Le 29 août 1826, à sept heures du matin, il prend du café au lait, et aussitôt après il pâlit et éprouve un tremblement général, avec frissons et refroidissement marqué des extrémités; des vomissements répétés succèdent à ces premiers symptômes; une assez grande quantité de bile fortement colorée est rejetée avec d'effrayantes anxiétés; l'enfant gémit, pleure et crie de douleur; le ventre se resserre et devient extrêmement sensible; il n'y a pas de déjections; le pouls est petit, concentré et rapide; *les membres glacés;* la soif la plus intense se manifeste. L'enfant demande à boire à grands cris; une boisson d'eau sucrée est incessamment rejetée; le ventre ne s'ouvre pas. Une goutte de laudanum de Rousseau est administrée dans une cuillerée d'eau; quelques minutes après, deux gouttes en sont prises, puis trois; le mal se calme, mais le malaise subsiste une huitaine de jours; des nausées, mais sans vomissements, reviennent à différentes reprises; un peu de diarrhée survient, elle est favorable. Le petit malade se rétablit parfaitement, et reprend son embonpoint naturel.

Cinquième observation. — Reynaud, ouvrier corroyeur à Marseille, a l'imprudence d'aller se baigner dans la mer une ou deux heures après avoir mangé; la chaleur était grande, c'était vers la fin d'août 1824, année fertile en choléra-morbus. Un frisson très vif le saisit instantanément; il perd connaissance; on l'emporte, et il ne revient à lui que pour se trouver en proie aux plus violentes douleurs : des tranchées atroces le tourmentent, il se tord dans son lit, ses camarades ont de la peine à l'y contenir; des vomissements et des déjections d'une fréquence et d'une abondance effrayantes se déclarent; on le gorge de boissons, qu'il rend aussitôt avec d'horribles souffrances. J'arrive deux heures après l'invasion de la maladie; je trouve le malade *entièrement froid, sans pouls,* les yeux entr'ouverts et caves, la face décomposée et d'une *pâleur extrême.* Je le crus mort un instant, cependant le cœur battait encore; quelques mouvements convulsifs avaient lieu de temps à autre dans les membres; le pouls faisait de temps en temps sentir quelques battements à peine perceptibles; le malade ne pouvait plus avaler. Je fis entourer les membres de linges très chauds; des sinapismes brûlants furent appliqués sous la plante des pieds; le malade parut reprendre un peu de force; il avala une ou deux gorgées de limonade très froide. Quelques instants après, une secousse se manifeste, le malade se redresse dans son lit, accuse avec des cris une douleur atroce dans la région de l'estomac; un torrent de bile est rejeté; des crampes déchirantes reparaissent dans les membres; le malade veut s'abreuver d'eau fraîche, ce n'est qu'avec beaucoup de peine qu'on parvient à l'empêcher de se lever. J'avais envoyé chercher une dizaine de pilules d'un demi-grain (0,02) d'opium chaque; j'ai de la peine à le déterminer à en prendre une, qui est subitement rejetée; j'en fais avaler deux dans une cuillerée d'eau; le malade y parvient après de grands efforts; son gosier semble, dit-il, se fermer à l'approche du remède; deux autres pilules sont prises encore au bout de cinq minutes : les douleurs dès lors diminuent peu à peu, le corps se réchauffe sous l'influence des linges très chauds sans cesse renouvelés; le malade ressent du penchant à dormir. Je donne encore deux pilules; il s'endort, et ne se réveille qu'après six heures d'un sommeil calme et profond. A son réveil, il ne lui reste qu'un souvenir confus de ce qui s'est passé, et un peu de sensibilité dans l'abdomen; mais la peau avait pris une couleur *légèrement ictérique*, qui ne se dissipa que douze ou quinze jours après, sans autre traitement que des boissons rafraîchissantes et un régime doux et léger.

Sixième observation. — Mon père, médecin en chef de l'hôpital de la Charité de Marseille, fut appelé, en août 1822, auprès d'une garde-malade âgée de cinquante ans environ, d'un tempérament bilieux, maigre d'ailleurs, et d'une complexion faible. Depuis vingt-quatre heures cette femme éprouvait des tranchées, quelques nausées, du dévoiement, des crampes légères dans les mollets; d'ailleurs rien d'inquiétant ne s'était montré, et la malade regardait son affection comme une indigestion que devaient calmer la diète et quelques boissons chaudes, lorsqu'une crise se déclare tout à coup : des vomissements surviennent, peu abondants; les selles se pressent, les crampes acquièrent plus de violence, les extrémités sont froides; de vives douleurs dans le ventre effraient la malade au point qu'elle se croit perdue, et demande à grands cris son médecin. Avant son arrivée, elle satisfait à la soif ardente qui la dévore, et les vomissements redoublent; d'elle-même elle reconnaît que la boisson est contraire à son mal, et demande des oranges, dont elle suce avec plaisir quelques tranches. Le mal paraît se calmer un instant, mais c'est pour revenir avec plus de violence, et l'effet en est si prompt qu'une heure ou deux suffisent pour mettre la malade dans un tel état que l'on dirait qu'elle va expirer dans l'agonie d'une maladie longue et cruelle; les joues sont creuses, le visage est *terreux*, les yeux ternes, la maigreur extrême. Mon père arrive avec moi, et quelque habitué qu'il soit à observer cette maladie dans ses accidents les plus graves, il est effrayé de l'aspect de la malade, tourmentée d'ailleurs d'un hoquet fatigant, de crampes horribles, de douleurs déchirantes dans l'abdomen, et vomissant sans relâche des matières noirâtres en abondance; il y a *suffusion ictérique* à la peau; le *pouls est presque nul*, les membres *glacés;* la malade ne répond que d'une voix lente et presque inintelligible. Une once (30 grammes) de sirop diacode est prescrite et avalée d'un trait; deux autres onces (60 grammes), prises par cuillerées de quart d'heure en quart d'heure. Les accidents se calment, mais la malade est restée plus de deux mois à se rétablir entièrement; elle était d'une *maigreur si extraordinaire*, qu'il faut avoir vu des exemples pareils pour concevoir qu'une maladie de vingt-quatre heures puisse déterminer un changement aussi notable. Depuis lors, la malade, qui sent vivement, ne peut se rappeler qu'en tremblant les acci-

dents qu'elle a éprouvés, et frémit au nom seul de la maladie re-
doutable dont elle a failli être la victime.

Septième observation. — Madame M..., âgée de trente ans environ, d'une forte constitution, ayant beaucoup d'embonpoint, et
enceinte de trois mois, ressent, en septembre 1825, de vives douleurs dans le ventre, après avoir mangé avec excès de la pastèque
(melon d'eau) ; il s'établit bientôt un dévoiement très abondant, et
la malade rend une quantité énorme de bile presque pure et fortement colorée ; deux lipothymies ont lieu, et paraissent dues à l'excès
de la douleur. Le hoquet se déclare et devient bientôt très fatigant ;
mais la susceptibilité de l'estomac paraissait peu augmentée, lorsque
quelqu'un conseille à la malade de se faire vomir, au moyen de
quelques verres d'eau chaude, en l'assurant que c'est ce qui la dé-
barrassera le plus promptement de ses tranchées. Elle se rend à ce
funeste conseil ; des vomissements abondants et peu bilieux en sont
la suite ; mais les tranchées, au lieu de passer, s'accroissent considérablement ; le hoquet la suffoque, des crampes dans les membres
et des frissons s'y joignent. Deux heures ont suffi pour développer
cette série d'accidents fâcheux. La malade, effrayée, envoie chercher son médecin ; il est absent. Je suis appelé en seconde main,
et je me hâte de prescrire quatre pilules d'un demi-grain (0,02)
d'opium chacune, persuadé qu'aucune boisson ne serait gardée ; et,
effrayé moi-même de la violence du mal, l'état de grossesse de la
malade me donnant de vives inquiétudes, je m'attendais à l'avortement. Comment pourrait-elle résister à une crise pareille, elle
que je trouvais presque sans pouls, et dans une situation aussi fâcheuse que la malade de l'observation précédente? Une pilule est
avalée cependant : les accidents persistent; j'en fais prendre une
seconde, une troisième de cinq en cinq minutes ; à la quatrième,
enfin, le mal paraît céder, la somnolence se déclare.

J'ai pour habitude d'insister sur l'emploi de l'opium jusqu'à ce
qu'il se manifeste des symptômes cérébraux bien marqués, c'est-à-
dire une somnolence évidente, un besoin pressant de dormir.
L'expérience m'a appris que, jusque-là, on ne pouvait compter
sûrement sur les effets de l'opium, qui semble n'agir sur le cerveau
que lorsqu'il a triomphé des accidents de la maladie. C'est aussi ce
que j'ai observé quand j'ai fait prendre cette substance dans les
hémorrhagies utérines ; nul assoupissement ne s'est montré avant
que les symptômes locaux aient été calmés. Que l'on me pardonne
cette courte digression, je me hâte de revenir à ma malade. Elle
éprouva ce besoin salutaire de dormir; je suspendis aussitôt les
doses d'opium, et j'ordonnai que l'on respectât son sommeil. A son
réveil, les accidents avaient tout à fait disparu, sauf le hoquet, qui
la tourmenta six jours entiers, résista à tous les antispasmodiques,
et ne céda qu'au temps et à la nature. Du reste, aucun accident
consécutif n'eut lieu; la malade, fort amaigrie et très faible, s'est

réparée peu à peu ; l'accouchement s'est fait au terme ordinaire, et fort heureusement.

Huitième observation. — Imbert, âgé de trente-six ans, scieur de long, d'une forte constitution, d'un tempérament bilioso-sanguin, après avoir travaillé au soleil pendant une matinée très chaude, but un verre de vin pur, et fut pris presque aussitôt d'une congestion violente à la tête; il perdit connaissance, et fut transporté chez lui. J'arrivai bientôt, et je le trouvai dans l'état suivant : face injectée au plus haut point, yeux brillants et égarés par intervalles, délire alors et loquacité; mais bientôt les yeux se ferment; assoupissement profond, pouls lent et presque naturel ; quelques mouvements convulsifs dans les membres, surtout abdominaux. Je veux le saigner, sa femme s'y oppose; j'insiste vainement, elle se refuse même à une application de sangsues, et, malgré tous mes efforts, je ne puis vaincre sa résistance. Je fis appliquer de larges sinapismes à la plante des pieds et aux jambes ; j'ordonnai de la glace sur la tête; mais les sinapismes en rendirent l'emploi inutile. Au bout d'une heure environ la tête fut libre, et il ne resta aucune trace de congestion. Alors les symptômes abdominaux se déclarèrent, un vomissement vraiment effrayant survint: le malade rendit en quelques minutes plusieurs vases de bile presque pure, et les secousses se succédèrent presque sans intermittence. Le ventre s'ouvrit aussi en proportion, les douleurs devinrent horribles : il semblait, disait le malade, qu'on lui déchirait le flanc avec des tenailles ; il se tordait, et accusait aussi des crampes très douloureuses dans les jambes et les bras; un tremblement violent et général le saisit. J'avoue que ces symptômes, qui se succédèrent en quelques minutes, m'effrayèrent ; je m'attendais au retour de la congestion cérébrale, je ne savais que faire. Devais-je prescrire de l'opium? Les accidents primitifs me le rendaient suspect ; cependant, après avoir essayé vainement de l'eau à la glace, je me décidai à faire un essai prudent : une once (30 grammes) de sirop diacode fut prescrite, et donnée par cuillerées; les accidents parurent bientôt diminuer, et comme je ne vis apparaître aucun symptôme de congestion nouvelle, je m'enhardis, et fis prendre une première pilule d'un grain (5 centigrammes) d'opium; une seconde, donnée dix minutes après, suffit pour triompher du mal. Le malade s'endormit ensuite profondément, et le sommeil, ici comme dans tous les cas, indiqua la fin de la maladie.

Neuvième observation. — M. Cartier, âgé de vingt-huit ans, petit, d'une faible complexion, ayant le visage ordinairement coloré, les organes pectoraux dans un état habituel de gêne, chasseur déterminé, revenait, dans une matinée pluvieuse du mois de septembre 1824, d'une partie de chasse. Accablé de fatigue, il se contente de prendre un bouillon, et se dispose à se coucher. Comme il se déshabillait, un frisson violent le saisit, ses dents

claquent, tout son corps tremble; il éprouve dans la région de
l'estomac et vers la poitrine un sentiment de constriction très vive;
sa respiration devient entrecoupée, haletante; il lui semble qu'il va
à chaque instant perdre haleine; son visage s'injecte au plus haut
degré, ses yeux deviennent rouges et brillants. Ses parents, effrayés,
se hâtent de bassiner son lit, et, en attendant que je sois arrivé, lui
font boire une grande quantité d'eau de tilleul très chaude : dès
lors nausées, efforts de vomissement, tranchées, selles douloureuses
et peu abondantes; les efforts se succèdent de plus en plus violents,
de plus en plus infructueux; la gêne de la respiration continue, des
crampes surviennent, les extrémités sont glacées, la région de
l'estomac brûlante : tel est l'état dans lequel je trouve le malade.
Le pouls est fréquent, petit, déprimé; un nouvel effort de vomissement survient, et une matière noirâtre, semblable à du sang, est
expulsée avec des anxiétés inexprimables. Je fais prendre de la
limonade; l'apparence des matières vomies m'effraie, je crains de
prescrire de l'opium. Cependant les douleurs s'accroissent, le malade pousse des cris et me conjure de le soulager. Une sueur froide
générale se manifeste, une syncope a lieu. Des sinapismes aux
jambes sont appliqués; le malade revient à lui, mais il souffre encore autant. C'était un des premiers malades que je soignais du choléra-morbus, et j'avoue que je demeurais dans une cruelle hésitation. Mais comme je voyais les forces décliner de moment en
moment, les traits s'altérer profondément, et tous les symptômes
redoubler d'intensité, je me décidai à prescrire une once (30 grammes) de sirop diacode dans une potion; une cuillerée en fut administrée, puis une deuxième, une troisième, et ainsi de suite. Le
calme survint, l'ordre se rétablit peu à peu, un sommeil réparateur
s'empara du malade, et amena une prompte et complète guérison.
Je pourrais ajouter ici un grand nombre d'observations dans lesquelles l'opium, employé au début, a calmé presque instantanément
les symptômes, mais ce serait me répéter inutilement. L'expérience,
ainsi que je l'ai dit, m'a d'ailleurs appris que l'opium n'agit sur le
cerveau que lorsqu'il a, pour ainsi dire, épuisé ses forces contre
les accidents de la maladie. Je n'ai donc pas craint de forcer un
peu les doses de cette substance, et je m'en suis bien trouvé. Pour
ce qui est de l'eau à la glace, des sangsues à l'épigastre, etc., ces
moyens sont quelquefois d'excellents auxiliaires; employés au début, ils peuvent triompher de quelques choléra-morbus légers, de
ceux de Paris, par exemple; mais quelques fâcheux exemples que
j'ai eus sous les yeux de l'insuccès de ces moyens m'ont prouvé
qu'il faut recourir à une autre méthode plus efficace, quand la maladie est violente. L'opium en pilules ou délayé dans une petite
quantité de véhicule m'a toujours réussi à calmer les douleurs, et
cela une heure au plus tard après l'ingestion; et c'est à calmer les
douleurs que l'on doit le plus s'attacher.

Le choléra-morbus, au reste, sans avoir à Marseille autant de gravité que dans l'Inde, y acquiert souvent une grande violence, et s'y montre quelquefois avec tant de fréquence que l'on serait presque tenté de le regarder comme épidémique. Pendant les années que je viens de passer à Marseille, j'ai eu l'occasion de traiter un grand nombre de choléra-morbus; je n'ai éprouvé aucun revers, et j'ai cru devoir faire connaître le mode de traitement qui a si souvent réussi entre mes mains et celles de mon père, traitement qui, du reste, répond à la théorie que je m'étais formée de la maladie, et que je n'ai véritablement adopté que depuis que je lui ai vu recevoir la sanction de l'expérience.

(*Journal complémentaire*, 1826.)

Causes. — Les causes se résument en peu de mots : c'est l'ingestion d'aliments indigestes, de fruits tels que melons, pastèques, figues, pris à contre-temps ou en quantité trop considérable, l'usage de la bière, et surtout le refroidissement subit par le passage de journées avec chaleur brûlante à des nuits fraîches, c'est-à-dire la température de la fin de l'été et du commencement de l'automne.

Lésions cadavériques. — Nous dirons peu de chose des lésions cadavériques, n'ayant jamais eu l'occasion de les observer par nous-même.

On a trouvé un peu de rougeur des intestins, parfois une coloration brunâtre, d'autres fois des ulcérations, et l'on a cru, par cela même, pouvoir ainsi considérer la maladie comme une inflammation gastro-intestinale. Des altérations de la rate, du foie, de l'œsophage, ont aussi été signalées, mais les cas de mort après le choléra sporadique et les faits rapportés sont trop peu nombreux pour qu'on puisse y ajouter une bien grande confiance.

Traitement du choléra-morbus sporadique essentiel.

Les observations que nous avons publiées de notre pratique (voy. p. 35) indiquent assez quelle est la méthode de traitement que nous adoptons pour cette variété du choléra. Ces règles ont, du reste, été tracées d'une manière complète par M. Ferrus, dans son article du *Dictionnaire* en 30 volumes ; nous ne pouvons mieux faire que d'emprunter à cet ouvrage le passage qui a rapport à cette affection.

« La plupart des praticiens, dit M. Ferrus, depuis Arétée, s'accordent à conseiller dans le début du choléra l'usage de simples délayants, les boissons aqueuses, gommeuses et abondantes. Il importe peu qu'avec Sydenham on donne de l'eau de poulet, ou que, suivant Celse et Hoffmann, on ne prescrive que de l'eau pure ; mais la différente température de ces boissons présentera peut-être quelque intérêt. Généralement les tisanes sont prises tièdes ; cependant quelques médecins (je suis de ce nombre), et parmi eux le professeur Récamier, préfèrent les administrer tout à fait froides. Sans discuter longuement cette opinion, nous rappellerons que le froid devient, dans plusieurs cas, un sédatif très puissant, et que c'est probablement de cette manière qu'il peut agir dans la maladie qui nous occupe. Les anciens, en conseillant les boissons abondantes, en en distendant l'estomac, avaient pour but, disaient-ils, de délayer l'humeur âcre et mordicante qui irritait ce viscère, et, quel que soit leur raisonnement, leur pratique était fréquemment suivie de succès. Dans ces derniers temps, Alphonse Leroi introduisit une méthode tout opposée, et qui, néanmoins, compte aussi, dit-on, de nombreuses réussites. Ce professeur voulait qu'on laissât le malade souffrir de la soif ; alors il permettait seulement d'humecter la bouche avec quelques gorgées d'eau froide qui devaient être aussitôt rejetées. Alphonse Leroi fondait cette médication sur l'impossibilité où se trouve le ventricule de garder quoi que ce soit dans le choléra-morbus, et tout son traitement consistait à donner d'heure en heure *un tiers de grain de laudanum opiatum purifié par l'éther*. Cette préparation d'opium est la même que celle que l'on préconise aujourd'hui sous le nom d'extrait d'opium privé de narcotine ou préparé par la méthode de M. Robiquet. A doses graduées, on a pu, sans accident, ou plutôt avec avantage, donner jusqu'à huit grains (40 centigrammes) de ce médicament actif dans l'espace de vingt-quatre heures.

» Nous puiserons, dans les diverses méthodes curatives des auteurs, les moyens thérapeutiques que nous croyons devoir indiquer pour le traitement du choléra-morbus. Pendant les premières heures des évacuations, il convient de prescrire une boisson légère, un peu mucilagineuse : trop chargée de mucilage, elle pourrait fatiguer l'estomac ; elle sera légèrement tiède, plutôt froide que chaude ; il faut se garder d'en gorger le malade ; on ne la lui fera prendre que par quart de verre ; cette quantité suffit pour calmer la soif et rendre moins douloureuses les contractions du ventricule (Celse, Sydenham, etc.). Pinel prescrivait, et nous-même avons donné avec avantage, soit de l'eau sucrée, soit une eau de groseilles très peu chargée, également à froid et à très petites doses, mais fréquemment ré-

pétées. On pourra joindre à ces boissons des applications locales, émollientes et sédatives ; de simples
compresses imbibées d'une décoction de guimauve et
de têtes de pavot rempliront ce but : ces topiques seront également à une température modérée. Dans ce
début de la maladie, on peut aussi conseiller les lavements gommeux et narcotiques donnés au degré de la
chaleur humaine. Il n'est pas besoin de recommander
la diète la plus sévère ; mais nous rappellerons que le
système nerveux général réclame le plus grand calme;
nous prescrirons d'abord aussi le repos absolu des
forces musculaires et des organes sensoriaux. Le malade sera donc placé dans un lieu frais, autant à l'abri
de la lumière et du bruit que de toute odeur pénétrante. Enfin, il importe autant qu'il ne souffre pas du
froid que de ne point l'accabler par de nombreuses
couvertures.

» Ces simples secours ayant été d'abord mis en
usage, on doit, si l'on a obtenu quelque amendement
dans les symptômes, les continuer, ou leur en adjoindre
d'une autre nature s'ils n'ont point été heureux. Dans
cette seconde période du choléra-morbus, on a surtout
vanté les narcotiques ; c'est toujours le laudanum
liquide ou l'extrait gommeux d'opium qu'on administre : la première préparation à la dose de quinze à
vingt gouttes dans une potion, et l'autre en pilules
d'un tiers de grain à un grain (2 à 5 centigrammes)
jusqu'à en prendre 3 à 4 grains (15 à 20 centigrammes)
dans les vingt-quatre heures. On peut employer, à
cette même dose, l'opium privé de la narcotine ; il
est ainsi plus franchement sédatif. Les lavements seront aussi rendus calmants par l'addition du lauda-

num. Enfin, on peut essayer de l'application d'un emplâtre de thériaque sur l'épigastre. Plus tard, et dans le but d'établir une dérivation, on devra recourir aux rubéfiants ou même aux vésicatoires apposés dans cette même région ou aux extrémités inférieures. Dans plusieurs circonstances, on a vu disparaître en peu d'heures tous les accidents du choléra-morbus par le seul secours d'un large vésicatoire appliqué sur la partie du ventre qui répond à l'estomac et au lobe gauche du foie (Fouquier et Orfila). Un moyen précieux et trop rarement employé est le bain tiède ; il ne faut pas craindre d'y tenir le malade plusieurs heures. L'adynamie, qu'on dit suivre constamment le choléra, ne trouve sa cause que dans la maladie même ; on ne l'amènera jamais en calmant les douleurs par quelque moyen que ce soit. Nous ne voulons point par là proposer les évacuations sanguines ; l'expérience a depuis longtemps appris qu'elles étaient funestes. Nous n'hésiterions pas cependant à recourir à l'usage de quelques sangsues, si, dans un cas particulier, le concours des symptômes et des causes nous indiquait une fluxion locale ; si encore le malade était pléthorique ou sujet à une hémorrhagie qui aurait disparu depuis peu de temps. Les évacuants, purgatifs et émétiques, sont aussi repoussés du traitement du choléra-morbus. Ettmuller, en les préconisant, s'est attiré le blâme de tous ceux qui ont écrit après lui.

» De nos jours, cependant, Hallé employait quelquefois une potion dans laquelle entre l'ipécacuanha associé aux calmants. Un médecin (M. Gallereux) dit en avoir retiré les plus grands avantages. En Angleterre, M. Bowes préconise, comme spécifique du choléra-morbus, l'acide nitrique affaibli ; la dose est de quinze à vingt gouttes que l'on fait prendre étendue dans une infusion de colombo. Nous ne connaissons aucun détail plus précis sur l'administration et les effets de ces médicaments.

» Le vomissement, comme le symptôme le plus grave, a été particulièrement combattu par quelques uns; on a tour à tour proposé le camphre, le musc, le colombo, etc. Nous ne croyons pas que ces moyens puissent entrer dans une médication rationnelle ; les exemples de succès dus à leur emploi sont d'ailleurs fort rares. Au reste, il serait superflu de vouloir rapporter tous les moyens mis en usage pour calmer les accidents du choléra-morbus ; ici, comme dans toutes les maladies où le danger est imminent, les praticiens ont plutôt suivi l'impulsion de l'humanité, qui fait partout chercher des secours, qu'ils n'ont écouté les règles d'une thérapeutique sévère. » (*Dictionnaire* en 30 vol., t. VII, p. 467.)

B. — Choléra sporadique symptomatique.

M. le docteur Racle a publié, dans la *Revue médico-chirurgicale* (1849, p. 200), un mémoire fort intéressant sur le *choléra sporadique symptomatique*, qu'il cherche à distinguer du *choléra essentiel*, c'est-à-dire de celui qui ne laisse pas après lui de lésions anatomiques.

Le choléra sporadique tel que je l'ai observé à Marseille, avant l'apparition du choléra épidémique en France, se distingue, comme je l'ai dit, du choléra épidémique, par la nature bilieuse des vomissements et des selles, par l'absence de *cyanose proprement dite*, et surtout par la terminaison que pour mon compte j'ai toujours vue heureuse, malgré la gravité des symptômes.

Si l'on veut bien remarquer que les faits observés par M. Racle datent de l'année 1845, on sera tenté de regarder leur développement comme dû à une influence cholérique qui conservait encore quelque chose de la forme de celle de 1832. On sait que depuis les épidémies qui y ont régné, on observe toutes les années à Londres et à Paris un certain nombre de cas de choléra à forme asiatique et mortels.

Ces réflexions n'ont nullement pour but de diminuer le degré d'intérêt et d'importance des observations du mémoire de M. Racle. Avec lui, en effet, nous admettons un choléra symptomatique; et quelque peu disposé que l'on soit à en admettre un *essentiel*, c'est-à-dire sans lésions cadavériques après la mort, force est cependant de reconnaître que, dans quelques cas, ces lésions manquent. Nous pourrions, à côté du fait suivant où M. Racle démontre fort bien l'existence des lésions cadavériques, citer un exemple où elles manquaient complétement; mais comme il s'agit d'un fait recueilli pendant l'épidémie actuelle, nous préférons en renvoyer l'insertion à l'article *Choléra épidémique*, afin de le mettre en regard d'une observation où ces lésions étaient au contraire fort apparentes.

Voici le fait de M. Racle que nous ferons suivre des conclusions de son mémoire :

4

Observation de choléra sporadique symptomatique. Mort. Autopsie, lésions cadavériques.

La malade est une femme de trente-deux ans, blanchisseuse, qui fut placée, le 3 octobre 1845, au n° 9 de la salle Sainte-Monique, à l'Hôtel-Dieu. La faiblesse primitive de sa constitution a encore été augmentée depuis plusieurs années par les privations et la misère.

Au mois d'avril de cette année, elle a fait un séjour assez prolongé pour y être traitée d'un rétrécissement de l'anus, suite de l'opération d'une fistule. Depuis cette époque, elle n'a jamais cessé d'être souffrante, et elle a toujours éprouvé des accidents du côté du tube digestif.

Le 26 septembre, elle fut exposée, pendant une partie de la journée, à un froid très violent dans un bateau de blanchissage. Dans la soirée, elle fut prise d'un frisson intense bientôt suivi de chaleur et de sueur. Ces premiers accidents sont suivis dans la nuit d'une vive oppression, de douleur dans le côté gauche du thorax ; et, au milieu des efforts d'une toux pénible, la malade crache quelques filets de sang.

27. Les symptômes thoraciques se calment dans la matinée. Ils sont remplacés par de l'anorexie, des nausées. La malade est forcée de se coucher. A dix heures du soir, elle se réveille en sursaut et est prise de vomissements très abondants et de déjections alvines involontaires considérables, comme si, disait-elle, elle avait été empoisonnée. Ces accidents se reproduisent dix fois dans le courant de la nuit, et ne laissent à la malade un peu de repos que le matin.

28. Ce jour et la nuit suivante, les accidents reparaissent avec plus d'intensité et s'accompagnent alors de hoquets et de crampes dans les jambes. Ce dernier phénomène, qui avait déjà paru la nuit précédente, s'accompagne de douleur, puis d'un profond engourdissement des parties qui en sont le siége.

Aucun secours ne fut porté à la malade, qui demeura seule chez elle jusqu'au 3 octobre, en proie aux mêmes accidents auxquels s'étaient ajoutés la suppression de l'urine, un refroidissement extraordinaire de tout le corps et des sueurs abondantes et visqueuses. Elle fut alors transportée à l'Hôtel-Dieu.

4 octobre. On la trouve dans l'état suivant : Intelligence conservée, mais la malade a de la peine à répondre à cause de son extrême faiblesse et d'une aphonie presque complète. Physionomie immobile, mais exprimant une profonde souffrance. Orbites profondément excavés ; yeux cernés de bleu, brillants, non injectés ; lèvres amincies et violacées ; face couverte d'une sueur froide et visqueuse. L'haleine, la langue et les membres donnent la sensation d'un froid

très intense. Les extrémités sont cyanosées. Le pouls, insensible à l'artère radiale et à l'humérale du côté droit, est perceptible, quoique très faiblement, à gauche ; il bat de 110 à 116 fois par minute. Les bruits du cœur sont vifs mais faibles. Narines sèches et pulvérulentes ; bouche froide, médiocrement humide ; les papilles de la langue sont hérissées, blanchâtres.

Depuis le matin, trois vomissements d'un liquide porracé, abondant, et en même temps trois évacuations alvines d'un liquide bilieux assez clair. L'abdomen est légèrement météorisé et très douloureux à l'épigastre et au niveau du cœcum. Dans la nuit, la malade a pu uriner. (*Tilleul, oranger, eau de Seltz ; opium, 0, 10 en deux pilules ; frictions sèches sur tout le corps ; sinapismes aux membres à plusieurs reprises ; réchauffer la malade.*)

Dans le milieu de la journée, la malade se sent mieux et commence à se réchauffer. Le soir, réaction modérée. Il n'y a eu que trois évacuations dans la journée.

5. L'amélioration continue. Cependant il y a encore eu trois évacuations involontaires et un vomissement. Même traitement. Le soir, retour des accidents cholériques avec toute leur intensité. Ces phénomènes se calment encore une fois pendant la nuit pour reparaître très intenses le 6 au matin.

6. On observe alors le retour du refroidissement général, la cyanose de la face et des extrémités. La peau, encore un peu rétractile, est couverte d'une sueur visqueuse. Les bras, les jambes et l'épigastre sont le siége de crampes prolongées et douloureuses. Deux vomissements et trois selles involontaires. Dans la nuit, la malade est prise de délire et la respiration s'embarrasse.

Le 7, on la trouve dans une somnolence profonde. Les deux yeux présentent une ecchymose à leur partie interne. Malgré la position horizontale de la malade, il s'opère quelques vomissements involontaires. La malade succombe dans la matinée ; la durée de sa maladie ayant été de onze jours.

Autopsie vingt-deux heures après la mort. — Le péritoine ne présente aucune lésion. L'estomac contient un demi-litre d'un liquide jaunâtre, opaque, d'une odeur acide. La muqueuse de la moitié gauche de l'organe est ramollie sans traces d'inflammation ; celle de la moitié droite est saine. Près du pylore se trouve une plaque noire produite par un pointillé très fin et un lacis de vaisseaux. Le duodénum présente la même teinte dans toute son étendue. Le jéjunum est sain ; c'est seulement dans l'iléon que se trouvent les principales lésions. Les plus élevées consistent en des plaques noires formées par un épaississement de la muqueuse et pénétrées de sang ; ces plaques, arrondies, discoïdes, larges et épaisses comme des lentilles, sont d'abord isolées ; plus bas, elles se rapprochent ; plus bas encore, elles se réunissent en plaques beaucoup plus larges. Entre ces dernières, la muqueuse semble

avoir subi un léger grattage, et un peu plus bas elle présente de
véritables ulcérations. Celles-ci, petites et arrondies d'abord, dégé-
nèrent bientôt en fissures qui s'allongent de plus en plus et s'insi-
nuent entre les plaques noires déjà indiquées. Plus bas, enfin, la
destruction de la muqueuse est générale, et il n'en reste plus de
vestiges que sur les plaques colorées. Celles-ci paraissent alors très
élevées et isolées comme des îlots sur une surface entièrement ulcérée et de couleur rose. Cet état se continue dans une longueur de
près de 30 centimètres jusqu'à la valvule iléo-cœcale qui est restée
intacte. Entre les diverses plaques que je viens de décrire se trouvent de distance en distance de riches arborisations vasculaires.
Enfin la partie inférieure de l'iléon a une épaisseur double de celle
qui lui est habituelle.

Dans le gros intestin, on ne trouve que des rougeurs arborisées
assez générales et quelques follicules ulcérés au sommet. A la
partie ulcérée de l'arc du côlon, on trouve le noyau d'un fruit repo-
sant sur une large ulcération à bord et à fond grisâtres. Cette ulcération est entourée d'une rougeur vive et d'un épaississement notable des tuniques intestinales; ses dimensions sont de 4 centimètres
dans un sens et de 2 dans l'autre. Plus bas existent encore deux
ulcérations semblables à la précédente, mais plus petites et moins
profondes.

M. V. Racle rapporte encore plusieurs autres observations dont les unes suivies de mort, les autres de
guérison. Le choléra, dans ces faits, s'est montré avec
tous ses symptômes caractéristiques, et s'est développé
chez des sujets déjà affectés de maladies antérieures.

« Dans l'un de ces cas, dit M. Racle, le choléra eut
une durée de soixante-trois heures seulement, et l'on
trouva une hémorrhagie interstitielle de l'intestin grêle
avec aspect chagriné de la muqueuse et un pointillé
pseudo-membraneux très étendu.

» Dans une autre circonstance, le choléra eut une
marche en quelque sorte intermittente (le choléra épidémique a pris aussi quelquefois cette forme) : il dura
une première fois quinze jours ; puis, après une convalescence assez longue, il reparut de nouveau pour se

terminer par la mort. L'estomac était le siége de l'état mamelonné ; l'intestin grêle était œdémateux, rouge et fortement ramolli dans toute sa longueur.

» A côté de ces choléras développés, si je puis ainsi dire, sur des lésions intestinales, on en voit d'autres qui naissent à l'occasion de pneumonies.

» En 1845, un convalescent de fièvre typhoïde mourut, dans le service de mon frère, après trente-six heures d'accidents cholériques. On trouva une double pneumonie suppurée, dont l'existence n'avait été révélée par aucun des symptômes habituels.

» Je pourrais joindre à ce fait trois autres cas sem-blables dans lesquels la durée du choléra n'a jamais dépassé cinq jours.

» D'autres fois c'est à l'occasion d'une hémorrhagie interne que les accidents cholériques prennent nais-sance.

» Enfin, j'ai eu l'occasion de voir se reproduire toute la série des accidents du choléra chez une femme at-teinte de cancer ulcéré de l'estomac ; ces accidents survinrent à l'époque où une perforation commençante faisait naître une péritonite circonscrite. La durée du choléra ne fut que de vingt-quatre heures. »

C. — Choléra-morbus sporadique à forme asiatique.

Quant à l'union du choléra avec les affections intes-tinales, elle avait déjà été indiquée par bien des au-teurs, et entre autres par Bonnet, Bianchi, F. Hoffmann, Portal, Miller, etc. ; cette union a été signalée d'ail-leurs dans toutes les épidémies de choléra asiatique, et il ne serait pas impossible qu'un reste d'influence de

ce genre n'ait contribué à leur développement depuis
quelques années. Nous avons déjà fait observer qu'on
a rencontré des choléras graves et mortels offrant les
caractères du choléra asiatique pendant les années qui
ont suivi l'épidémie de 1832 ; il en est de même après
celle de 1849, et nous pouvons en citer un exemple
que nous empruntons à la *Gazette des hôpitaux*, et qui
peut servir de transition de cette épidémie à l'épidémie
actuelle.

Choléra-morbus sporadique à forme asiatique. Mort. (*Observation
communiquée par* M. MACHELARD.)

Le sujet de l'observation était un homme de quarante-neuf ans,
d'une complexion vigoureuse, d'un tempérament lymphatico-san-
guin, habituellement d'une bonne santé, exerçant la profession de
matelassier.

Dans la matinée du 26 octobre, pendant qu'il se livre dans les
magasins de son patron à ses occupations ordinaires, il est pris,
sans l'intervention d'aucune cause appréciable, d'un frisson violent
et prolongé, auquel viennent bientôt s'ajouter un état général de
malaise et une diminution notable des forces. Un certain intervalle
de repos n'ayant pas suffi pour dissiper son abattement, le sujet
n'en continua pas moins son travail. Dans le courant de la journée,
une toux sèche et légère se déclare, sans s'accompagner de point
de côté : il y a un peu d'oppression, l'anorexie est presque complète.
Le malade, dont le régime a été très modéré, prend à son retour
chez lui quelques tasses d'une tisane adoucissante. La nuit est peu
satisfaisante ; il y a eu de l'agitation ; le sommeil a fait presque entièrement défaut.

Le lendemain 27, l'état de la veille persiste. Malgré son affaiblissement, le malade retourne à son atelier ; il mange plusieurs
potages, perd ses forces et respire difficilement. La nuit est mauvaise ; il y a transpiration.

Le 28, le malade retourne à ses occupations ; mais il est pris de
défaillance et d'un vomissement. Il rentre chez lui la peau humectée d'une sueur froide. Il me fait appeler ; je constate l'état suivant :

Le décubitus est dorsal ; la face est fatiguée, empreinte d'un
certain abattement ; les traits ont perdu de leur animation. Le malade est anéanti. Les frissons ont cédé ; la température de la peau
est rétablie ; le pouls est peu fréquent. Soif modérée ; perte d'ap-

pétit. Percuté, le thorax résonne bien partout, et le bruit respiratoire s'entend également dans tous les points. Dans le doute sur la
véritable nature de la maladie, je conseillai de continuer l'emploi
des agents extérieurs destinés à maintenir le rétablissement de la
chaleur cutanée; à la boisson pectorale et diaphorétique j'ajoutai
un julep gommeux, diacodé, et deux bouillons.

Le lendemain 29, les accidents se sont aggravés; les traits sont
altérés, les lèvres, le visage et les mains sont violacés; les extrémités sont froides. Le pouls est faible, petit, et disparaît sous la
plus légère pression. Les battements du cœur sont faibles, obscurs
et confus.

En présence de ces phénomènes, l'idée d'un choléra à la période
algide ne devait guère tarder à s'offrir à mon esprit. Il est vrai que
le tableau de la maladie était loin d'être complet, puisque le tube
digestif restait tout à fait étranger à la scène morbide, que les
crampes faisaient entièrement défaut, ainsi que l'affaiblissement de
la voix et la suspension de la sécrétion urinaire; mais à la cyanose,
qui constitue sans contredit un des caractères les plus tranchés du
choléra, on pouvait encore ajouter l'abattement des forces, l'oppression et l'existence d'une sensation pénible à l'épigastre. En
outre, il y avait eu de l'insomnie et reproduction d'une moiteur
rendue fort incommode par sa fraîcheur. Bien que l'idée d'une lésion locale, dont j'avais été préoccupé la veille, ait maintenant
perdu à mes yeux son importance, je n'en explore pas moins la
poitrine; mais l'auscultation et la percussion ne me fournissent aucun renseignement nouveau. Deux autres états morbides pouvaient
jusqu'à un certain point fournir l'explication des phénomènes soumis à mon observation. Avais-je affaire à une fièvre pernicieuse
algide? Mais la marche des accidents ne rendait pas cette supposi-
tion très vraisemblable; d'un autre côté la palpation et la percussion
de la région hypochondriaque gauche ne permettaient de constater
aucun engorgement splénique. S'agissait-il d'un cas de concrétions
sanguines du cœur? Le malade n'avait jamais rien eu du côté de
cet organe. Quant à l'idée d'une lésion récente aiguë, la marche des
accidents ne lui était pas non plus favorable, ainsi que la conservation de la sonorité précordiale. L'admission d'une variété de choléra paraissant seule capable de fournir une interprétation rationnelle de l'état actuel, je dus m'empresser, pour conjurer le péril,
d'instituer un traitement approprié à la nature des accidents. Une
tasse de café se trouvant préparée, elle est administrée immédiatement. On la fait suivre d'une boisson alcoolique chaude. Je prescris un vomitif, une potion préparée avec des eaux distillées aromatiques et l'acétate d'ammoniaque, l'application de deux larges
vésicatoires aux cuisses; sinapismes et frictions. Quelques heures
plus tard, je retourne auprès du malade en compagnie de mon es-
timable confrère du bureau de bienfaisance, le docteur Foucart,

qui partage mon opinion sur la nature du mal. L'affection a continué à faire des progrès. La médication a été impuissante à donner
une réaction ; l'état algide a été plus prononcé, les extrémités sont
glaciales ; le trouble des fonctions de la respiration et de la circulation a été croissant. Le pouls radial fait complétement défaut ; on
ne perçoit pas non plus les pulsations au pli du coude ; les battements du cœur sont encore moins distincts ; on entend, disséminés
dans la poitrine, des râles sibilants et ronflants qui se sont produits
sous l'influence de la congestion déterminée par la gêne de la circulation pulmonaire ; la sécrétion urinaire paraît notablement diminuée. Le malade, qui a conservé sa connaissance intacte, commence à s'inquiéter ; il s'agite, dans l'espérance de dissiper par
une attitude nouvelle, son étouffement et son malaise épigastrique.
Les deux vésicatoires destinés aux cuisses ayant été omis par suite
d'un malentendu, on se hâta de les appliquer de chaque côté de la
partie antérieure de la poitrine. La boisson vineuse du matin est
remplacée par une infusion de menthe additionnée de rhum. On
continuera la potion ammoniacale, et l'on insistera avec persévérance
sur l'emploi des sinapismes et des frictions. Je revois le malade
dans la soirée ; sa situation est devenue encore plus grave et presque désespérée. Son agitation me fait renoncer à l'idée d'un bain
chaud. Les deux vésicatoires s'étant déplacés, je recouvre tout le
devant de la poitrine d'un vaste emplâtre cantharidé ; je m'efforce
de ranimer la circulation languissante et de favoriser le retour de
la chaleur par des frictions répétées avec un liniment camphré et
ammoniacal, suivies de l'application de pièces de laine chaudes ;
mais je me retire sans avoir obtenu la plus légère amélioration, et
en portant un pronostic funeste qui s'est vérifié vers la fin de la
nuit. (*Gazette des hôpitaux*, 22 janvier 1853.)

Il est à regretter que dans ce cas l'autopsie n'ait pu
être pratiquée, mais il nous paraît évident que l'on
aurait trouvé du côté de la poitrine des lésions anatomiques correspondant à une pneumonie qu'avait
décelée l'exploration stéthoscopique. Ce cas se rap-
procherait donc de ceux de M. Racle, avec la différence que le choléra aurait ici revêtu à peu près tous
les caractères du choléra asiatique.

Nous terminerons cet article en rapportant quelques
unes des conclusions que M. Racle tire fort judicieu-

sement de son mémoire et qui sont relatives au pronostic et au traitement du choléra symptomatique.

« Sans chercher, dit-il, à étendre ces considérations,
je ferai quelques applications de ce qui précède au
diagnostic, au pronostic et au traitement.

» Lorsqu'une maladie vient à provoquer le développement d'un état cholérique, ses symptômes disparaissent pour ainsi dire derrière ceux du choléra, et c'est
cette dernière maladie qui seule semble exister.

» L'union du choléra avec diverses affections explique pourquoi, après la mort de quelques cholériques,
on trouve si souvent des lésions variables d'un cas à
un autre.

» Le pronostic doit être celui de la maladie ou de la
lésion organique, et non celui du choléra. L'issue du
choléra idiopathique non épidémique n'est presque
jamais dangereuse; celle du choléra symptomatique
est presque toujours funeste.

» On doit négliger en partie le traitement des accidents cholériques, parce que la guérison de ces accidents n'est nullement utile à la maladie qui se cache
sous l'apparence du choléra, et que souvent les moyens
excitants employés pour le choléra redoublent la gravité des lésions de l'autre affection. En conséquence,
c'est vers le traitement de cette dernière que doivent
se diriger tous les efforts; et comme elle est le plus
ordinairement de nature inflammatoire, le traitement
antiphlogistique est celui qui, même en l'absence d'un
diagnostic bien établi, a le plus de chances de succès.
Il faut d'autant moins craindre l'emploi des moyens de
ce genre qu'ils sont loin d'augmenter la gravité des
phénomènes cholériques. »

Hâtons-nous maintenant d'arriver à la partie vraiment importante de cet ouvrage, la description et le traitement du choléra-morbus épidémique, dans lequel nous comprendrons ce qu'on a plus ou moins improprement appelé *cholérine, diarrhée prémonitoire*, etc., et qui, selon nous, n'est que le résultat d'une atteinte moins grave de l'influence épidémique.

ARTICLE IV.

CHOLÉRA ÉPIDÉMIQUE.

Nous diviserons donc en deux parties l'article relatif au choléra épidémique. Dans la première partie, nous traiterons de ce que l'on est convenu d'appeler *cholérine;* dans l'autre, nous aborderons le véritable choléra épidémique à forme grave.

§ I. — **Cholérine, choléra léger, diarrhée préventive, diarrhée prémonitoire.**

L'importance que l'on a donnée depuis quelque temps à l'observation et au traitement de cette première période, ou si l'on veut de cette affection précursive du choléra, et que les Anglais croient être parvenus à enrayer dans un grand nombre de cas; importance telle qu'à les en croire, grâce à un système complet de visites préventives et de traitement immédiat, on pourrait espérer à l'avenir d'arrêter ou de prévenir les épidémies, nous engage à consacrer un article spécial à cette affection, déjà signalée depuis longtemps chez nous sous ce rapport.

Un des premiers, M. J. Guérin (*Mémoire adressé à*

l'Institut, 1832) a appelé l'attention sur ce trouble
des voies digestives qui précède presque constamment
le choléra (neuf fois sur dix), selon ce médecin : 1° Le
choléra, tel qu'il a été décrit par la plupart des auteurs, est constamment précédé d'une période d'incubation (cholérine) ; 2° cette période, qui dure deux à
huit jours ordinairement, quelquefois plus longtemps,
consiste dans une diarrhée légère, avec sentiment de
malaise général, tendance aux sueurs froides, aux
lipothymies ; 3° cet ensemble de symptômes, dû à la
cause épidémique, constitue un premier degré du véritable choléra ; 4° ce premier degré, abandonné à
lui-même dans les lieux où règne l'épidémie cholérique, est presque toujours susceptible de se convertir
en choléra grave ; 5° les moyens par excellence pour
prévenir cette conversion consistent à suspendre toute
alimentation dès l'apparition des premiers symptômes
de la cholérine ; et, en cas d'insuffisance de la part
de cette précaution, dans l'usage du vomitif par l'i-
pécacuanha.

Symptômes. — Malaise général ; abattement insolite
des forces physiques et morales ; insomnie, anxiétés
épigastriques ; sentiment de pesanteur, et quelquefois
d'ardeur, qui s'étendait de la région précordiale jusqu'à la gorge ; pouls faible, petit, mou et plus ou
moins lent, quelquefois fréquent, assez développé, fébrile ; nausées, borborygmes ; sécheresse pâteuse de
la bouche ; urines épaisses, rares et rouges ; déjections
alvines très fréquentes, quelquefois vomissements. Les
selles sont tantôt sanguinolentes, tantôt jaunâtres, verdâtres ou brunes, mais presque toujours mêlées de
mucosités blanches ; le plus souvent elles sont mu-

queuses, blanchâtres, liquides, semblables à une décoction de riz un peu épaisse. Elles sont chassées hors
des intestins avec force, comme par le jet d'une serin-
gue. Plusieurs malades ont rendu des lombrics ; on
en a trouvé aussi dans les intestins de quelques cadavres. Le sang tiré des veines était noir, caillebotté,
putrescent (M. Bouillaud dit n'avoir jamais observé
l'état caillebotté du sang dans la simple cholérine) ;
il laissait séparer peu de sérosité et n'offrait que rarement des traces légères de la couenne sanguine, cette
couche d'un blanc grisâtre qui se forme ordinairement à la surface du caillot. Tels sont, dit M. Double
(*Rapport sur le choléra*, 1832), les symptômes par lesquels se produisait le choléra léger ; quelquefois les
malades guérissaient, mais souvent ces symptômes
augmentaient d'intensité, et la maladie se convertis-
sait en choléra grave.

La cholérine n'étant que la première période ou une
forme moins grave du choléra épidémique, nous en
renvoyons le traitement à l'article relatif au traitement
du choléra épidémique.

§ II. — Choléra-morbus épidémique.

Il est impossible d'appliquer un traitement convenable à une maladie quelconque si l'on ne connaît
l'ensemble des phénomènes pathologiques qui la caractérisent. Avant d'aborder la thérapeutique du choléra-morbus, nous devons parcourir successivement
les divers appareils d'organes, signaler les désordres
qu'ils présentent, et examiner ensuite, en faisant connaître la marche de la maladie, comment les divers

symptômes se groupent et s'enchaînent, et forment ainsi certaines périodes qu'il importe de connaître, et auxquelles on doit opposer une médication particulière.

A. — Symptômes du choléra épidémique.

L'appareil des organes de la digestion subit de notables modifications : les voies digestives sont, dans l'immense majorité des cas, le point de départ de la maladie. Nous avons ici d'abord à examiner la *diarrhée*, les *vomissements*, les *douleurs abdominales* et les *divers états de la langue*. C'est la diarrhée qui ouvre ordinairement la scène. Assez souvent ce symptôme, qui incommode peu les malades en général, se montre isolément pendant plusieurs heures et même pendant plusieurs jours avant l'apparition des autres symptômes qui révèlent l'existence d'une altération profonde du tube digestif (1).

Les premières évacuations sont rarement précédées de coliques, mais presque toujours accompagnées de borborygmes, de gargouillements tumultueux dans toute la cavité abdominale ; elles sont ordinairement constituées par des matières fécales, ne tardent pas à devenir liquides comme de l'eau, elles sortent brusquement, et partent comme des fusées, pour nous servir de l'expression des malades. Bientôt elles deviennent blanchâtres, ressemblent à une décoction de riz sale, à de l'eau dans laquelle on aurait délayé de l'empois, et très souvent à du petit-lait non clarifié ; elles contiennent des grumeaux, comparés à des grains de

(1) Nous écrivions ceci en mai 1832.

riz crevés ; elles sont tantôt inodores , et tantôt elles
exhalent une odeur fade, comme spermatique, ou des
plus fétides ; dans ce dernier cas, elles sont ordinairement colorées. Les déjections telles que nous venons
de les décrire sont un des signes caractéristiques du
choléra.

La pression du ventre ne fait jamais naître une douleur en rapport avec la gravité des autres symptômes.
On a vu des malades dans les hôpitaux, qui avaient
jusqu'à 60 ou 80 évacuations dans une journée, et dont
le ventre restait souple et indolent.

Les vomissements ne tardent pas à se joindre à la
diarrhée. La matière qui les constitue est tantôt composée de simples aliments, ou de boissons ingérées
dans l'estomac ; tantôt c'est un liquide jaunâtre, vert
ou porracé, mais le plus ordinairement ce sont des
matières blanchâtres qui offrent la plus grande ressemblance avec les évacuations alvines, et comme les
selles, ils partent par fusées. Pendant que les malades
sont tourmentés par les vomissements, la région épigastrique est quelquefois le siége de vives douleurs, la
soif est ardente, l'anorexie complète.

La langue subit pendant le cours de cette affection
un grand nombre de modifications. Tantôt elle est recouverte d'un enduit épais, tantôt rouge, sèche ; mais
dans le *véritable* choléra elle a une teinte violacée, et
lorsqu'on la touche avec le doigt on éprouve une sensation de froid quelquefois glacial. Ainsi les vomissements et les déjections blanchâtres, la teinte violacée,
le refroidissement de la langue, sont des signes fournis
par les voies digestives et caractéristiques du choléra.

La *respiration* est toujours haute, fortement costale ;

l'air expiré est froid. Du reste, l'expansion pulmonaire se fait comme dans l'état normal et sans aucun
mélange de râle ; la voix est faible ou entièrement
éteinte, les paroles comme soufflées ; quelquefois un
hoquet des plus opiniâtres et une constriction précordiale portée à un haut degré tourmentent le malade.
Le refroidissement de l'haleine et l'affaiblissement de
la voix sont encore deux signes caractéristiques.

La *circulation*, au lieu de s'accélérer comme cela a
lieu dans les phlegmasies aiguës, s'affaiblit, tantôt
graduellement, tantôt brusquement ; bientôt les artères des extrémités cessent de battre ; un froid glacial
se fait sentir aux extrémités supérieures et inférieures,
au nez, aux oreilles, dont la teinte varie depuis le lilas
jusqu'au noir. Le sang tiré de la veine contient très
peu de sérum ; le caillot est ordinairement recouvert
par des lambeaux d'une couenne verdâtre, minces,
que l'on retrouve dans mille états morbides divers.
L'absence du pouls est un signe pathognomonique. La
source de toutes *les sécrétions* semble en quelque sorte
tarie ; la salive n'afflue dans la bouche qu'en très
petite quantité ; la sécrétion des larmes ne se fait
plus ; la bile ne colore plus les matières fécales ; les
urines cessent de couler ; les sécrétions pathologiques
sont elles-mêmes modifiées.

Ainsi nous avons vu, chez les phthisiques, l'expecto-
ration des bronches se supprimer, et chez des malades
affectés de péritonite chronique, les épanchements
être résorbés. Nous avons observé quelquefois, dans
la convalescence, une inflammation des parotides et
du tissu cellulaire qui les entoure.

Pour ce qui est de l'*innervation*, nous avons à con-

sidérer les troubles de la sensibilité, de la motilité et
de l'intelligence. Les malades sont quelquefois tourmentés par une céphalalgie qui est tantôt générale, et
qui tantôt est bornée à la région occipitale ou fron-
tale. Les yeux subissent de notables altérations. Ils
s'enfoncent dans les orbites, le globe oculaire semble
en quelque sorte atrophié ; la sclérotique offre des taches ou érosions qui rendent la membrane choroïde
apparente. Chez quelques malades, l'ouïe devient
plus obtuse Nous avons vu un grand nombre de cholériques qui, au moment où ils présentaient un froid
glacial de toute la surface du corps, se disaient con-
sumés par un feu dévorant ; d'autres au contraire ont
une complète sensation de froid.

La myotilité offre des désordres assez constants.
Des crampes plus ou moins douloureuses, revenant à
des intervalles assez rapprochés, tourmentent ordinairement les malades et leur arrachent des cris déchi-
rants. Ces contractions involontaires, qui manquent
quelquefois (1853), occupent surtout les extrémités
supérieures et inférieures, rarement les muscles de
l'abdomen, du thorax et des yeux. Les médecins qui
ont observé le choléra chez les enfants disent que les
crampes sont beaucoup moins communes chez eux
que chez l'adulte. Il existe en outre une faiblesse musculaire telle que les malades ne peuvent se mouvoir ;
ils sont immobiles dans leur lit, les paupières à demi
closes, paraissant indifférents pour tout ce qui les entoure.

L'intelligence se trouble rarement au milieu de cette
perturbation générale, les facultés intellectuelles restent intactes ; le malade répond jusqu'au dernier mo-

ment aux questions qu'on lui adresse ; ses réponses
sont lentes, mais justes. On observe quelquefois du
délire dans la réaction, mais alors c'est l'effet d'une
congestion cérébrale qu'il est toujours possible de
combattre.

B. — Diagnostic du choléra épidémique.

L'existence de vomissements et de déjections blanchâtres, le refroidissement de l'haleine, la teinte
violacée de la langue, la faiblesse ou l'insensibilité
du pouls, le froid et la lividité des membres, la suppression des urines, les crampes, l'excavation profonde des yeux, forment un ensemble de symptômes tellement caractéristiques, qu'il est à peu près
impossible de confondre cette maladie avec une
autre.

Cependant les observateurs qui ont vu le choléra
dans l'Inde et dans les pays où règne la fièvre jaune
prétendent qu'il peut quelquefois être confondu avec
cette maladie. On les distinguera en tenant compte des
circonstances suivantes : La fièvre jaune épargne les
naturels du pays, tandis que dans l'Inde les indigènes
sont particulièrement affectés du choléra. La première
attaque de préférence les tempéraments forts et sanguins, tandis que le choléra les frappe moins souvent.
Si l'on tient compte à côté de cela de la différence de
certains symptômes caractéristiques de la fièvre jaune,
l'erreur sera facilement évitée.

Dans la fièvre jaune, la peau a une coloration jaune
prononcée et est le siége d'une chaleur mordicante ;
l'air expiré est brûlant, les yeux larmoyants ; les urines

5

ont une teinte plus ou moins foncée, elles sont noires ou sanguinolentes. Les vomissements sont bilieux, jaunâtres, d'une odeur nauséabonde ; ils ont une acidité qui agace les dents ; les selles sont aussi jaunes, vertes, noires, sanguinolentes ; tous ces symptômes ne se retrouvent pas dans le choléra.

Les autres maladies avec lesquelles une confusion serait possible à la rigueur, sont les *perforations de l'estomac* ou *des intestins*, la *péritonite*, la *fièvre pernicieuse cholérique*, *l'empoisonnement par l'arsenic* et *les substances âcres ou narcotiques*, *l'asphyxie par le gaz acide carbonique*, les *invaginations*, les *étranglements intestinaux*, les *morsures de serpents venimeux*, la *fièvre typhoïde* et *l'apoplexie*. Quant aux empoisonnements par les substances âcres, aux invaginations, aux étranglements intestinaux, ces affections présentent des symptômes tellement différents de ceux du choléra qu'il ne nous paraît pas utile de les mettre en regard avec ces derniers. Nous n'aurions même pas indiqué les premiers, si une erreur de ce genre n'avait été commise quelques instants par un observateur judicieux et habile dans un cas célèbre et où la victime volontaire (M. le duc de Praslin) s'est trouvée dans les rangs élevés de la société. Cette erreur, du reste sans importance, fut bientôt reconnue.

Dans la perforation de l'estomac ou des intestins, il y a des vomissements de matières alimentaires ou de bile, des symptômes de péritonite plus ou moins violente et de la constipation ; d'ailleurs, absence complète de cyanose.

La péritonite se distingue du choléra par la distension et la sensibilité excessive de l'abdomen et par la constipation.

La fièvre pernicieuse cholérique diffère du choléra par l'intermittence, les alternatives de froid et de chaleur, et son développement de préférence dans les pays marécageux. On a cependant quelquefois observé un choléra intermittent. (Voy. p. 92.)

Les morsures de certains serpents venimeux de l'Inde produisent, selon M. Souty (rapport sur le choléra de l'Inde), des accidents analogues à ceux du choléra asiaque : teinte violacée de la peau, angoisses, oppression, petitesse du pouls, défaillance, douleurs dans les membres, mais rarement des vomissements et presque jamais de selles.

La fièvre typhoïde pourrait être confondue avec le choléra dans la période de réaction; mais dans la fièvre typhoïde on ne trouve pas l'altération de la face qui existe dans le choléra. La langue est couverte d'un enduit grisâtre, la bouche pâteuse, l'haleine fétide, tandis que, dans le choléra, la langue est presque dans l'état normal, l'haleine n'a pas de mauvaise odeur. Dans la fièvre typhoïde, les vomissements sont bilieux et peu abondants ; dans le choléra, ils sont très abondants au contraire et aqueux. Il en est de même de la diarrhée, qui, dans la fièvre typhoïde est peu abondante, avec des matières bilieuses, épaisses, et conserve une odeur stercorale; dans le choléra, les selles sont très abondantes, inodores, aqueuses et blanchâtres. Dans la fièvre typhoïde, le pouls a beaucoup de fréquence et de mollesse ; dans le choléra, il est bien moins fréquent, petit, et conserve une certaine dureté.

Quant aux empoisonnements par des substances

narcotiques, s'il est vrai que certaines d'entre elles peuvent produire des troubles cérébraux analogues à ceux du choléra, on les en distingue aisément parce que ces substances déterminent ordinairement des troubles de l'intelligence, de l'altération dans la forme des pupilles (on les observe assez rarement dans le choléra), des vomituritions plutôt que des vomissements et une diarrhée peu abondante en général.

L'asphyxie par le gaz acide carbonique se distingue du choléra par l'absence des selles et des vomissements et par les circonstances commémoratives.

Enfin, s'il est vrai que le choléra arrivé à sa période de terminaison peut être confondu avec une apoplexie, avec une simple congestion cérébrale ou avec la prostration qui se montre à la fin des maladies graves des vieillards, il est vrai aussi qu'elle s'en distingue à divers signes. Dans ces cas, la petitesse ou l'absence du pouls, la diminution de la chaleur de la peau, la dépression profonde des yeux dans les orbites, la chute de la voix, la suppression des urines et la diarrhée blanche, symptômes caractéristiques du choléra, sont des moyens de distinction tellement tranchés qu'il est impossible de le méconnaître. Ces mêmes signes serviront à reconnaître le choléra survenant dans le cours d'une maladie grave quelconque, telle, par exemple, qu'un ramollissement cérébral, une pneumonie, une péritonite intense, etc.

C. — Marche du choléra épidémique.

On peut distinguer cinq périodes dans la marche du choléra.

Première période. — Prodromes.

Cholérine; incubation. — Céphalalgie, vertiges, éblouissements, défaillances, diminution de l'appétit ou anorexie ; langue saburrale ou humide et visqueuse ; bouche humide ; soif plus ou moins vive ; yeux cernés ; sentiment de pesanteur, d'embarras à l'épigastre ; diarrhée jaunâtre et souvent blanchâtre, précédée ou accompagnée de borborygmes et rarement de douleurs abdominales.

Cette période peut manquer tout à fait, soit chez les adultes, soit surtout chez les très jeunes enfants et les vieillards ; sa durée est de quelques heures, d'un jour ; mais le plus ordinairement elle se prolonge pendant deux, trois, cinq et huit jours, plus longtemps même, et peut se dissiper ensuite ou se traduire en choléra.

Deuxième période. — Invasion. — Phlegmorrhagie.

Cette période succède à la première ou marque le début de la maladie.

Elle est considérée comme la première période par beaucoup de médecins, et elle est caractérisée par une diarrhée plus ou moins abondante, survenue subitement, et qui sort par l'anus sans déterminer d'ardeur, sans ténesme, sans épreintes. Le malade est pris tout d'un coup ; il rend d'abord les matières fécales que contient l'intestin, puis bientôt survient la diarrhée séreuse avec gargouillements dans le ventre, borborygmes répétés et une douleur obtuse à peine tormineuse.

A la diarrhée, au malaise, se joignent le plus ordinairement des vomissements d'aliments d'abord, puis de matières bilieuses, jaunâtres ou verdâtres, revêtant bientôt le caractère cholérique ; des crampes extrêmement douloureuses que nous avons vues manquer quelquefois, surtout en 1853 ; la sécrétion de l'urine est supprimée ou diminuée; la face est d'un rouge vif, la céphalalgie redouble ; la langue est molle, large, visqueuse, ou recouverte d'un enduit blanc ou jaunâtre plus ou moins adhérent; la soif est souvent peu prononcée, quelquefois ardente ; le pouls a son rhythme normal, parfois il est un peu accéléré, parfois déjà petit et concentré.

La deuxième période se prolonge le plus souvent de deux à six heures, quelquefois elle est beaucoup plus courte.

Troisième période. — *Période algide; — cyanique; — asphyxique.*

Si aucun secours n'est administré, ou si, malgré les secours les mieux entendus, les accidents persistent, la troisième période commence aussitôt et est caractérisée par les symptômes suivants :

Faiblesse ou absence du pouls; face violette ou livide ; yeux cernés, en quelque sorte atrophiés et enfoncés dans les orbites; quelquefois zones bleuâtres et transversales sur la conjonctive oculaire ; la sécrétion des larmes est entièrement suspendue ; il en est de même ordinairement des sécrétions de la bile et de

l'urine ; peau sèche, cadavéreuse, violette aux mains et
aux pieds ; ecchymoses violettes aux cuisses, aux jambes, quelquefois sur le tronc ; les plis que l'on forme
sur la peau s'effacent lentement, rides aux doigts et à
la paume de la main ; froid glacial des extrémités, du
nez et de la langue ; raucité ou extinction de la voix ;
anxiété épigastrique ; paupières à demi closes, somnolence. Dans cet état, et par suite de la gêne et de
l'anxiété de la respiration, les malades cherchent à se
découvrir et rejettent continuellement les couvertures
qu'on ramène sur eux.

Les selles, les vomissements, les crampes, persistent
avec plus de violence ; il y a quelquefois contracture
des parties génitales. Les crampes s'accompagnent de
convulsions. M. Magendie a vu des cas de ce genre,
qui, du reste, sont assez rares. Ces convulsions sont
d'une violence extrême ; les membres font entendre
des craquements effrayants, les extrémités se tordent,
les genoux viennent s'appliquer violemment sur la poitrine. C'est un état désespéré, et le malade expire alors
au milieu de douleurs horribles. Cependant ces symptômes s'affaiblissent dans quelques cas, quelquefois
même ils disparaissent complétement, et l'absence
totale de vomissements, de diarrhée, de crampes, précède la mort. M. Gendrin fait une quatrième période
qu'il appelle *période asphyxique,* de ce que nous re-
gardons comme le plus haut degré de la troisième
période, et qui est caractérisée par le ralentissement
progressif des fonctions *plastiques* principales, et surtout par le ralentissement de la respiration.

La période *cyanique* peut être courte, et dans les
cas graves ne durer qu'une heure ou deux ; mais dans

les cas moins graves elle peut se prolonger, et il n'est
pas très rare, comme on a pu le voir vers la fin de
l'épidémie de 1849, qu'elle dure deux ou trois jours
en présentant des alternatives de rémission et d'exa-
cerbation.

Le froid de la peau, sensible à la main de l'observateur, est sensible aux instruments, et l'abaissement
de la température varie entre 4 et 5 degrés seulement, quoiqu'on soit tenté de croire au premier abord
qu'il est infiniment plus considérable.

Le refroidissement se montre aussi à l'intérieur, et
par là on voit comment les lésions des fonctions plastiques sont profondément enfoncées dans l'organisme
des cholériques. La langue est livide et froide ; la muqueuse de la bouche et des gencives est froide et vio-
lâtre, ainsi que la muqueuse bucco-pharyngienne ;
l'haleine elle-même est refroidie.

Elle se termine enfin par ce que M. Gendrin appelle
la *période asphyxique*, et qui constitue le plus haut degré
du choléra-morbus. Les chairs deviennent molles et se
malaxent comme de la pâte aux extrémités et sur les
parois de l'abdomen ; les teintes de la peau deviennent violâtres, et si le choléra se prolonge sans une
très grande intensité, on voit survenir de petits points
ecchymotiques qui peuvent être très nombreux, très
rapprochés, se confondre, se réunir en plaques et former de véritables sugillations. La respiration est ralentie, les battements du cœur sont faibles et en rapport avec les diastoles artérielles, qui sont singulière-
ment faibles et rétrécies, et souvent le pouls ne se
perçoit plus que dans les très grandes artères, ayant
complétement disparu dans celles des extrémités.

Si l'on tire du sang à un malade atteint de choléra
dès le commencement de la période cyanique, le sang
coule difficilement, est poisseux, noir, se coagule lentement, ne se sépare pas en sérum et en cruor, et il
présente l'aspect de gelée de groseille. Si c'est dans
la période asphyxique, on obtient du sang très difficilement, et en frictionnant la veine il sort alors noir,
épais, demi-coagulé, et après la friction la veine reste
vide pendant un certain temps.

Cette suppression de la circulation dans les extrémités, cette altération du sang qui ne contient plus ses
éléments normaux; cette suppression des urines et des
sécrétions en général, montrent que les fonctions organiques sont considérablement altérées et ne permettent plus d'espérer un succès, même passager. Jamais
un malade qui est arrivé à la période asphyxique n'a
guéri du choléra. (Gendrin, *Leçons sur le choléra*. —
Gazette des hôpitaux, 10 décembre 1853.)

Quatrième période. — Réaction.

Tous les malades atteints de choléra ne passent
pas, dit M. Gendrin, par les diverses périodes; la
période de réaction est celle par laquelle doivent passer
les malades pour être conduits à la guérison; et encore, dans cette période, peuvent-ils devenir victimes
d'accidents consécutifs qui les précipitent au tombeau.

Quand cette période commence, la cyanose s'efface
du centre à la circonférence, les formes extérieures
déprimées reprennent un peu; le cercle noirâtre et
creux qui entoure les yeux tend à s'effacer, le pouls

commence à se faire sentir, et la peau perd cette sensation de refroidissement qui est tout à fait analogue
à celle que donne la peau d'un cadavre ; l'haleine redevient humide et chaude, la langue perd de sa teinte
violette, et sa température se relève. Le malade
éprouve moins de malaise, il ressent même un certain
bien-être ; l'agitation de la période cyanique diminue,
les évacuations se suspendent, et il survient un état
fébrile tout à fait analogue à celui de la fièvre
synoque.

La peau devient halitueuse, la diaphorèse reparaît,
les urines se rétablissent, en sorte que cette période
montre les effets d'une fièvre éphémère qui succéde-
rait aux accidents de dépression générale des fonctions
plastiques, résultat des déperditions séreuses énormes
qui se sont produites.

La maladie peut alors prendre une marche variable.
Souvent la réaction continue tranquillement, la chaleur persiste, la sécrétion diaphorétique revient après
deux, quatre, six jours, les forces remontent et le malade éprouve un véritable bien-être. La douleur de
tête, qui était redevenue apparente, s'efface, l'appétit
revient peu à peu, mais lentement, et les malades
peuvent arriver à la convalescence sans symptômes
prononcés, surtout si le choléra n'a pas été très
intense.

Mais, chez un certain nombre de sujets, on voit arriver des accidents métastatiques par lesquels on perd
souvent autant de malades que par les accidents as-
phyxiques. La fièvre se rétablit, la peau se colore, la
respiration s'accélère ; les fonctions de l'estomac, sus-
pendues par l'anorexie, se rétablissent ; plus de vomis-

sements, plus d'évacuations alvines ; les urines se rétablissent aussi, et l'on se flatte d'un succès ; on compte
sur la guérison du malade, quand tout à coup le pouls
s'accélère davantage et devient plus étroit ; le malade
tombe dans l'assoupissement, et, si on le réveille, il
répond bien, mais il y retombe bientôt avec une espèce
de délices et sans souffrir. Le pouls s'accélère encore,
se déprime ; le froid revient aux extrémités, mais sans
cyanose ; le malade s'engourdit ; il est dans le coma,
et l'on ne peut bientôt plus l'en faire sortir ; la respiration se suspend peu à peu, et le sujet passe par une
pente très lente de la vie à la mort sans qu'on puisse
y apporter remède. Ce coma est le résultat d'une métastase vers le cerveau.

Chez d'autres, après la réaction, il survient de la
tension dans l'abdomen, de la répugnance pour les
boissons et les aliments ; les vomissements se montrent
et bientôt se font à sec, c'est-à-dire que le malade fait
des efforts violents et douloureux pour ne rejeter que
quelques mucosités. Il a des évacuations de matières
muqueuses et bilieuses avec ténesme et épreintes ; cette
sorte de métastase donne les symptômes de la gastrite
chronique lente qui mène les malades au tombeau en
plusieurs semaines. Ainsi meurent certains sujets par
un véritable état catarrhal du tube digestif. (Gendrin.)

Ainsi pour nous résumer :

1° Une réaction modérée s'annonce par le retour
lent à la chaleur ; la face se colore, sans s'injecter profondément en rouge ; le regard est naturel, les yeux
humides, clairs ; le cercle qui les entourait s'efface ; le
pouls se relève, la sensibilité se réveille, les ecchymoses
disparaissent ; les gargouillements, les douleurs gas-

triques diminuent ; l'urine revient, une chaleur douce
est suivie d'une sueur halitueuse ; les crampes se calment ; les selles, les vomissements, deviennent bilieux
ou s'arrêtent.

2° Si la réaction est en excès, la peau se réchauffe,
le pouls reparaît, la fièvre s'allume ; les traits s'ani-
ment, les yeux s'injectent, la face rougit ; les facultés
intellectuelles se troublent ; de l'assoupissement, de la
rêvasserie surviennent, du délire, et le malade succombe avec des accidents cérébraux.

3° Si la réaction est en moins, la peau ne se réchauffe
pas, le pouls manque ou devient filiforme ; une sueur
froide et visqueuse couvre le corps, les yeux s'humec-
tent et restent ternes ; la langue demeure froide ; les
crampes, les vomissements, les selles, s'arrêtent souvent, les urines ne reviennent pas ; le malade se dit
mieux, se croit sauvé, quelques heures après il est
mort.

C'est ainsi que M. Magendie admet une *réaction
adynamique.*

Cette réaction, dit ce professeur, est fort singulière ;
elle ressemble beaucoup à cette espèce de choléra qui
a pour résultat l'anéantissement de toutes les forces
vitales. Son caractère spécial est une prostration complète et générale ; les facultés cérébrales, digestives,
de circulation, de mouvement, sont dans un état de
faiblesse extrême. Les malades, après être sortis de la
période algide, sont étendus dans leur lit, ne pouvant
faire aucun mouvement, ayant à peine la volonté et
l'énergie nécessaires pour ouvrir la bouche et recevoir quelques boissons.

Dans ces cas, ce n'est qu'à force de soins, de fric-

tions toniques, de vin de Malaga, que l'on parvient à
rétablir les malades. Il faut se garder des saignées.
(*Leçons au collége de France*, en 1832.)

Cinquième période. — État typhoïde.

La réaction est quelquefois suivie de symptômes
typhoïdes : état pulvérulent des narines ; sécheresse de
la langue, qui est quelquefois fuligineuse ; yeux chassieux ; prostration, stupeur, rêvasseries, délire, pété-
chies, ou éruption de taches typhoïdes, d'érythèmes
particuliers ayant la forme de la roséole, et que
M. Rayer a décrits sous le nom de *Roséole cholérique*.

Dans certains cas intenses, l'abdomen est tendu,
la douleur est vive, la chaleur à la peau âcre ; il y a
de la douleur dorsale, de la céphalalgie, une fièvre
continue ; la langue se sèche et se fendille ; les vomissements se montrent opiniâtres sous l'influence des
boissons en petite quantité et des plus douces ; et, au
bout de huit ou dix jours de fièvre continue, le malade
succombe après avoir présenté cet état inflammatoire
qui constitue la gastro-entérite folliculeuse intense,
et que M. Gendrin croit devoir distinguer de l'état
typhoïde.

Ce n'est pas, dit-il, que le typhus ne puisse com-
pliquer le choléra ; mais il faut, pour cela, que l'épidémie ait lieu dans des conditions spéciales, que les
malades soient accumulés en grand nombre, ou qu'ils
soient traités dans des salles basses, étroites, trop
chauffées ; enfin, qu'ils se trouvent dans des conditions
d'encombrement.

Mais souvent, et c'est ce qui a pu être vu maintes

fois dans l'épidémie de 1832 à Vienne, pendant que
la période réactionnelle s'établissait avec facilité, un
certain nombre de malades étaient pris de catarrhe
gastrique ou gastro-intestinal qui peut déterminer la
mort, et, en général, quand il a franchi la période
nette d'accidents aigus, il laisse encore une irritabilité
du tube digestif qui dure plus ou moins longtemps.

Dans des cas presque exceptionnels, aux accidents
comateux se joignent des accidents cérébraux qui peuvent s'élever ou jusqu'à la forme du délire tranquille
des cérébrites chroniques, ou jusqu'à celle du délire
agité de la méningite.

Les métastases ne sont pas toutes fâcheuses. Dans
l'épidémie de 1849, elles se produisirent surtout du
côté de la peau ; il survenait des papilles plus ou moins
irrégulièrement disséminées sur les côtés de l'abdomen
et à la partie antérieure des cuisses et des bras, et ne
donnant pas de sensation prurigineuse ; elles étaient
violâtres, formant une saillie sur la peau. Dans certains cas elles s'aggloméraient et formaient des plaques comme dans la fièvre herpétique, à l'exception
des phlyctènes, qu'elles ne présentaient pas. Elles peuvent envahir une grande surface de la peau et déterminer un haut degré de malaise, mais elles n'entraî-
nent pas après elles d'accidents sérieux. (Gendrin.)

Terminaison du choléra épidémique.

Elle a lieu par la mort dans la période d'asphyxie, ou
dans la réaction et dans l'état typhoïde.

Calme et sans agonie dans la période d'asphyxie, la
mort est souvent précédée de convulsions ou d'autres
accidents cérébraux dans la période typhoïde.

Convalescence dans le choléra épidémique.

Arrivé à la convalescence, la débilité du sujet reste grande ; les fonctions digestives sont irritées. On voit survenir de la diarrhée muqueuse ou mucoso-bilieuse, des coliques, et les malades sont longtemps à re- prendre.

Chez certains sujets, le système nerveux présidant à la locomotion est tellement frappé, qu'ils ne peuvent plus faire de marches un peu prolongées sans s'arrêter souvent, et ne peuvent plus se livrer à leurs travaux habituels.

Chez quelques uns il survient des paralysies com- plètes des membres ; en 1832, comme en 1849, nous avons vu des paraplégies complètes qui guérirent au bout d'un certain temps et sans médication, comme se termine la débilité musculaire qui persiste constam- ment après le choléra.

L'enchaînement de ces diverses périodes constitue les différentes formes de la maladie cholérique. Si un sujet est frappé de prodromes cholériques, il ne re- viendra à la santé qu'en passant par la période réac- tionnelle. Celui qui a la diarrhée prémonitoire ne re- viendra pas non plus à la santé sans passer par la réaction ; et bien plus, si la diarrhée est guérie, qu'on s'arrête là et qu'on ne continue pas le traitement. après quelques jours de malaise la maladie recommen- cera comme au premier jour. On ne conserve les ma- lades qu'en combattant les accidents précurseurs de manière à obtenir des phénomènes réactionnels. Il faut qu'il survienne de la fièvre, des évacuations cri-

tiques par l'intermédiaire d'une fièvre réactionnelle
plus ou moins prononcée.

Quand le malade n'est qu'à la période phlegmorrhagique, les phénomènes de réaction peuvent s'obtenir plus facilement qu'à une période plus avancée.
La réaction fébrile avec ses crises, ses phénomènes de
coction, est encore la forme transitoire à parcourir
pour le retour à la santé, et l'on peut avoir des choléras qui ne consistent que dans la période phlegmorrhagique.

Après la période cyanique, les phénomènes réactionnels se montrent plus intenses, et c'est dans ces
cas surtout qu'on voit survenir ces accidents comateux
qui tuent beaucoup de malades, surtout si l'on a adopté
des manières de traiter familières aux médecins em-
piriques. (Gendrin.)

La période asphyxique, c'est la mort, jamais il ne
se fait de réaction. Avec une grande habitude il serait
facile de faire le partage des malades qu'on peut traiter
avec quelques chances de réussite et ceux qu'il est inutile de traiter, et jamais, quelque manière de traiter
qu'on emploie, nous n'avons vu se produire la moindre lueur de succès même momentanée dans la période
asphyxique. (Gendrin.)

D. — PRONOSTIC DU CHOLÉRA ÉPIDÉMIQUE.

La gravité du choléra est tellement connue, que nous
croyons inutile d'insister sur ce point. La mortalité a
été partout de la moitié des sujets atteints et quelquefois, comme à la Salpêtrière en 1849, des deux tiers,
des quatre cinquièmes.

L'âge est une circonstance importante à noter ; on a généralement observé que la mortalité était plus considérable chez les jeunes enfants et chez les vieillards. Le *minimum* de la mortalité se serait trouvé entre quinze et vingt-cinq ans.

La faiblesse de la constitution est une circonstance défavorable ; la force et le bon état, au contraire, sont des conditions généralement avantageuses.

Voici l'énumération et l'appréciation des symptômes qui peuvent être considérés comme funestes et favorables, et qui serviront à guider le praticien :

1° *Symptômes funestes du choléra épidémique.*

Les malades chez lesquels il y a en même temps absence du pouls radial, ecchymoses violettes, froid des extrémités, de l'haleine et de la langue ; soif extrême, tendance à se découvrir, altération profonde des traits et de la voix ; chez lesquels les plis faits à la peau des mains ne s'effacent pas, dont les vomissements et les selles persistent à être liquides, abondants et blanchâtres, qui répondent lentement et mal aux questions, périssent presque tous avant ou après la réaction.

Si à cette réunion de symptômes se joignent et la sécheresse et l'atrophie, et les ecchymoses transversales des globes oculaires que nous avons signalées, et une sueur froide et visqueuse, la mort est prompte et certaine, la mort avant la réaction.

L'abaissement de la température générale du corps des malades au-dessous du chiffre physiologique est d'un fâcheux augure à quelque période qu'il se montre, mais il est plus dangereux lorsqu'il se produit

6

pendant la réaction que pendant la période algide.

Si les vomissements manquent, les selles conser-
vant leur abondance et leurs qualités caractéristiques,
le danger n'est guère moindre. Si les selles manquent,
le plus ordinairement la réaction se fait avec assez de
promptitude et de régularité, et les malades survivent
pendant quelques jours ; une amélioration très prononcée peut avoir lieu, l'espoir de la guérison paraît fondé;
mais les vomissements persistant, une rechute de prostration survient et est suivie de la mort.

Chez d'autres malades, les selles et les vomissements
se calment ou prennent une teinte verdâtre, les crampes sont nulles d'abord ou peu prononcées, mais le
corps ne se réchauffe pas, mais *les urines* manquent ;
malgré l'amélioration des traits et de la plupart des
symptômes, l'issue est ordinairement funeste.

Une détente et un calme complet survenant avant
la réaction, avec une peau un peu fraîche, une sueur
légèrement collante et tiède, accompagnée d'un sentiment de bien-être et accusé par les malades eux-
mêmes, n'est souvent que le précurseur de la mort qui
survient presque subitement et sans agonie, trois,
quatre, six et huit heures après.

Une anxiété extrême, une agitation continuelle, des
crampes faisant jeter les hauts cris aux malades, ont
quelquefois, *sans vomissements, sans selles*, entraîné la
mort.

Tous ceux qui, avant la réaction, sortaient ou voulaient sortir de leurs lits, qui se mettaient sur leur
séant et retombaient machinalement en arrière, ont
succombé.

Le coma, persistant avant la réaction, est mortel;

après la réaction, et accompagné de chaleur et de rougeur à la face, de plénitude du pouls, il a été plusieurs fois combattu avec avantage par les révulsifs et les saignées locales.

Le sommeil ou l'assoupissement, les yeux entr'ouverts, la cornée transparente disparaissant sous là paupière supérieure, est commun à la plupart des cholériques. Il est mauvais que pendant ce sommeil la tête soit pendante sur le côté de l'oreiller ou renversée en arrière, le cou proéminent. Une sensation continue d'oppression à l'épigastre est mauvaise.

Le délire avant la réaction nous a paru toujours mortel ; après la réaction, il peut n'être l'effet que d'une congestion. Les saignées locales ou les révulsifs en triomphent quelquefois, comme du coma.

Dans tous les cas, l'absence des urines est mauvaise ; une réunion de signes fâcheux, si les urines coulent encore ou reparaissent, laisse de l'espoir ; s'il n'y a pas d'urines, une amélioration quelconque est vaine ; quelquefois cependant les urines coulent sans que la maladie soit moins grave. Des crampes atroces, des vomissements multipliés, des selles extrêmement fréquentes, sont de mauvais signes. Le coucher sur le côté ou sur le ventre, les bras et les jambes contractés, ployés et ramassés (nous en avons vus quelques uns se tenir sur les coudes et les genoux), indique un grand danger ; ordinairement alors le ventre est rétracté fortement, les douleurs y sont vives, la face exprime l'anxiété et la souffrance.

La teinte fortement plombée de la face est aussi dangereuse que la couleur violette et le refroidissement.

Dans les premiers jours, en 1832, les malades suc-

combaient sans râle à demi couchés sur le côté, la tête
basse et pendante. Depuis lors la mort survint plus
fréquemment avec râle, la tête renversée, les yeux
fixes et entr'ouverts.

Plusieurs fois la mort a été précédée de selles sanguinolentes.

Chez un assez grand nombre de malades, une amélioration peu prononcée se manifestait, aucun symptôme bien alarmant ne survenait ; sept, huit, dix jours
se passaient dans un état équivoque ; mais alors un
hoquet fatigant et incoercible, ou de nouveaux vomissements, ou de nouvelles selles, ou plus rarement des
crampes fort vives, annonçaient un nouveau danger, et
de plus en plus affaiblis, prostrés, ils s'éteignaient
plus ou moins lentement.

Chez d'autres, la fuliginosité des lèvres, la sécheresse
ou la viscosité de la langue, le chassieux des yeux, l'embarras des idées, la distension, le ballonnement du
ventre, la puanteur des selles, annonçaient un état typhoïde, et ils succombaient. Les tortillements violents
et continus d'entrailles sont un mauvais signe.

Quelques uns entraient largement en convalescence,
et après deux ou trois jours, après avoir pris du bouillon, quelques soupes, être restés sans selles, sans
crampes, sans vomissements, tout à coup et sans
cause connue, une rechute effrayante survenait : prostration, refroidissement, absence du pouls, selles, vomissements, mort en quelques heures. Chez deux ou
trois, c'est aux premières cuillerées de bouillon que la
rechute s'est déclarée, et presque toujours, dans tous
ces cas, la mort a suivi. Chez beaucoup de malades
qui ont succombé, les selles ont été verdâtres, bilieuses

dès le début. Nous avons quelquefois observé un froid
glacial aux pieds avec pâleur et blancheur mate; les
malades ont succombé.

Une douleur vive et persistante dans le flanc droit
est un mauvais signe.

Un pouls dur, inégal, avec rougeur extrême de la
face, injection des yeux, coma ou délire, est mauvais,
lors même que les autres symptômes se sont amé-
liorés.

Le défaut de réaction est mortel; l'excès offre moins
de danger, on peut le combattre; l'amélioration qui
survient trop promptement après la période de froid
est trompeuse.

Dans la réaction, une céphalalgie intense et qui
persiste après les saignées est souvent de mauvais
augure.

Plusieurs malades, offrant avec d'autres symptômes
graves une dilatation considérable, mais égale des
deux pupilles, ont été sauvés; nous n'en avons vu
aucun survivre après avoir présenté une inégalité de
dilatation pupillaire. Cette inégalité de dilatation
s'observe du reste assez fréquemment et est très prononcée.

Toutes conditions égales d'ailleurs, l'âge moins
avancé est une garantie de succès. La prostration est
toujours plus à craindre chez les vieillards; la mort
arrive plus souvent dans la première période de réaction chez les hommes jeunes et robustes.

Les vieilles femmes ont été en général très gravement atteintes; les femmes jeunes ou d'un âge moyen
l'ont été moins, et l'on compte chez elles un assez
grand nombre de succès.

Des phthisiques très avancés ont été pris de choléra ; la grossesse, l'état de nourrice, n'ont point préservé du choléra et de la mort.

On a prétendu que les vénériens étaient exempts du choléra. Il est vrai qu'à Paris il est mort peu de filles publiques, mais à Londres un grand nombre ont succombé ; au Gros-Caillou, c'est dans le service des vénériens que le choléra s'est le plus souvent déclaré.

Quelques enfants en bas âge, que nous avons vus et qui ont présenté des symptômes cholériques, sont morts après quelques heures de cris continuels qui paraissaient arrachés par des crampes ou des douleurs abdominales. Les cholériques sont en général mornes, abattus, indifférents à ce qui se passe autour d'eux.

2° *Symptômes favorables du choléra épidémique.*

Dans la période de prostration, un refroidissement modéré, une stase peu prononcée du sang veineux à la face et aux mains, la présence du pouls radial quoique petit et fréquent, l'absence de toute céphalalgie, la netteté des idées, la promptitude des réponses, l'élasticité de la peau des mains, le défaut de rides dans ces parties, l'aspect presque naturel, le peu d'altération de la voix, des traits, l'éjection de quelques urines, la modération des crampes, des selles et des vomissements, de l'anxiété et de l'agitation, sont de bon augure.

Un début lent, de quelques jours, annoncé par des selles liquides, mais trop fréquentes, par de rares vomissements, promet une plus longue existence. Cette lenteur des prodromes avait eu lieu chez beaucoup

de malades arrivés dans un état très grave et dès les
premiers jours en 1832 ; on a eu tort de la signaler
comme marquant le début d'une autre période de l'épidémie ; seulement l'éveil n'était pas donné, et les malades ne s'observaient pas avec autant de soin.

Dans la réaction, aucun signe n'est meilleur que la
chaleur douce et halitueuse de la peau , une sueur
chaude et abondante et l'apparition des urines ; tout
danger présent manque tant que ces signes persistent ; si à ces signes favorables se joint la transformation des selles blanchâtres en selles bilieuses , on
peut pronostiquer la guérison.

Un pouls plein, vif, avec chaleur et rougeur générales, n'est pas défavorable ; on peut agir alors , les
forces ne manquent pas, les malades supportent très
bien les évacuations sanguines. Dans la réaction l'état
du sang donne un des signes les plus certains touchant
l'issue du mal. Si le sang reparaît en quantité convenable, redevient rouge, qu'il se prenne en caillot et
se couvre d'une certaine couche couenneuse, c'est un
indice des plus favorables. Il faut toujours en tenir
compte.

L'humidité des yeux, de la langue sans viscosité,
sans fuliginosité, est un bon signe.

Une terminaison franchement typhoïde n'est pas essentiellement mortelle, nous avons vu plusieurs malades guérir après avoir offert la plupart des symptômes
du typhus.

Le désir modéré des boissons, le défaut de chaleur
brûlante aux entrailles ou à l'épigastre, le calme de
la respiration, l'appétit pour quelques aliments, sont
de bons signes.

Les nourrices que nous avons vues malades, et chez
lesquelles les mamelles n'ont pas cessé d'être disten-
dues, ont guéri.

L'apparition des règles dans la réaction est d'un
très bon augure.

Le retour de la voix à son timbre normal est heureux.

Chez beaucoup de malades qui guérissent, la stupeur, une espèce d'hébétude, persistent quelquefois
fort longtemps, alors même qu'ils se lèvent et prennent des aliments. Il reste souvent une coloration et
un aspect particuliers qui rappellent la maladie et font
reconnaître les convalescents cholériques.

En général, l'absence d'un ou de plusieurs signes
fâcheux, doit être regardée comme une circonstance
favorable.

En général aussi, le danger de la réaction est d'autant moins grand, et surtout d'autant moins prompt,
que le refroidissement, que la prostration ont été
moindres, et que, par conséquent, des stimulants
moins énergiques ont été employés.

E. — VARIÉTÉS DU CHOLÉRA ÉPIDÉMIQUE.

Avant d'aborder l'histoire si importante des lésions
anatomiques dans le choléra épidémique, je crois devoir indiquer quelques variétés observées par divers
auteurs, quelques épiphénomènes qui offrent plus ou
moins d'intérêt, soit sous le rapport du diagnostic,
soit sous celui du traitement.

Ainsi M. Magendie admet plusieurs transforma-
tions, dont la première doit être, selon nous, celle

qu'il appelle le choléra insidieux ; puis viendront la
transformation fibrillaire, le choléra intermittent, le
choléra sec, le choléra avec érythème, etc.

§ I. — Choléra insidieux.

C'est une forme qu'admet M. Magendie et qu'il a
vue assez souvent. Elle simule une congestion cérébrale, une apoplexie, des paralysies partielles, etc.,
et comme chez l'illustre Cuvier, à l'autopsie on ne rencontre aucune lésion cérébrale qui explique cet état.

§ II. — Abattement ou idiotisme cholérique.

A côté du choléra normal, du choléra type, il y a
certaines affections qui sont aussi le choléra, quoique
ne revêtant pas la forme algide. M. Magendie a donné
à l'une de ces affections qu'il a rencontrée plusieurs
fois dans les hôpitaux le nom d'*abattement* ou d'*idiotisme cholérique*. Cet état a frappé des individus de
telle sorte, qu'il les a rendus nuls au physique et au
moral, les a plongés dans un anéantissement complet.
Des hommes connus par leur énergie et leur bravoure
sont tombés dans un état d'abjection pitoyable ; on aurait dit des imbéciles ou des crétins, pouvant à peine
se lever, n'osant pas faire un mouvement, boire un
verre d'eau, dans la crainte que cela ne devînt l'occasion du choléra.

« Un de mes amis, dit M. Magendie, colonel d'une
bravoure éprouvée, est depuis deux mois dans cet état
de faiblesse voisin de l'idiotisme, malgré tous les soins
que je lui ai prodigués. » La distraction et le mouve-

ment, joints à un bon régime, sont les meilleurs moyens à employer en ces cas; on peut y joindre l'usage des toniques.

§ III. — Transformation fibrillaire, palpitante.

Il est une autre transformation que M. Magendie a appelée *fibrillaire, palpitante*. Il ne l'a vue que deux fois; elle a duré deux ou trois jours et s'est terminée favorablement au moyen des antispasmodiques, de la diète et de quelques bains. C'est une forme à noter, mais qui ne paraît pas dangereuse; elle n'empêche pas le sang de reprendre ses caractères naturels.

Cette espèce est caractérisée par une contraction, une palpitation continuelle, non pas de chaque muscle du corps, non pas de chaque faisceau, mais pour ainsi dire de chaque fibrille musculaire.

§ IV. — Choléra sec (Cholera sicca).

Dans les cas où le malade, dit M. le docteur Roth, qui a observé le choléra en Hongrie en 1831, après de vains efforts pour vomir, est subitement saisi de crampes, où son nombril est rentré et enfoncé, qu'accablé de douleur il replie ses genoux jusqu'à la poitrine, qu'il crie et gémit; quand l'ipécacuanha qu'on lui administre ne fait plus du tout, ou ne produit qu'imparfaitement son effet, que les crampes augmentent continuellement, que la figure devient bleuâtre, que la poitrine est oppressée, que la respiration devient de plus en plus pénible, que la voix s'éteint, que les yeux deviennent ternes, il faut alors, sans perdre de temps, appliquer sur le ventre, depuis les parties génitales jusqu'au thorax, des cataplasmes bien chauds faits de farine de moutarde et de vinaigre. Pour leur donner encore plus de force, on y ajoute du raifort (*Rad. armorac.*).

Il faut aussi, sans perdre de temps, administrer des frictions sur les extrémités. Si tout de suite on n'aperçoit pas des effets manifestement salutaires, il faut le plus promptement possible mettre le malade dans un bain alcalin très chaud, dans lequel on jettera un peu de chaux vive.

On couvrira ensuite soigneusement le malade dans sa baignoire jusqu'au cou, de manière que la tête reste libre. Bientôt on verra les heureux résultats des soins qu'on aura donnés. La roideur des membres diminue, la peau se ramollit et reprend son élasticité; la fixité du regard se dissipe, l'œil redevient clair et transparent, et le malheureux, arraché à la mort, renaît bientôt à une nouvelle vie. (Roth.)

§ V. — Choléra intermittent.

On a cité quelques exemples de choléra-morbus affectant une forme intermittente. Voici un cas rapporté par M. Magendie dans ses leçons, et qui mérite une sérieuse attention, non seulement pour la forme, mais pour le mode de traitement (sulfate de quinine) qui a réussi à arrêter les accès et a amené la guérison de la malade.

Choléra intermittent, guérison par le sulfate de quinine.

« Une jeune Allemande fut amenée dans nos salles, dit M. Magendie, dans un état algide complet, avec vomissements, évacuations alvines, crampes, etc. Cette fille fut immédiatement, et pendant la nuit, soumise à mon traitement, et le lendemain matin elle était fort bien ; elle avait eu des sueurs abondantes qui semblaient avoir terminé la maladie ; mais le soir, sur les sept heures, elle fut reprise des mêmes accidents, et sa vie parut tout aussi compromise que la veille. Elle fut de nouveau soumise au traitement et avec le même succès ; le lendemain, semblable rechute tout aussi grave. Je doutais encore ; je craignis que les gens de service ne se fussent laissé abuser ; je vins moi-même deux jours de suite m'assurer des faits, et ne conservai plus aucun doute. Je crus que c'était le cas d'essayer l'action du sulfate de quinine. Elle fut telle, que le second jour les accès cessèrent complétement ; la convalescence fut d'une quinzaine de jours, après quoi cette fille fut admise comme infirmière à l'hôpital, où elle est encore, je crois, à ce titre. »

Je ne doute pas, ajoute le professeur, de l'existence d'un choléra intermittent qui, à la couleur bleue et aux évacuations séreuses près, a la plus grande analogie avec les fièvres algides graves des pays marécageux célèbres par leur insalubrité.

Dalmas admet aussi l'existence d'un choléra à type d'abord rémittent et ensuite intermittent. « Nous avons constaté ce fait en Pologne, dit-il, plus rarement en France. C'est ordinairement après quatre ou cinq jours de paroxysmes bien marqués que l'intermittence s'établit ; le type tierce est le plus commun ; jamais nous n'avons rencontré le type quarte ; le quotidien n'est pas rare. » (*Dictionnaire de médecine*, 2ᵉ édition, t. VII, p. 493.)

M. Worms a observé en Afrique la fièvre pernicieuse cholérique avec les évacuations séreuses.

§ VI. — Choléra avec érythème (roséole cholérique de M. Rayer).

Lepecq de la Cloture, dès 1777, avait signalé un cas de choléra sporadique chez une jeune fille qui, au troisième jour, eut les poignets, l'avant-bras, le dos, le cou, couverts de rougeurs pustuleuses. D'autres médecins, M. Koehler, de Varsovie, Prchal, en Gallicie, Romberg et Heysselden ont observé des éruptions qu'ils ont comparées à la variole, au zoster, à la roséole. Ces faits ont été signalés en France dans un fort bon mémoire de M. Duplay, interne à la Charité dans le service de M. Rayer, et publié dans la *Gazette médicale* du 15 septembre 1832 ; dans l'ouvrage sur les *Maladies de la peau*, par M. Rayer lui-même, et dans la *Revue médico-chirurgicale* d'octobre 1849, par M. le Goupils. Alibert l'a observé également à l'hôpital Saint-Louis en 1832.

D'après ces divers observateurs, l'érythème ne se montrerait pas constamment avec des formes identiques.

« J'ai observé, dit M. Rayer, cette variété dans l'épidémie de choléra asiatique qui a régné à Paris en 1832. A la suite de la période de réaction, il survenait chez quelques cholériques, surtout chez les femmes, une éruption qui apparaissait le plus ordinairement sur les mains et sur les bras, et s'étendait ensuite sur le col, la poitrine, le ventre, les membres supérieurs et inférieurs. A son début, elle était caractérisée par des plaques la plupart irrégulièrement circulaires, s'éloignant plus ou moins dans certains endroits de cette forme, d'un rouge très clair, saillantes et peu prurigineuses. Très nombreuses sur les mains, les bras et la poitrine, elles l'étaient moins sur d'autres régions ; sur quelques points elles étaient très rapprochées et tendaient à se confondre. Entre ces diverses plaques, la peau était saine et formait des îlots blancs et irréguliers ; quelquefois l'éruption, à son summum, était disposée en plaques plus ou moins rapprochées qui formaient une rougeur en nappe assez analogue à la scarlatine légère ; sur d'autres points, l'aspect de l'éruption se rapprochait davantage de celui de la rougeole et quelquefois de l'urticaire.

» J'ai vu cette éruption compliquée d'une inflammation du pharynx ou des amygdales, et sa disparition suivie d'une aggravation des symptômes et même de la mort. Sur la poitrine, les taches devenaient quelquefois confluentes et donnaient lieu à des plaques de la largeur de la main, saillantes et assez bien circonscrites. L'éruption prenait ensuite une teinte rose terne, à peine pouvait-on en découvrir les traces sur la peau ; dans certains points, celle-ci était d'un jaune clair. Vers le sixième ou le septième jour, l'épiderme se fendillait et se détachait en écailles très larges sur presque tous les points où l'éruption avait existé. » (*Traité des maladies de la peau*, 2ᵉ édition, t. I, p. 238.)

Voici, du reste, une observation dans laquelle cette éruption s'est montrée de la manière la plus évidente. La terminaison a été heureuse.

Observation. — *Choléra algide, roséole à la suite de la réaction; guérison.* (Recueillie par M. Duplay.)

Bongat, valet de chambre, âgé de quarante-trois ans, entra à l'hôpital de la Charité le 17 mai 1832. Cet homme était malade du choléra depuis huit jours. Il avait été confié aux soins d'un praticien distingué. Des sangsues, des ventouses scarifiées, des moxas avaient été placés sur la région épigastrique. Cependant la diarrhée et les vomissements avaient continué. Le malade était à peine sorti de la période algide quand il fut admis à l'hôpital. Il présentait alors l'état suivant : Langue humide et tiède ; voix très faible, face pâle sans expression cholérique ; pouls petit, mais très appréciable ; pas de crampes, pas de vomissements pendant la nuit, une seule selle en diarrhée. La respiration paraît pénible, quoique l'auscultation ne fournisse aucun signe morbide. On provoque une réaction plus forte à l'aide de quelques cuillerées de vin de Malaga et de sinapismes appliqués aux extrémités. Les jours suivants, la voix reprend son timbre naturel, le pouls se relève et la respiration cesse d'être pénible.

Le 24, une éruption se manifeste sur tout le corps, mais spécialement sur les membres et sur le ventre. Elle est disposée par plaques assez étendues, d'un rouge assez foncé, de forme irrégulièrement circulaire, non proéminentes et offrant tous les caractères de la roséole. Dans certains points, cette rougeur est en nappe et ressemble un peu à celle de la scarlatine. Sur la poitrine, l'éruption se rapproche beaucoup de la rougeole. Du reste, l'état général est excellent. Cette éruption n'est accompagnée d'aucun trouble des principales fonctions. Le 27, elle était entièrement éteinte et ne fut pas suivie de desquamation. Le malade était en pleine convalescence.

Dès cette époque, du reste, plusieurs faits de ce genre furent observés dans les salles du même hôpital, services de Lherminier et Rullier. De son côté, Alibert avait aussi appelé l'attention sur cette affection morbilleuse qu'il décrivait de la manière suivante : « La première malade qui nous l'offrit est une jeune personne de dix-sept ans, entrée le 9 avril 1832, avec tous les symptômes d'un choléra intense, traitée avec succès par l'épicacuanha et l'émétique en lavage, mais chez laquelle survinrent bientôt des phénomènes nerveux graves qui furent combattus par le vin de quinquina et les vésicatoires : d'abord, aucun changement favorable, mais ensuite amélioration brusque et sensible ; la langue s'est humectée, la somnolence a presque disparu, la malade répond à toutes les questions. Ce fut alors qu'en nous assurant de l'état du pouls nous aperçûmes sur les mains et les avant-bras un grand nombre d'élevures lentiformes d'un rouge peu intense, entourées d'une auréole sensible et se trouvant le siége d'une chaleur prononcée. Nous crûmes d'abord que cette éruption était purement accidentelle et tenait à l'application de sinapismes faite sur les parties indiquées ; mais nous fûmes bientôt convaincus du contraire en découvrant la même éruption sur la poitrine, le ventre et les cuisses. Ces espèces de papules étaient loin d'avoir partout la même forme ; les unes étaient conoïdes, d'autres se trouvaient surmontées d'une gouttelette purulente ; sur plusieurs points, elles étaient si petites et si rapprochées que leurs auréoles confondues formaient une espèce de plaque érythémateuse.

» Nous avons trouvé la même éruption chez deux autres malades, l'une âgée de soixante ans, l'autre d'une trentaine d'années, entrées toutes deux avec les symptômes du choléra, et qui, traitées par l'ipécacuanha et l'émétique, avaient éprouvé un soulagement prompt et très marqué. Chez la plus jeune des deux dernières malades, les papules étaient d'une petitesse extrême et très rapprochées ; pourvues d'auréoles toutes confondues ensemble, elles formaient de larges plaques érythémateuses, et ce n'était qu'en les regardant de près et de côté qu'il était possible de découvrir le sommet de chaque papule. » (Gazette médicale de Paris, 24 avril 1832.)

Ces érythèmes ont aussi été observés par Alibert et par d'autres praticiens chez des malades atteints de simples cholérines. L'apparition de l'érythème paraît souvent coïncider avec un amendement sensible de l'état morbide. Peut-être pourrait-on en ce cas regarder ces éruptions comme critiques et ne serait-il pas déraisonnable de provoquer par quelque moyen artificiel, comme l'urtication, de semblables éruptions?

F. — LÉSIONS CADAVÉRIQUES DANS LE CHOLÉRA ÉPIDÉMIQUE.

Nous empruntons en partie ce qui suit à l'article CHOLÉRA de notre *Dictionnaire des Dictionnaires de médecine*, t. II, p. 503 et suivantes, où ce sujet a été traité par nous d'une manière complète; nous y joindrons le résumé des observations faites en 1849 et en 1853.

1° *Aspect général des cadavres.* — Lorsque les malades succombent dans la première période du choléra épidémique, l'habitude extérieure ne diffère presque pas de ce qu'elle était pendant la vie, et les cadavres offrent une grande ressemblance avec ceux des individus qui sont morts par asphyxie; c'est ainsi qu'on remarque cette teinte violacée de la peau, que nous avons signalée pendant la vie. On a prétendu que la cyanose disparaissait plus promptement aux membres inférieurs qu'aux épaules, aux bras et aux mains; quoi qu'il en soit, il faut se garder de confondre la teinte cholérique avec les ecchymoses qui ont lieu sur les cadavres des cholériques, comme dans les autres cadavres, et qui occupent toujours les points les plus déclives. Si l'on incise les régions de la peau où se manifeste la teinte cyanosée, il s'écoule un peu de sang d'une couleur foncée. Tout le corps a tellement diminué de volume, que le tégument externe présente des rides et des plis nombreux : les bagues que les cadavres portent aux doigts s'en échappent. La roideur cadavérique arrive promptement et à un haut degré ; les mâchoires sont fortement contractées ; les testicules sont collés contre les orifices inguinaux , le scrotum est dans un état de corrugation ; la verge est raccourcie, le gland livide. Les cadavres présentent une chaleur remarquable , qui contraste avec le froid qu'on avait observé pendant la vie.

Ce phénomène remarquable que nous avons constaté sur les premiers cholériques morts à l'Hôtel-Dieu en 1832 avait été signalé par d'autres observateurs, et avait excité une profonde surprise. Il a été de nouveau constaté en 1849, et nous venons d'en être témoin encore dans les autopsies des sujets morts cette année (1853). Voici du reste ce qu'en dit M. Briquet (*Traité du choléra de* 1849-1850, p. 379) : « Sur une dizaine de cadavres de cholériques au moins , nous avons éprouvé au contact de la main la sensation d'une chaleur beaucoup plus forte que celle que les mêmes sujets nous avaient fait éprouver avant l'extinction de la vie. Les sujets avaient succombé durant la période algide. » Les personnes attachées au service des malades, et étrangères à la science médicale, avaient également remarqué ce fait, que M. Briquet a constaté d'une manière irrécusable, le thermomètre à la main : en plaçant le thermomètre dans l'aisselle d'un cholérique quelques instants après la mort, il a obtenu un degré de chaleur supérieur à celui qu'il avait trouvé sur le même sujet dans les derniers instants de la vie.

Dans un cas entre autres , le fait ayant été constaté dix minutes avant la mort et dix minutes après, la température du cadavre fut trouvée élevée

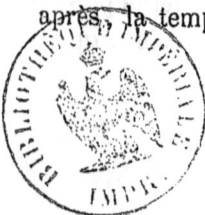

de 1/2 degré au-dessus de celle du même sujet vivant. De ces faits et d'autres plus ou moins analogues,
M. Briquet conclut que dans les premiers moments
qui suivent la mort des cholériques, on perçoit quelquefois une augmentation de température, non seulement appréciable par le toucher, mais encore réelle
et susceptible d'être déterminée par le thermomètre.
Cet accroissement, du reste, n'a jamais dépassé 1 degré
au creux de l'aisselle, tandis que dans le pli de l'aine
il était plus considérable.

Mais cette élévation de température est passagère ;
le cadavre ne tarde point à subir la loi des corps physiques, au nombre desquels il vient de descendre ; il
perd ce surcroît de chaleur, dernier privilége qu'il em-
pruntait de la vie, et tend à se mettre en équilibre de
température avec les corps environnants.

Plusieurs observateurs, et entre autres MM. Dalmas et Sandras, ont vu des cadavres de cholériques
exécuter des mouvements d'une certaine étendue , et
plusieurs fois, dit M. Bouillaud, il m'a suffi de frapper
vivement les muscles des membres pour en déterminer
la contraction et produire des mouvements manifestes.
M. Foy a vu, six ou huit heures après la mort, des
soubresauts et des mouvements très prononcés dans
les avant-bras, les poignets, les doigts et les orteils ;
ces mouvements augmentaient si l'on piquait les membres avec une épingle.

La putréfaction est généralement lente à se développer, et n'arrive souvent qu'au bout de quatre ou
cinq jours. L'abdomen reste longtemps avant d'ac-
quérir cette teinte verdâtre qui se fait remarquer
promptement dans les cadavres ordinaires, et ne se

distend pas même plusieurs jours après la mort ; ce qui tient sans doute à ce que le tube intestinal ayant subi une sorte de *lessive*, il y a absence de matières stercorales, et par conséquent une disposition moindre à la décomposition cadavérique de cette cavité.

Pour étudier méthodiquement les altérations offertes par les cadavres des cholériques, nous suivrons la marche que nous avons adoptée dans l'étude des symptômes, c'est-à-dire que nous examinerons successivement chaque appareil.

2° *Appareil digestif. Bouche.* — La langue présente les mêmes particularités qu'on observe pendant la vie, on y aperçoit quelquefois des granulations analogues à celles que l'on trouve dans le tube digestif ; les dents présentent parfois une couleur bleuâtre, qui non seulement occupe leur surface, mais encore pénètre dans l'intérieur du tissu dentaire ; cette coloration est tellement foncée, que les garçons d'amphithéâtre se sont plaints souvent de ne pouvoir en tirer parti comme dents artificielles.

OEsophage. — La muqueuse œsophagienne est recouverte quelquefois par une petite quantité de liquide blanc et crémeux, analogue aux flocons qu'on rencontre dans la matière des selles et des vomissements ; cette muqueuse, d'une couleur hortensia ou lilas, présente aussi quelquefois des granulations blanches et très marquées, surtout vers l'orifice cardiaque ; on a vu dans quelques cas la membrane interne de l'œsophage se détacher par plaques.

Estomac. — Quelquefois réduit au volume d'un intestin, d'autres fois dilaté et rempli de gaz ; sa membrane interne est souvent injectée et présente une

rougeur plus ou moins foncée, variant de l'hortensia
au noir; cette couleur est parfois uniforme, d'autres
fois pointillée ou disposée par plaques. La muqueuse
gastrique a été rencontrée intacte, ou bien amincie,
épaissie, ramollie, gangrenée et s'enlevant avec le dos
du scalpel sous forme de bouillie. Cette membrane
présente souvent des replis plus ou moins saillants,
et est parsemée, assez rarement, de granulations. Le
tissu sous-muqueux semble offrir moins de cohésion
que d'ordinaire; la cavité de l'estomac contient des
boissons, et quelquefois un peu de bile jaune ou verte,
ce qui est rare; mais le plus souvent on y découvre
un liquide trouble, floconneux, spumeux, blanchâtre,
semblable à celui des vomissements; on a vu des cas
où cette matière était rougeâtre. On trouve aussi dans
la cavité de cet organe des mucosités filantes et comme
albumineuses, ou bien une couche de matière crémeuse
qui adhère à sa surface; l'orifice pylorique est souvent
contracté et rétréci.

Intestins. — La membrane muqueuse présente
une coloration qui est tantôt rosée, rutilante, lilas,
écarlate, rouge brun, lie de vin, noirâtre; mais elle
est le plus souvent couleur hortensia.

En frottant ces places avec le doigt, les vaisseaux se
vident, pâlissent, et la partie de l'intestin tachée en
apparence par la phlogose reprend la couleur blanche
qu'elle présente normalement. Il n'y avait pas là in-
terposition de la matière colorante du sang dans la
structure de l'intestin, il n'y avait donc pas phlogose.

Chez les malades succombant pendant la réaction,
surtout si elle donne lieu à des métastases sur le tube
digestif, on trouve sur l'intestin des traces de phlogose

ne disparaissant pas sous la pression du doigt ; ce sont
des marbrures rouges qu'on ne peut enlever ni par le
frottement ni par le lavage : c'est un état véritablement inflammatoire de la muqueuse de l'intestin, et,
si le malade avait des symptômes de gastrite ou de
gastro-entérite, la muqueuse est enflammée dans un
espace plus étendu, et l'on trouve des plaques cryp-
teuses présentant des traces d'inflammation ; les
érosions sont rares et presque exceptionnelles. (Gendrin, *Leçons sur le choléra*, Voy. *Gazette des hôpitaux*,
13 décembre 1853.)

Cette coloration est généralement plus marquée dans
le cœcum, le commencement du côlon et le rectum, que
dans l'intestin grêle ; quelquefois la muqueuse intestinale est ramollie, diminuée d'épaisseur, ou épaissie dans
une étendue variable ; quelquefois elle est désorganisée,
gangrenée dans des proportions plus ou moins considérables ; les parties mortifiées présentent alors une
teinte livide, verdâtre ou noirâtre. Elles sont mollasses
et répandent une odeur fétide ; cette dégénérescence
gangréneuse paraît envahir plus souvent le gros intestin que l'intestin grêle. Une des particularités les
plus constantes (45 fois sur 50, Bouillaud) que présente la muqueuse du tube digestif est une éruption
discrète ou confluente de corpuscules granuleux, dont
le volume et la forme se rapprochent de ceux d'un
grain de millet ou d'un grain de chènevis. M. Gendrin y voit une tuméfaction des cryptes mucipares
distendus par le fluide qu'ils contiennent. D'après
MM. Serres et Nonat (*Gazette des hôpitaux*, 28 avril
1832), ces granulations ressemblent aux bourgeons
charnus d'un vésicatoire récent, et donnent à l'intes-

tin, quand on le regarde à contre-jour, l'aspect de la
peau d'un galeux ; ordinairement leur couleur est d'un
blanc grisâtre dans les plus grosses, et un peu rosée
dans les plus petites ; elles font saillie à la surface de
la muqueuse, et si on les comprime avec l'ongle après
les avoir divisées en deux avec le scalpel, ou même
sans les diviser, elles laissent suinter une matière
blanchâtre et molle, et s'affaissent. Selon M. Briquet,
ces granulations ne sont autre chose que les follicules
solitaires hypertrophiés. Sur 32 sujets il a trouvé 31
fois ces grains de psorentérie ; dans 24 cas, ils étaient
pâles, à demi transparents, et dans 7, légèrement
rosés. Ils n'ont manqué qu'une seule fois, et c'est
chez un enfant de quinze jours, mort rapidement du
choléra. Dans quelques cas leur nombre est tellement
considérable, que M. Lélut l'a évalué à 42,000 pour
toute la surface intestinale ; ils n'offrent pas partout
le même aspect : ainsi dans l'estomac près de l'orifice
cardiaque, dans le duodénum près de l'ouverture pylorique, dans le cœcum, et souvent dans le côlon, elles
offrent les particularités suivantes : Un orifice se
présente au centre de chaque granulation sous l'apparence d'un point noir ; quant à la circonférence, elle
est entourée d'un cercle étroit de couleur noire que
l'on aperçoit bien en plaçant la partie où siége la granulation entre une vive lumière et les yeux. Au contraire, dans le jéjunum et l'iléon on n'aperçoit pas sur
ces granulations d'orifice visible à l'œil nu, mais en
s'aidant du microscope achromatique de M. V. Chevallier, on a pu y voir deux orifices et quelquefois trois.
Vers la fin de l'iléon, ces granulations sont tellement
nombreuses et pressées les unes contre les autres,

qu'elles forment des plaques de plusieurs pouces
d'étendue. MM. Serres et Nonat (*Mémoire lu à l'Académie des sciences*) pensent que cette éruption intestinale provient du développement des *papilles intestinales;* M. Bouillaud, qui a étudié avec soin ce
point d'anatomie pathologique, affirme comme M. Briquet, que dans l'immense majorité des cas, ce sont
des *follicules intestinaux* qui ont augmenté de volume. D'après les recherches de MM. Czermak et Hyrtz
(Girardin et Gaymard), si l'on injecte les artères et
les veines, la matière des injections qui passe facilement dans les follicules de Brunner et de Peyer n'arrive pas dans les granulations intestinales des cholériques; mais si, au lieu d'injecter les artères et les veines
intestinales, on fait passer l'injection dans les vaisseaux lymphatiques, on remplit ces granulations; d'où
il résulterait que celles-ci ne sont autre chose qu'un
développement des glandules lymphatiques décrites
par Hetwig, Rudolphi, etc.

Quelle que soit la structure de ces granulations,
dit de son côté M. Nonat, dans une note publiée par
la *Gazette des hôpitaux*, le 10 décembre 1853, cette
lésion se rencontre chez les cholériques dans l'immense
majorité des cas; mais elle varie aux diverses périodes
de la maladie. Quand la mort survient au bout de huit
ou dix heures, malgré l'investigation la plus attentive,
elles sont à peine visibles, rudimentaires. Quand la
maladie a duré de vingt-quatre à quarante-huit heures, l'éruption granuleuse est arrivée à son développement parfait; les granulations sont remplies de
liquide, vésiculeuses. Si la vie se prolonge au delà de
deux jours, l'éruption diminue peu à peu; et enfin, à

l'exception de quelques cas, du sixième au huitième
jour, elle est complétement effacée. D'ailleurs, les
granulations suivent dans leur diminution le même
ordre que dans leur développement; elles persistent
en dernier lieu dans l'iléon. Parfois elles conservent
un assez grand développement pendant la période de
réaction. Dans trois cas même elles ont continué de
s'accroître, et elles se sont offertes à nous sous la forme
de boutons confluents dont le volume égalait environ
celui d'un pois à cautère; dans deux de ces cas elles
étaient d'un rouge brunâtre, et commençaient à s'ul-
cérer à leur sommet. Chose digne d'intérêt, les plaques de Peyer conservent leur état sain, même alors
que l'éruption granuleuse est devenue le siége d'un
travail consécutif d'inflammation. Dans trois cas de ce
genre, les plaques de Peyer se dessinaient à la face
interne de l'iléon par autant de plaques elliptiques,
déprimées au-dessous des parties ambiantes qui étaient
couvertes de granulations confluentes.

Quant aux plaques de Peyer, selon M. Briquet,
elles se montrent, au contraire, toujours avec un
développement plus marqué que dans l'état normal.
Elles sont saillantes, pâles et d'un blanc mat; parfois leur gonflement est tel que l'épaisseur de l'intestin se double à leur niveau. Cependant, leur surface piquetée par l'ouverture des follicules offre très
rarement, nous ne dirons point des traces d'inflammation, mais la plus légère injection, et quand des
arborisations nombreuses couvrent la muqueuse ambiante, elles s'en isolent par leur pâleur. Elles ont
une consistance un peu molle ; en les raclant avec
l'ongle, on éprouve la même résistance qu'en raclant

le parenchyme d'un fruit légèrement aqueux, comme
la cerise. En les pressant entre les doigts, on les af-
faisse, et lorsque le doigt se retire, il laisse son
empreinte sur la plaque comme sur une partie œdé-
matiée.

Les *intestins* contiennent fort rarement de la bile, ou
quelques légères traces de matières stercorales; mais,
en revanche, on y trouve presque toujours une quantité plus ou moins considérable (1/4 de litre à 1 litre)
d'un liquide qui diffère peu de celui des évacuations
qui ont eu lieu pendant la vie; il consiste en une matière fluide d'un blanc jaunâtre, caillebottée, grume-
leuse, ressemblant à du petit-lait mal clarifié, ou à une
décoction de riz, et contenant des flocons en suspension; son odeur est fade et spermatique, sa saveur
douceâtre ou amère. Le liquide cholérique (c'est ainsi
qu'on le nomme), recueilli dans un vase, forme en peu
de temps un dépôt de matière blanche et floconneuse
qui ne paraît être, d'après M. Bouillaud, qu'un mélange de fibrine, de mucus et d'albumine. D'après le
même auteur, les grumeaux blancs qui flottent dans
la matière des vomissements et des selles, et qui ressemblent à des grains de riz crevés, sont formés par
l'albumine qui a été coagulée par les acides contenus
dans le tube digestif : la preuve, c'est que si l'on verse
de l'acide acétique ou hydrochlorique dans du sérum,
on obtient une liqueur semblable au liquide cholérique. M. Lecanu, qui vient de vérifier ces analyses
faites par M. Hermann en 1829, et par M. Bouillaud,
les a trouvés formés par de l'eau contenant en suspension de l'albumine, de la fibrine et pas mal de sels
alcalins.

On a quelquefois trouvé, au lieu de liquide cholérique, une matière rougeâtre, briquetée et même lie
de vin, en quantité variable, dans laquelle M. Donné
a reconnu par l'inspection microscopique la présence
d'un grand nombre de globules sanguins. La consistance de cette matière varie, sa couleur est sale et son
odeur désagréable. On a vu ces deux sortes de liquides
exister en même temps dans le tube digestif de quelques cadavres; dans ces circonstances, le liquide cholérique occupait particulièrement les portions supérieures, tandis que la matière rougeâtre était contenue
dans les portions inférieures du tube digestif. Outre
les liquides que nous venons de décrire, on trouve
ordinairement la muqueuse intestinale revêtue, dans
une étendue plus ou moins considérable, d'une couche
de matière blanchâtre, analogue à de la crème, à de
la bouillie, couche qui présente souvent une ligne d'é-
paisseur. MM. Floyd, T. Ferris, ont observé des cas
dans lesquels cet enduit présentait la plus grande analogie avec les fausses membranes qu'on rencontre dans
la trachée des individus qui succombent au croup. Le
docteur Boehm, de Berlin, qui a examiné au microscope le liquide des cholériques, attribue les flocons qu'il
tient en suspension à des fragments de l'épithélium
qui se seraient détachés à la manière de l'épiderme
dans certaines éruptions cutanées, telles que la scarlatine, etc. M. Lassaigne a analysé le liquide recueilli
dans le cœcum d'une femme. Sur 100 parties, ce chi-
miste a trouvé : eau, 93,75, et quelques traces de
matières grasses, de matière colorante du sang, de
soude, de chlorure de sodium et de potassium, de
phosphate alcalin et de phosphate terreux.

La composition du liquide cholérique, comme on le voit, se rapproche de celle du sérum du sang. Ce liquide ne rougit pas le papier de tournesol et n'est point acide (Magendie). Si on le fait chauffer, il se prend en masse, ce qui dépend de la proportion d'albumine qu'il contient.

Tube digestif vu à l'extérieur. — Quand on ouvre la cavité abdominale, il ne s'en exhale pas, même après un assez long espace de temps, cette odeur fétide et désagréable qu'on remarque dans les cadavres d'individus qui ont succombé à d'autres maladies. Le péritoine est luisant, visqueux, adhérent aux doigts, le plus souvent sec ; quand on sépare les circonvolutions intestinales en contact, on produit une foule de filaments semblables à ceux d'une toile d'araignée (Rochoux). Ces mêmes particularités s'observent dans les autres séreuses. La cavité péritonéale ne renferme que bien rarement une faible quantité de sérosité ; le tube digestif, vu par sa face externe, présente, dans une étendue variable, une couleur qui varie depuis la teinte *hortensia* jusqu'à la nuance violette ; cette couleur est quelquefois uniforme, d'autres fois plus prononcée dans certains points que dans d'autres. Elle n'est autre chose que la rougeur de la membrane muqueuse qui se laisse apercevoir à travers les tuniques musculaire et séreuse. La cavité du tube digestif est dilatée par les liquides et les gaz qu'elle contient, ou bien contractée au point d'égaler la grosseur du doigt ; quelques circonvolutions ont été trouvées invaginées. Si l'on touche aux intestins, ils font éprouver une sensation d'empâtement tout à fait singulière ; on aperçoit à travers la séreuse des arborisations très belles et plus ou moins prononcées, qui sont produites par l'engorgement des veines.

Mésentère. — Tout l'appareil vasculaire contenu dans le mésentère et celui qui se trouve distribué derrière la lame péritonéale présentent une injection variable en étendue, et qui partout se montre avec la couleur livide caractéristique. Dans les grosses veines de l'abdomen, dans le système de la veine porte, dans les veines sus-hépatiques, on rencontre du sang noir et poisseux en grande quantité.

En passant le doigt sur la surface péritonéale, on sent qu'elle est poisseuse ; c'est que cette surface, desséchée d'abord, s'enduit ensuite d'une matière qui donne cette sensation. Cette matière poisseuse est celle qui se retrouve dans tous les tissus, excepté dans ceux des viscères parenchymateux. Ainsi, dans tout le tissu cellulaire, dans le tissu musculaire, on voit cette matière poisseuse qui adhère aux doigts qui les pressent.

Épiploons. — Rien d'extraordinaire, à l'exception de l'injection, qui n'existe pas toujours.

Rate. — D'après MM. Laugier et de Larroque (*Arch. de méd.*, juin 1832, p. 204), elle est exsangue, généralement rapetissée, flétrie, ridée comme si elle eût été exprimée en la tordant dans un linge. Quand on la coupe par tranches et qu'on promène perpendiculairement la lame du scalpel sur une de ses coupes, à peine obtient-on un peu de sang. M. Briquet l'a vue ramollie et un peu hypertrophiée.

3° *Appareil sécrétoire. Pancréas.* — Rien à noter.

Foie. — On l'a vu congestionné et d'une teinte violette, mais souvent il est à peu près à l'état normal, plutôt réduit qu'augmenté de volume. A la coupe, il

n'en suinte qu'une très minime quantité de sang, ce
qui tient surtout à l'état de coagulation et de densité
de ce liquide.

La vésicule biliaire est ordinairement distendue par
une grande quantité de bile, et cependant les conduits
excréteurs de la bile sont toujours libres. M. Briquet
a vu, dans un cas, la membrane interne de la vésicule
enflammée et en contact avec un liquide jaunâtre et
purulent. La couleur de la bile est variable, elle paraît
augmentée en densité ; elle ressemble assez souvent à
du *savon noir ;* d'autres fois elle est épaisse et filante
comme de la mélasse.

4° Appareil urinaire. Reins. — Les reins sont vides,
et l'on ne trouve qu'un peu d'urine trouble dans les
bassinets ; la vessie est vide, et les urines ont diminué
à mesure que les excrétions séreuses se faisaient dans
l'intestin pour se supprimer complétement au moment
où le malade a franchi la période phlegmorrhagique
pour entrer dans la période cyanique. Ils sont engor-
gés, hyperémiés chez les sujets morts dans la période de réaction ; en ce cas, ils sont augmentés
de volume, ont une teinte rouge violacée, et laissent
suinter à la coupe une quantité de sang assez considérable ; les bassinets contiennent quelquefois une
matière blanche assez semblable à celle qui tapisse
l'intérieur du tube digestif. En examinant les mamelons, on voit alors partir de leurs sommets des rayons
à teinte blanche et laiteuse qui suivent le trajet des
tubes urinifères, et s'effacent à leur immersion dans la
substance corticale. Ces rayons blanchâtres sont dus
à l'accumulation d'un liquide spécial trouble et fort
épais dans les tubes de Bellini ; en pressant les mame-

lons entre les doigts, dit M. Briquet, le liquide en est
chassé, les rayons laiteux disparaissent, et la coloration rouge des mamelons devient manifeste. Ce liquide,
semblable à de la bouillie ou à un précipité d'albumine, n'a jamais manqué.

« Mais il y a, poursuit M. Briquet, d'autres taches
radiées ; celles-ci sont de couleur jaune d'ocre ou d'un
jaune de sablon ; tantôt elles se présentent sous la
forme d'aigrettes s'irradiant à la surface et dans toute
l'épaisseur de la substance tubuleuse ; tantôt, au lieu
de rayons, on voit sept ou huit petits dépôts jaunes
serrés irrégulièrement ; parfois il en existe sur tous les
mamelons, d'autres fois sur quelques uns seulement.
La pression ne les enlève pas, et par l'écrasement de
ces points entre les doigts on éprouve la sensation
d'une poussière calcaire que l'on aurait pressée. Ces
rayons et dépôts de couleur jaune d'ocre sont dus à la
présence, dans les tubes urinifères, d'une matière que
nous avons analysée ; notre ami, M. le docteur Boul-
land, micrographe habile, a trouvé que cette matière
était formée uniquement par des cristaux d'acide urique. L'analyse chimique nous a conduit au même résultat. »

Ces dépôts d'acide urique se sont rencontrés dans
les tubes urinifères de treize des trente-cinq sujets
autopsiés par M. Briquet. Les bassinets présentent
ordinairement une injection veineuse assez vive.

Capsules surrénales ordinairement saines.

Uretères. — Rien de remarquable, si ce n'est que
ces canaux sont parfois tapissés d'une couche de matière blanchâtre semblable à celle des intestins.

Vessie. — Presque toujours contractée, dure, ridée,

retirée derrière le pubis, généralement vide, et tapissée souvent à l'intérieur par une couche de matière blanchâtre analogue à celle que nous avons signalée dans les autres organes.

Urètre. — Ce canal est sain ; on l'a vu revêtu à l'intérieur d'une couche de matière semblable à celle des organes qui précèdent.

5° *Appareil respiratoire. Fosses nasales.* —Quelquefois leur muqueuse est revêtue d'une couche blanchâtre ; l'épiglotte et le larynx sont plus ou moins injectés.

La membrane muqueuse de la trachée et des bronches présente une coloration rose, rouge et parfois violette ; absence d'écume bronchique. M. Briquet y a vu, dans trois cas seulement, une éruption de petites bulles miliaires au niveau de l'ouverture des follicules contenus dans la muqueuse.

Poitrine. — Les poumons sont d'une intégrité remarquable, gris marbré, légers, crépitants, presque exsangues, s'affaissant sous le doigt, dont leur tissu conserve l'empreinte et ne réagissant pas, à la manière de la pâte de guimauve. Ils sont le plus souvent appliqués sur les côtés de la colonne vertébrale, comme les poumons d'un animal vivant à qui on a fait une plaie pénétrante de poitrine ; ils laissent entre eux et la plèvre un espace dans lequel l'air pénètre en sifflant quand on perce la paroi thoracique. Le tissu pulmonaire est sec ; coupé par tranches, il s'écoule des principaux vaisseaux un sang noir et poisseux qui s'échappe à grosses gouttes ; mais les vaisseaux capillaires sont vides ; leur bord postérieur est le siège d'un engouement général fort léger.

Plèvres. — Elles sont lisses, brillantes, poisseuses, adhérentes aux doigts, parfois comparables à des boîtes de sapin anglais parfaitement vernissées (Rochoux); en un mot, leur aspect est entièrement analogue à celui du péritoine.

Dans les vaisseaux pulmonaires, et surtout dans les veines, on trouve un engorgement vasculaire prononcé si le sujet est mort depuis quelque temps. Dans l'artère pulmonaire et ses divisions se voit un sang noir et poisseux; ce sang montre que l'hématose a cessé de se faire progressivement avant la mort, et cette cessation progressive de l'hématose peut s'observer sur le cadavre où l'on trouve du sang avec les propriétés que nous lui connaissons enveloppant des caillots plus solides qui présentent à leur centre des vestiges d'une matière coagulable se rapprochant par son apparence de celle qui se trouve dans le sang à l'état sain. C'est que, l'hématose devenant imparfaite, les veines pulmonaires ne rapportent plus au cœur que du sang mal hématosé, la marche du sang est ralentie par le ralentissement de la circulation, et s'il se fait des caillots dans les veines, le sang poisseux les entoure au moment de la mort du sujet.

Diaphragme. — Rien à noter, si ce n'est que cette cloison est souvent fortement refoulée en haut.

6° *Appareil circulatoire. Cœur.* — Presque toujours sain, présentant quelquefois à son extérieur des taches ou ecchymoses qui paraissent dues à la rupture des vaisseaux nourriciers. Sur quarante-quatre sujets, M. Marens (*Gaz. des hôp.*, 28 juillet 1831) a rencontré ces ecchymoses neuf fois. Les cavités cardiaques, particulièrement les droites, contiennent un sang noir et caillebotté analogue à la gelée de groseille, sec comme du raisiné ou bien semblable à un beau vernis noir. Les cavités gauches sont presque vides. La consistance du cœur est diminuée assez souvent, et son tissu friable, mou, pâle et flétri, a quelquefois la couleur de la feuille morte.

Les artères sont vides, revenues sur elles-mêmes, présentant quelquefois, dans les troncs principaux, des macules rougeâtres qui paraissent dues à une imbibition cadavérique. Le peu de sang que ces vaisseaux contiennent est noir.

Les veines caves supérieure et inférieure, les sous-clavières, les intercostales, en un mot tous les gros troncs veineux sont gorgés d'un sang très noir. Les veines des membres ne contiennent qu'une médiocre quantité de ce liquide ; ces vaisseaux présentent souvent à leur intérieur des traces d'imbibition sanguine.

7° *Appareil de l'innervation.* — Les vaisseaux et les sinus de la dure-mère sont gorgés d'un sang noir. Dans quelques cas, M. Rochoux y a vu une accumulation de sang telle dans la pie-mère qu'elle simulait des ecchymoses larges comme la paume de la main. L'arachnoïde ne paraît pas avoir présenté cette sécheresse que nous avons signalée dans d'autres séreuses.

La consistance du cerveau et du cervelet est normale ; coupées par tranches, les substances cérébrale et cérébelleuse laissent échapper de leurs vaisseaux principaux quelques gouttes de sang noir et poisseux. D'après M. Velpeau, les ventricules cérébraux contiennent une quantité plus ou moins considérable de sérosité. Pointillé vasculaire nombreux des deux sub-

8

stances et surtout de la grise, et parfois adhérence de
la pie-mère au cerveau.

La pie-mère rachidienne est injectée ; la moelle épinière presque toujours saine ; parfois augmentation de
quantité du liquide céphalo-rachidien. MM. de Larroque
et Laugier ont vu, vers la queue de cheval, des désordres semblables à ceux produits par l'inflammation.

Les nerfs pneumo-gastriques sont à l'état normal.
M. Bouillaud a vu trois fois une légère altération de
ces cordons nerveux. Les autres cordons nerveux n'offrent rien à noter.

Système nerveux ganglionnaire. — Ce système
n'offre rien de particulier, quoique Delpech ait attribué l'affection cholérique à une inflammation des ganglions semi-lunaires.

8° *Appareil de la locomotion.* — Les *muscles* sont
plus foncés en couleur que dans les cadavres ordinaires, ils ont une teinte de sang veineux qui se retrouve
dans presque tous les tissus ; ils sont durs, roides,
contractés et souvent tendus comme des cordes.

Les *os* ont, dans certain cas, une couleur rouge.
Les lésions cadavériques constatées chez un petit
nombre de sujets qui ont succombé dans ces derniers
jours (*Gazette des hôpitaux*, 29 novembre 1853), n'ont
présenté jusqu'ici aucune circonstance particulière,
rien qui n'ait déjà été vu et décrit dans les précédentes
épidémies. On y a reconnu tous les caractères anatomo-
pathologiques constatés en 1832 et en 1849.

Voici en quelques traits quelles sont les principales
lésions cadavériques propres au choléra qui ont été en
quelque sorte vérifiées de nouveau sous nos yeux par
les dernières autopsies.

« L'aspect du cadavre des sujets morts dans la période algide ne diffère pas sensiblement de l'aspect même que présentait le malade dans les derniers moments de la vie. On y retrouve la rigidité des membres, la teinte cyanique de la peau du visage, des mains et d'une plus ou moins grande étendue de la surface du corps ; la teinte livide des lèvres, l'amaigrissement extrême de la face, l'excavation profonde des orbites, etc. Nous avons constaté, en outre, chez quelques sujets, notamment chez l'un de ceux qui ont succombé dans la salle Sainte-Jeanne à l'Hôtel-Dieu, une flétrissure extrêmement prononcée du globe oculaire avec des ulcérations de la cornée. Un caractère qui est particulier aux cadavres des cholériques et qui a été également constaté chez ces derniers, c'est la persistance de la température qu'avait le corps au moment de la mort, température très inférieure, comme tout le monde le sait (et comme nous l'avons déjà dit), à la température normale, mais plus élevée que n'est habituellement celle des cadavres des sujets morts de toute autre maladie.

» Dans les organes intérieurs, on a retrouvé sur presque toutes les membranes muqueuses de vastes ecchymoses disséminées çà et là, tant sur la muqueuse gastro-intestinale que sur la muqueuse bronchique, ecchymoses qui ne sont que le résultat d'une stase sanguine mécanique semblable à celle qui a lieu sous la peau.

» On a retrouvé encore cet état sec et poisseux si remarquable et si caractéristique dans cette maladie de toutes les membranes séreuses, péritoine, plèvres, péricarde, etc., ainsi que ces flocons, ces grumeaux albumineux adhérents à la surface de ces membranes.

» L'une des lésions principales, et à laquelle on a dans le temps attaché une grande et juste importance, est cette éruption granuleuse de l'intestin, cette sorte de *psorentérie*, ainsi qu'on l'a appelée (Serres et Nonat).

» C'est, en général, sur les malades qui succombent rapidement dans la période algide qu'on la rencontre. Cette éruption a été trouvée très abondante et très développée chez le premier malade qui a succombé dans les salles de M. Rostan, et qui est mort dans la période algide. Nous devons dire cependant qu'elle a été trouvée aussi sur un malade mort dans les mêmes salles après plusieurs jours de maladie. » (*Gaz. des hôp.*, 1853.)

Voici, du reste, deux observations dont nous devons la première à l'obligeance de M. Nonat lui-même, et dont la seconde nous a été communiquée par un autre observateur non moins distingué, M. Marcé, interne des hôpitaux et lauréat de l'École pratique. Elles sont remarquables par cette particularité que, dans la première, les lésions anatomiques étaient très saillantes, et qu'elles manquaient entièrement dans la deuxième.

Première observation. — *Choléra-morbus terminé par la mort. Autopsie, psorentérie;* par M. NONAT, médecin de l'hôpital de la Pitié.

Coquiec (Alexandre), âgé de vingt-sept ans, étudiant en médecine, est entré à la Pitié, dans le service de M. Nonat, le 24 novembre 1853.

Ce malade, quoique d'apparence assez robuste, était sujet depuis quelque temps à des indispositions fréquentes, surtout depuis son retour de vacances.

Le 23 au soir, ayant une diarrhée assez abondante, il but du vin chaud.

Le 24 au matin, il fut pris de la plupart des symptômes du choléra : diarrhée persistante, vomissements, crampes, douleurs à l'épigastre et surtout à l'hypochondre droit.

Dans le courant de la journée, il appelle un médecin qui lui ordonne du thé : il en prend un peu. Les accidents ne font qu'augmenter de gravité. Il entre à la Pitié le soir, à sept heures. L'interne de garde le trouve dans la période algide : cyanose peu marquée, froid visqueux, vomissements et diarrhée, crampes. Il lui fait prendre une potion excitante et laudanisée ; sinapismes.

Le lendemain 25, à la visite, teinte cyanique générale et très caractérisée ; yeux caves, ternes ; perte presque complète de la vue ; intelligence presque complétement naturelle. Le malade donne quelques renseignements sur son état depuis le 23, et semble se douter de sa maladie. Froid général très marqué ; peau visqueuse comme celle des batraciens. Langue froide, assez humide ; haleine glacée, odeur toute spéciale ; voix un peu éteinte et saccadée ; respiration assez normale. Pouls petit, mais très fréquent (130 pulsations) ; bruits du cœur presque imperceptibles, lents. Crampes générales très douloureuses. Constriction douloureuse de l'abdomen, mais surtout douleur vers l'hypochondre droit. Epigastre un peu sensible à la pression. Depuis la veille, peu de vomissements et de diarrhée ; selles et matières de vomissement fétides, blanchâtres avec une légère teinte jaune ; pas d'urine depuis près de vingt-quatre heures.

Immédiatement après la visite, vers dix heures, un bain d'air chaud lui est donné ; six ventouses scarifiées sont appliquées sur l'hypochondre droit. Pour la journée : thé ; eau de Seltz ; glace.

Une demi-heure après le bain de vapeur, aucun changement favorable. Au contraire, refroidissement plus marqué ; crampes forçant le malade à se pelotonner dans son lit. Pouls complètement insensible ; l'intelligence baisse ; le malade se trouve bien ; voix presque entièrement éteinte : pronostic mortel.

En effet, vers onze heures et demie, le malade meurt sans aucun signe de réaction.

Autopsie le 26, à neuf heures du matin. — Teinte cyanique moins marquée que pendant la vie. Roideur cadavérique très grande.

Péritoine très visqueux ; intestins assez développés et rouges extérieurement. A leur intérieur, injection générale assez intense. A la fin de l'intestin grêle surtout, et aussi dans le reste de cet intestin, ainsi qu'à l'estomac même, présence d'une infinité de petits boutons. Psorentérie formant le caractère pathologique du choléra. De plus, valvules conniventes beaucoup plus hypertrophiées dans toute l'étendue de l'intestin grêle. Liquide renfermé dans les intestins contenant une grande quantité de flocons blanchâtres.

Plaques de Peyer altérées en assez grande quantité ; les unes très rouges, les autres blanchâtres, ressemblant à des cicatrices.

Rate petite, contenant du sang. Foie assez naturel, un peu plus rouge que d'habitude. Reins hypertrophiés, gorgés de sang, la substance corticale très développée ayant comme atrophié la tubuleuse.

Cœur mou, contenant une grande quantité de sang noir, visqueux, ressemblant à du raisiné. Pas de caillots. La substance même du cœur est noire et infiltrée de sang diffluent.

Rien de particulier aux poumons. Un peu d'emphysème.

(*Gazette des hôpitaux*, 6 décembre 1853.)

Deuxième observation. — Choléra-morbus. — Mort. — Absence de prodromes et de lésions anatomiques.

Bien que nous soyons porté à croire que dans la très grande majorité des cas la lésion anatomique signalée par MM. Serres et Nonat existe, et que les cas où on ne la rencontre pas sont exceptionnels, il faut cependant tenir compte de ces exceptions, que l'on a cherché à expliquer par le temps plus ou moins long qu'a duré la maladie, ou par l'époque plus ou moins éloignée de la mort où l'autopsie a été pratiquée. C'est à ce titre, nous le répétons, que nous publions le fait suivant dont l'authenticité nous est parfaitement garantie par la bonne foi et l'habileté de l'observateur :

Le 28 novembre, à une heure de la nuit, on apporte à l'hôpital Beaujon le nommé Petit-Jean (Manuel), manœuvre, âgé de dix-neuf ans. Il est couché salle Saint-François, n° 16, service de M. Sandras.

Le dimanche au matin cet homme, qui les jours précédents était dans un état de santé parfaite, est atteint de diarrhée et d'un malaise extrême. Il prend plusieurs verres de vin chaud, et même de l'eau-de-vie. Mais son état ne fait que s'aggraver, et vers midi les vomissements surviennent ; les évacuations se succèdent avec une rapidité et une abondance extrêmes. Surviennent bientôt les crampes, la teinte cyanique des mains, le refroidissement des extrémités. A son entrée à l'hôpital, l'état général était des plus graves, le pouls insensible à la radiale.

On eut recours à *des sinapismes fréquemment répétés*, à des *frictions excitantes*. On donna *une potion avec l'éther et le laudanum*.

Le lundi 28 novembre au matin, les extrémités s'étaient réchauffées, et l'on percevait bien faiblement le pouls; mais la voix était éteinte, les crampes persistaient, la cornée était terne, et les évacuations se succédaient, quoique à intervalles plus éloignés. Le malade succomba le soir à huit heures, sans qu'on ait pu obtenir un commencement de réaction franche et légitime. La mort avait lieu trente-six heures après l'invasion des accidents, et sans l'apparition de la diarrhée prodromique.

A l'autopsie, faite trente heures après la mort, on trouve le cœur à l'état normal, mais renfermant une assez grande quantité de sang noir, poisseux, non coagulé, et tout à fait caractéristique.

Les poumons retenus par des adhérences, mais sains du reste.

Le foie fortement congestionné; la vésicule était distendue par une grande quantité de bile.

A l'extérieur, l'intestin n'offrait rien d'extraordinaire; seulement l'S iliaque du côlon était très revenue sur elle-même.

La muqueuse stomacale offre au niveau de la grande courbure des ecchymoses sous-muqueuses au nombre de quatre ou cinq, mais du reste pas d'autre altération.

Dans le duodénum et le jéjunum, la muqueuse offre une couleur rosée, mais non uniforme, et siégeant surtout par plaques. Il y a en outre des arborisations nombreuses et très finement dessinées; les valvules sont comme boursouflées et œdémateuses; en les raclant, on enlève une certaine quantité de mucus visqueux, rougeâtre et adhérent; pas de ramollissement de la muqueuse. Les plaques de Peyer sont en certains points un peu saillantes; mais l'examen le plus attentif ne fait découvrir qu'un seul de ces follicules durs, saillants, qui constituent la psorentérie, et encore est-il peu caractérisé et même révoqué en doute par quelques uns des assistants.

Dans le cœcum on rencontre, comme dans l'estomac, des ecchymoses sous-muqueuses assez abondantes; du reste tout le gros intestin est parfaitement sain, à part un lombric et quelques trichocéphales. La cavité intestinale contenait une assez grande quantité de liquide tout à fait analogue aux déjections cholériques.

(*Gazette des hôpitaux,* 13 décembre 1853.)

Étude du sang des cholériques. — D'après M. Rayer, du sang de cholérique, recueilli dans un vase en passant sur la boule d'un thermomètre, a fait monter le mercure à 24 degrés et demi Réaumur; sa couleur était plus foncée que celle du sang d'un individu affecté de péricardite; il s'est bientôt pris en masse et n'a présenté qu'une fort petite quantité de sérum ; au bout de deux à trois jours d'exposition à l'air, la surface du caillot est devenue complétement noire comme du goudron, tandis que du sang ordinaire, conservé pendant le même laps de temps, est resté rouge. Battu pour en séparer la fibrine, il s'est faiblement coloré en rouge, tandis que le sang ordinaire, pendant la même opération, est devenu rutilant. Sa consistance est très considérable, et il s'écoule comme un vernis épais ; on peut résumer ainsi le travail de M. Rayer :

1° Le sang cholérique rougit peu à l'air ;

2° Il rougit moins sous son sérum que le sang non cholérique ;

3° Son sérum rougit moins le caillot du sang non cholérique que le sérum ordinaire ;

4° Les sels favorisent et avivent sa coloration à l'air ;

5° Il conserve plus longtemps que le sang non cholérique la propriété de rougir par les sels ;

6° Enfin, il contient moins de sérum et moins de sels que le sang non cholérique, et par cela même, est moins oxygénable.

D'après Wittstock, les caractères physiques du sang des cholériques seraient les mêmes que ceux du sang physiologique. La densité est de 1038,5 et la proportion des parties solides de 137,5 sur 1000. D'autres analyses de Simon, de O'Shaughnessy, de Heller, ont donné des résultats variables. MM. Becquerel et Rodier ont repris ces recherches, et de plusieurs analyses ils ont conclu que : La densité du sérum est très considérable, beaucoup plus forte que dans l'état normal ; la proportion d'eau diminuée ; la somme des matériaux solides très augmentée ; l'albumine dans des proportions normales et ayant plutôt une tendance vers la diminution que vers l'augmentation. Le chlorure de sodium est notablement augmenté, il y en a près d'un tiers de plus que dans l'état normal ; il s'est donc concentré dans le sang. Les matières grasses ont été plus que doublées ; enfin, les matières extractives sont en proportions énormes (1).

Dans deux analyses complètes du sang, on a observé les mêmes résultats, et en outre, une densité très considérable, ainsi qu'un chiffre extrêmement élevé des globules. Le sang s'est coagulé avec une extrême difficulté, et ce n'est qu'avec des peines infinies qu'on a pu obtenir une petite quantité de sérum.

Examen microscopique du sang cholérique. — M. Magendie (*Gazette des hôpit.*, 29 mai 1832) a trouvé, dans le choléra, les globules sanguins dans l'état suivant : Leur forme était irrégulière, on n'y voyait pas ce petit noyau opaque qu'on remarque à l'état sain. La coque qui contenait chacun de ces globules était froncée comme une pomme ridée. D'autres ont prétendu n'y avoir trouvé aucune différence avec le sang d'un homme sain.

Effets du sang cholérique sur les animaux. — M. Magendie a injecté 250 grammes de sang cholérique dans la veine jugulaire d'un chien à qui on avait retiré 250 grammes de sang par le même vaisseau ; cet animal a succombé le soir avec tous les symptômes du choléra. A l'ouverture cadavérique, les intestins

---

(1) Becquerel et Rodier, *Traité de chimie pathologique appliquée à la médecine pratique*, 1854, 1 vol. in-8, p. 134.

ont offert les mêmes lésions et le même liquide qu'on trouve dans les cadavres de cholériques.

Étude sur la matière des vomissements et de la diarrhée dans le choléra. — MM. Becquerel et Rodier ont analysé en 1849 les matières des vomissements cholériques provenant de six malades différents, tous dans un état fort grave, et présentant les caractères tranchés qu'ils ont dans le choléra. Tous soumis à la filtration, ont filtré facilement et laissé sur le papier un résidu insoluble et un liquide parfaitement transparent. Ces deux parties ont été examinées avec le plus grand soin. La première, la partie insoluble, est constituée presque exclusivement par de l'albumine coagulée, dont les fragments sont unis par du mucus en quantité très faible et tout à fait impondérable.

En résumé, ainsi que nous l'avons déjà dit d'après les analyses de MM. Bouillaud, Lassaigne et Lecanu (p. 105 et 106), l'analyse des vomissements permet de considérer ce liquide morbide comme constitué par du sérum du sang étendu d'une quantité d'eau variable, et en général très considérable, au milieu duquel nage de l'albumine coagulée, dont les fragments sont unis par du mucus, et dans lequel se trouve une proportion relativement considérable de chlorure de sodium.

De l'analyse de quatre liquides diarrhéiques provenant de malades cholériques dans un état fort grave, MM. Becquerel et Rodier ont tiré les mêmes conclusions que pour les matières des vomissements, sauf toutefois l'alcalinité des déjections due à des sels ammoniacaux qui ne s'y trouvent du reste qu'en faible proportion. C'est, en définitive, une eau légèrement albumineuse dans laquelle le chlorure de sodium est en quantité notable et au milieu de laquelle nagent des fragments d'albumine coagulée (1).

Du reste, les uns ont vu dans les déjections cholériques des lamelles détachées de la muqueuse intestinale altérée ; d'autres, des noyaux de cellules épithéliales ; ceux-ci, des globules se rapprochant plus ou moins des globules du pus ; ceux-là, des modifications de la fibrine.

MM. G. Swayne, Brittau et Budd (de Bristol), y ont reconnu, en 1849, des corpuscules d'apparence singulière, qu'ils regardèrent comme exclusivement propres au choléra.

Examen des urines des cholériques. — Dès les premiers jours de l'épidémie de 1849, M. Michel Lévy annonça, par une note adressée à l'Académie de médecine, en date du 7 avril, qu'il avait constaté la présence de l'albumine dans l'urine des cholériques ; il a recherché cette substance non seulement dans l'urine excrétée, mais encore dans l'urine extraite à l'aide du cathétérisme, chez les cholériques cyaniques et algides.

Contrairement à l'opinion de M. le professeur Rostan, qui a également constaté, et avant lui (dès le 9 mars), la présence de l'albumine, M. Michel Lévy pense que l'albumine existe aussi dans l'urine à la période de réaction. Quoi qu'il en soit, cette circonstance le conduit à rejeter l'idée de typhus consécutif, de transformation typhoïde appliquée à l'appréciation de la période réactionnelle du choléra. Il regarde la présence de l'albumine comme une sorte

---

(1) Becquerel et Rodier, *loc. cit.*, p. 476 et 488.

de mesure de l'intensité du choléra, comme un régulateur du pronostic et de l'action thérapeutique. La présence de l'albumine a été aussi constatée, en 1853, dans les urines des cholériques, par M. Vernois.

M. John Grave a découvert, au microscope, un produit qu'il appelle *champignon du choléra*, dans la première urine rendue par les cholériques. Suivant lui, contrairement à M. Swayne, les cellules du choléra se trouveraient ailleurs que dans le tube digestif.

M. W. Bird pense que ces cellules sont différentes de celles de M. Swayne, et qu'il ne s'agit ici que de *torules* comme on en trouve souvent dans l'urine normale.

Étude de l'air expiré par les cholériques.—M. Donné (Bouillaud, *Monographie du choléra,* 1832, p. 225) a fait passer de l'air expiré par deux cholériques, à travers de l'eau de chaux, et cette eau s'est troublée sur-le-champ, ce qui prouve que cet air contenait de l'acide carbonique.

De son côté, M. Rayer a fait sur ce sujet des expériences intéressantes (*Gazette médicale,* 1832, n° 37), d'où il résulte :

1° Que l'air expiré par les cholériques qui n'offrent point les caractères de l'asphyxie contient à peu près la même proportion d'oxygène que l'air expiré par des individus sains ;

2° Que l'air expiré par les cholériques qui offrent les caractères extérieurs de l'asphyxie contient *notablement plus d'oxygène* que celui expiré par des individus sains ;

3° Enfin, que la diminution ou le défaut d'absorption de l'oxygène dans la respiration coïncide avec l'abaissement de la température du corps, l'altération du sang et l'imperfection ou le défaut d'hématose.

Appréciation des phénomènes.—«Pour peu que vous arrêtiez vos réflexions sur les phénomènes observés dans le choléra, dit M. Gendrin, sur leur enchaînement aux diverses périodes et sur les recherches anatomiques et cliniques dont nous avons parlé plus haut, il vous sera facile de vous faire une idée nette des phénomènes morbides, d'établir la doctrine réelle des accidents cholériques ; je veux vous faire comprendre la nature de cette affection.

» Le malade atteint de choléra est manifestement frappé d'emblée d'une déperdition de liquide qui se fait sur la muqueuse du tube digestif si abondamment, que l'organisme manifeste l'épuisement qui en résulte pendant qu'on voit arriver au dehors les causes de cet épuisement : ce sont les excrétions morbides. Ce point de départ, qui existe *à priori* dans le choléra, est la clef de tous les accidents qui se succèdent.

» Quand on voit ces déperditions de liquide qui normalement se trouvent dans le sang, et qui s'en séparent après avoir été plus ou moins élaborés, on conçoit que l'organisme doit souffrir, et cette souffrance se manifeste par le refroidissement des extrémités, refroidissement causé non par la déperdition du calorique, puisqu'on ne peut y remédier par une production artificielle de chaleur, mais bien par la déperdition de l'activité des fonctions plastiques. Le sentiment de faiblesse éprouvé par les malades, la débilité qui croît avec lui, est donc un phénomène qui peut s'expliquer et qu'on comprend parfaitement.

» L'anorexie commence avec la maladie cholérique

et se continue avec elle. La digestion n'est possible
que par la sécrétion normale des liquides destinés à
l'accomplir. Cette sécrétion est tarie, ou du moins la
sécrétion du suc gastrique est convertie en un flux
séreux anormal.

» Les autres sécrétions sont supprimées; il ne se
produit plus d'urine, et si la diaphorèse survient, ce
n'est guère autre chose qu'une exsudation qui se produit sur un cadavre commençant, c'est une exsudation
qui se fait sans circulation, sans turgescence de la
peau, comme on la voit presque toujours survenir chez
les moribonds. On comprend que les sécrétions se sup-
priment, car c'est dans le sang qu'elles puisent à
chaque instant leurs principes constituants, et le sang,
altéré dans sa composition, ne peut plus les leur
fournir.

» Il arrive que la maladie cholérique s'arrête ; alors
les déperditions se suspendent, et le malade peut re-
trouver en lui-même assez d'activité fonctionnelle pour
réagir et récupérer un état de son organisme qui
puisse le conduire à la santé en passant par la période
réactionnelle : alors la question change complétement
de face.

» Nous touchons là à une des plus importantes
questions de pathologie générale. Le phénomène de la
réaction, c'est-à-dire la surexcitation vasculaire allant
jusqu'à la fièvre et favorisant les sécrétions, se montre
chez beaucoup de malades. Il s'établit dans l'organisme en vertu de la loi que nous allons énoncer :
« Toutes les fois que sous l'influence d'une cause quel-
» conque une certaine dépression se montre dans les
» appareils de la plasticité, elle a pour résultat de ra-

» lentir l'activité circulatoire, de créer la torpeur et
» l'engourdissement. Dès que cette dépression s'arrête,
» soit par épuisement de la cause productrice, soit par
» la perturbation que la médication peut apporter
» dans l'économie, l'organisme continue d'agir et
» d'accomplir ses fonctions dans la limite de la dé-
» pression ; alors l'activité fonctionnelle se relève pro-
» gressivement et tend à favoriser la circulation ralentie
» momentanément, et à détruire la stase sanguine qui
» existait dans les capillaires. La circulation reporte
» dans les vaisseaux du sang qui a repris ses qualités
» physiologiques ; l'appareil vasculaire est surexcité
» par ce sang auquel il n'est plus habitué, c'est ce qui
» constitue l'état fébrile et une grande propension aux
» phlogoses. » N'est-ce pas un phénomène analogue
qui se produit chez un homme enfermé longtemps dans
l'obscurité, et à qui l'on rend tout d'un coup la lumière
du jour ; il ne peut la supporter, et elle détermine chez
lui un état de souffrance, un véritable état pathologique.

» En appliquant cette doctrine au choléra, le phénomène se spécialise par les modifications fonction-
nelles que cette maladie entraîne dans l'appareil vasculaire périphérique.

» Dans le choléra-morbus, aussi longtemps que les
déperditions continuent, aussi longtemps que les capillaires sont en contact avec le sang qui ne s'hématose plus et qui est devenu visqueux, la débilité
persiste dans les appareils des fonctions plastiques ;
mais sitôt que les accidents cessent, l'hématose revient
peu à peu ; ces appareils sont surexcités par le sang
revivifié, et il se produit de la fièvre synoque de réaction qui appartient à tous les choléras.

» Toutes les fois que l'organisme est maintenu dans un état fébrile, il est dans un état insolite qui a pour caractère principal l'aptitude au développement des états morbides, des phlogoses en particulier. Ne voit-on pas cela chez les sujets maintenus dans un état fébrile par une cause traumatique, par une opération chirurgicale, par exemple? Ils sont toujours à la porte de phlogoses intercurrentes.

» Dans toutes les maladies où se produit une période réactionnelle, il y a danger pour l'apparition d'inflammations diverses, et de ces phlogoses qui déterminent ces métastases épigénétiques qui se montrent à la suite de tant de choléras ; aussi, dans tous les écrits bien faits, trouve-t-on que, quand la réaction est très énergique, il faut la réprimer par une médication appropriée pour réprimer les accidents inflammatoires de l'encéphale auxquels elle donne lieu. Par là j'arrive à vous montrer comment la réaction, bien que succédant au choléra et constituant un phénomène indispensable pour le retour du sujet à la santé, peut devenir la cause d'accidents épigénétiques et engendrer cette série de phlogoses qui se développent soit dans l'encéphale, soit dans le tube digestif, soit sur la peau, soit dans les parotides, soit enfin dans d'autres organes encore.

» Vous voyez qu'en vous expliquant comme je les comprends les phénomènes que l'on observe pendant le cours du choléra, je n'ai pas eu à faire un bien grand effort de logique, et que j'avais raison de vous dire que la genèse des phénomènes qui se produisent dans cette maladie était facile à concevoir. (*Leçons sur le choléra ; — Gazette des hôpitaux*, 13 décembre 1853.)

G. — MALADIES CONSÉCUTIVES AU CHOLÉRA OU AVEC LESQUELLES IL PEUT COÏNCIDER.

Nous avons vu dans l'épidémie actuelle (1853), comme dans les épidémies antérieures, le choléra se déclarer fréquemment chez des malades atteints d'autres affections ; nous en avons cité des exemples assez nombreux dans la *Gazette des hôpitaux* du mois de novembre ; d'autres praticiens ont fait la même remarque : voici ce que disait M. le professeur Magendie dès l'année 1832.

« Une observation fort importante sur le choléra, qui le différencie de plusieurs autres épidémies, c'est qu'il s'est joint à d'autres maladies. Dans notre hôpital, nous l'avons vu s'établir sur la plupart des maladies chroniques des poumons. Dans tous les cas, nous pouvions faire la part nette du choléra et de la maladie coexistante. Je me rappelle une femme jeune et belle, et qui avait à la fois empreints sur son visage les traits de la phthisie au troisième degré et la couleur bleue du choléra ; en sorte que ceux qui, comme nous, ont l'habitude de juger des maladies graves sur le masque du malade, pouvaient d'un coup d'œil reconnaître l'existence simultanée de deux causes impitoyables de mort se disputant pour ainsi dire les derniers souffles d'un être jadis animé et entouré de l'admiration de ses semblables.

» Après le choléra, nous avons vu quelques accidents postérieurs, certains états qui semblent être une suite du choléra. Chez des individus guéris, nous avons vu des catarrhes pulmonaires dont la matière

9

expectorée rappelait par son apparence les évacuations cholériques. Il est rare qu'il n'en soit pas de
même après le typhus et les fièvres graves, qui sont
fréquemment suivies d'expectorations abondantes de
matières qui semblent s'être formées durant la maladie et y avoir joué un rôle important.

» Ces états ne se sont pas terminés d'une manière
fâcheuse ; mais des malades ont conservé longtemps
ces catarrhes. » (*Leçons sur le choléra*, pag. 230.)

« Le choléra, dit M. Gendrin, a frappé pour la plupart des sujets dont la santé était chancelante, ce qui
a fait dire avec raison que s'il n'influait pas plus sur
la diminution des populations, c'est qu'en général il
emportait des individus que leur maladie habituelle
devait dans un temps plus ou moins éloigné conduire
nécessairement à la mort.

» Le choléra frappe des sujets affectés de maladies
chroniques variables, et il faut déterminer les états
pathologiques qui ont été des causes prédisposantes
assez grandes pour que les sujets qui les portaient
fussent plus immédiatement sous le coup de la maladie
régnante. Il faut le dire, cependant, certains de ces
malades ont été frappés, tandis que d'autres, dans les
mêmes conditions, ont été préservés.

» Les phthisiques, qui sont si nombreux dans les
grands centres de population, et surtout à Paris, ont
été plus atteints que les autres en 1832 comme en
1849 : aussi a-t-on vu mourir presque tous ceux qui
dans les salles d'hôpital étaient exposés au contact des
cholériques agglomérés.

» Les cancéreux ont peu contracté le choléra ; nous
en avons vu beaucoup exposés au contagium, et pas

un seul, à notre connaissance, n'a été atteint. Est-ce
le sort qui nous a favorisé? Cela peut être, mais en
réalité les cancéreux dans les salles, en 1832 et 1849,
n'ont pas été atteints.

» Nous n'avons pas vu un seul cas de complication
de maladie spéciale par le choléra-morbus ; des sujets
atteints de variole (un varioleux a été pris dernièrement du choléra, à la période de dessiccation, dans le
service de M. Grisolle, 1853), de rougeole, de scarlatine, de typhus, ont pu traverser l'épidémie sans en
être atteints tant que durait leur maladie; mais ils pouvaient être pris dans la convalescence. Aussi, pour nous,
le choléra présente cette particularité, qu'étant une
maladie à principe spécifique, il peut succéder aux
maladies à principe analogue, mais ne s'y associe
jamais.

» Les sujets exposés aux flux hépatiques pouvant
élever leurs accidents jusqu'à déterminer des calculs
et des diarrhées bilieuses abondantes ne sont pas nécessairement exposés au choléra ; les malades affectés
de dyssenterie sont dans le même cas, et nous n'a-
vons pas prescrit aux sujets affectés de diarrhée bilieuse et de dyssenterie de médication préservatrice
du choléra, car nous ne les avons pas considérés
comme prédisposés à cette maladie. Si l'on agissait
de même quand on a affaire à des diarrhées muqueuses, on s'exposerait à de graves accidents. Les maladies dans lesquelles les fonctions sécrétoires du foie
sont exagérées seulement sont à l'abri de la complication cholérique aussi longtemps que ces maladies se
prolongent.

» Un sujet peut contracter deux fois le choléra,

mais quand il se trouve dans des conditions très défavorables, et encore c'est extrêmement rare. En 1832, surtout dans la seconde période de l'épidémie, on reçut dans les hôpitaux un grand nombre de malheureux provenant de l'armée que don Pédro avait menée en Portugal, et qui à son débarquement à Oporto fut envahie par le choléra ; pas un seul ne l'a contracté à Paris. On doit donc retrancher d'abord les sujets qui ont eu le choléra de la population que l'on regarde comme accessible à ce fléau.

» Nous n'avons pas vu en 1849 un seul malade qui l'ait eu en 1832. Il est vrai qu'on ne peut guère s'en rapporter aux assertions des malades. Cependant nous n'avons vu qu'une femme l'ayant contracté deux fois : une fois dans la première période, puis une deuxième fois dans la seconde période de l'épidémie ; elle rentra dans le service, et y mourut dans la période asphyxique. » (*Gazette des hôpitaux,* 13 décembre 1853.)

H. — NATURE DU CHOLÉRA ÉPIDÉMIQUE.

Nous insisterons peu sur ce point, et nous dirons avec le célèbre professeur de physiologie au collège de France, qu'il n'est pas présumable qu'une Académie formulât aujourd'hui une opinion semblable à celle qu'elle émit en 1832, et qu'elle définît le choléra : *Une altération profonde de l'innervation, avec un mode particulier de l'état catarrhal.* Cette définition, en effet, ne pouvait faire fortune. En Angleterre on la qualifia de *solemn nonsense,* et à Paris on se contenta d'en rire.

Nous n'examinerons pas si le choléra est une affection inflammatoire du canal intestinal. Le bon sens a

fait justice aussi de cette rêverie physiologique. Bien
d'autres hypothèses ont été émises à ce sujet, et nous
regrettons presque d'être obligé seulement de les
énumérer, non que nous affections du dédain pour
ceux de nos confrères qui font des efforts d'esprit plus
ou moins heureux pour déchiffrer ce problème, mais
parce que, pour longtemps, si ce n'est même pour toujours, ce problème nous paraît insoluble. Le siége, les
causes, la nature du choléra, sont pour nous le *quid
ignotum*, le τό θεῖον d'Hippocrate, qu'il n'est pas donné
à notre humaine nature d'approfondir, et qu'il faut
laisser le soin d'expliquer et d'approfondir à son divin
et suprême auteur.

M. Bouillaud aura beau soutenir avec talent son
opinion sur cette *irritation gastro-intestinale spéciale*,
qu'il appellera *irritation sécrétoire*, et que M. Clot-
Bey regardera comme *une véritable gastro-entérite*,
M. Magendie ne l'en fera pas moins dépendre de
l'affaiblissement des contractions du cœur; Delpech,
d'une affection du grand sympathique; Ochel (de
Saint-Pétersbourg), d'une paralysie des organes de
la circulation; Sinagowitz, d'une paralysie des intestins; Rochoux, d'une altération du sang par l'addition d'un agent délétère; M. Roche, d'une affection
de la muqueuse gastro-intestinale et de la moelle;
M. Bally, d'une affection des vaisseaux lymphatiques
de l'appareil digestif, dans laquelle la marche des
liquides blancs aurait lieu en sens inverse de l'état
normal, en sorte qu'au lieu d'être portés dans le sang,
ils s'épancheraient dans les cavités digestives.

Et si de 1832 nous passons à 1849 et à 1853, les
hypothèses ne nous manqueront pas davantage.

M. Briquet nous dira que c'est un *empoisonnement
miasmatique* de nature hyposthénisante, avec expul-
sion du toxique vers les surfaces digestive et urinaire, diarrhée abondante, perte de fluides séreux et
viscosité du sang.

Pour M. Gendrin, ce sera « une maladie *diacritique*
résultant de l'altération des fonctions des organes
sécréteurs, qu'il suppose résulter de l'introduction
dans l'organisme d'un ferment qui déterminerait immédiatement des altérations des liquides menant à la
colliquation. »

Toutes les questions relatives à la nature du choléra
ont aussi été posées en Angleterre, et dans la *Gazette
hebdomadaire de médecine*, M. le docteur Prosper de
Pietra Santa les analyse et les juge avec beaucoup
de justesse; nous lui empruntons ce court résumé :

« 1° L'hypothèse des agents volcaniques, de Par-
kins, ne peut donner lieu qu'à un genre d'éloge, et il
s'adresse au courage qu'a eu l'auteur de suivre pendant plusieurs années l'épidémie, en se soumettant
partout à l'influence des causes qu'il était si avide de
reconnaître. Il croit que les éléments du poison morbide sont engendrés par des réservoirs souterrains et
répandus de là dans l'atmosphère ambiante. On peut
se contenter de faire observer que le choléra n'a pas
été plus grave au milieu des contrées volcaniques, et
que les invasions de 1832 et de 1849 n'ont pas cor-
respondu à des éruptions ou à des tremblements de
terre.

» 2° M. Orton attribue au défaut d'électricité la
cause éloignée de l'épidémie. Personne cependant
n'a démontré cette relation, et en mettant les obser-

vations journalières faites à Greenwich en regard des
chiffres des décès, il a été impossible de trouver une
relation quelconque entre ces deux ordres de faits.

» On a prétendu qu'à Saint-Pétersbourg, pendant
toute la durée du fléau, l'état électrique avait été
troublé ; « l'électricité était si affaiblie, que l'on ne
» pouvait plus charger les machines. » Mais, pour accorder à ce fait une importance réelle, il faudrait :
1° établir que jamais, à d'autres époques, il ne s'est
produit en ville ou aux environs ; 2° que les mêmes
phénomènes ont été observés ailleurs. Or, les données
pour répondre à la première hypothèse manquent, et
les observations faites à Londres, à Berlin, à Hambourg, n'ont jamais autorisé la seconde.

» M. Schoenbein a modifié cette théorie d'une manière ingénieuse : l'oxygène, au contact de l'étincelle
électrique, est transformé en une matière odorante dite
ozone, qui a la faculté de désinfecter l'air saturé des
miasmes de viandes putrides. Par conséquent, ces miasmes, répandus dans l'atmosphère par le nombre infini
de plantes et d'animaux qui meurent à toutes les heures
sur la terre et sur l'eau, sont constamment décomposés par l'*ozone*. En généralisant, M. Schoenbein a attribué au défaut d'ozone la cause du choléra. Mais les
faits ne répondent guère à cette pure conception de
l'esprit.

» 4° M. Snow ne définit pas « ce quelque chose qui
» transporte le choléra d'une personne à une autre,
» en passant par la membrane muqueuse du canal
» alimentaire de chacune d'elles, » et il n'explique pas
l'origine de l'épidémie.

» 5° La théorie des champignons des docteurs Bris-

tain et Swaine (de Bristol) a été victorieusement combattue par le comité de médecins devant lesquels ces
messieurs avaient été appelés pour démontrer les
fongus contenus dans plusieurs qualités d'eau ser-
vant à la boisson ordinaire des habitants des localités
infectées. »

Au milieu de toutes ces théories, le *registrar general* n'accepte que l'interprétation suivante à laquelle
on pourrait appliquer la même qualification qu'à celle
de Paris : « Le choléra est produit chez l'homme par
» une certaine matière spécifique, variété de celle
» qu'engendrent aux Indes certaines circonstances dé-
» favorables ; » douée de la faculté de se propager,
de se multiplier elle-même à travers l'air, l'eau ou la
nourriture, en détruisant l'organisme par la succession
des phénomènes qui constituent le choléra asiatique.

« M. Farr propose de nommer pour le moment cette
matière CHOLÉRINE, et de classer l'affection elle-même
dans les *zimoties*. Ce terme, nouvellement créé, em-
brasse l'ensemble des maladies endémiques, épidémiques et contagieuses, et de celles qui sont censées se
produire d'une manière analogue à la fermentation.
C'est de là même que le mot est venu. On sait que,
suivant Liebig, les miasmes proprement dits ne peuvent que déterminer une maladie, mais non se reproduire. L'acide carbonique, l'hydrogène sulfureux qui
se dégagent fréquemment des caves, mines, puisards,
égouts, n'exercent une influence pernicieuse que sur
les personnes qui les respirent. Mais il est d'autres
miasmes dont nous ne connaissons en aucune manière
la composition chimique, qui produisent la mort avec
une rapidité effrayante, et dont le germe se renouvelle

dans les organismes, de manière à se perpétuer et à se multiplier indéfiniment. La *cholérine* est au nombre de ces derniers agents. Engendrée aux Indes sous des conditions spéciales, elle a fait sa première apparition dans le delta du Gange. Dès le mois de juin 1817, elle a acquis une intensité effrayante en Naddée, où la maladie était connue sous sa forme endémique. »

Quant à nous, nous nous contenterons d'avouer encore une fois notre ignorance à cet égard, et de la définition de M. Gendrin nous n'accepterons que les conclusions : « La nature du choléra nous échappe, comme au reste la nature de presque toutes les maladies ; le ferment qui le détermine est puisé nous ne savons où. Nous ne serions guère, du reste, plus avancés si nous connaissions la nature de ce ferment, puisqu'il est plus que probable que nous n'aurions pas de médication spéciale à lui opposer : ce que nous avons à combattre, ce sont les phénomènes essentiels de la maladie, et il importe peu de connaître la nature intime de la cause qui sans doute restera toujours secrète. » (*Gazette des hôpitaux*, 13 décembre 1853.)

I. — ÉTIOLOGIE DU CHOLÉRA ÉPIDÉMIQUE.

Une foule de travaux et de recherches, qui sont loin de fournir des données bien satisfaisantes, ont été entrepris relativement à l'étiologie du choléra épidémique. La plus grande obscurité règne encore, il faut le dire, quand il s'agit de déterminer les causes de ce fléau ainsi que de bien d'autres. Tout se borne, hélas! à des hypothèses que nous croyons cependant devoir faire connaître en peu de mots. Les causes

spécifiques ou essentielles du choléra-morbus épidémique, comme sa nature, nous sont complétement inconnues. Suivant les uns, le choléra est le résultat
d'une influence cosmique; c'est un effet électro-
magnétique; c'est le produit d'un agent morbifique
nommé *semina*. Il résulte d'une altération particulière
de l'air; sa source est dans une intoxication miasmatique dont l'influence s'exerce sur le tube digestif.
On l'a fait dépendre de l'influence électrique; Mojon
l'attribuait à des animalcules venimeux répandus
dans l'atmosphère; M. Mialhe croit avoir découvert
un cryptogame dans les organes ou les déjections
des cholériques, et ne serait sans doute pas éloigné
de lui attribuer le développement du choléra. Mais,
comme le dit M. Gendrin (*Leçons sur le choléra*), cette
cause, qui agit sur les populations d'une contrée et se
transporte sans que nous sachions pourquoi ni comment, est une de celles sur lesquelles nous n'avons
pas de données; elle rentre, répétons-le, dans la cause
inappréciable qu'Hippocrate appelait τό θεῖον, ou influence divine et surnaturelle. Il n'est pas dans la
science une seule donnée acceptable qui fasse connaître
ou qui mette sur la voie de la cause occulte de cette
maladie, pas plus que de celle de l'*influence* ou grippe
qui parcourt l'Europe, ou de presque toutes les maladies épidémiques.

« Il ne convient donc pas à des médecins qui se
piquent de philosophie, de faire des recherches sur
toutes les hypothèses déraisonnables qui ont été apportées pour la connaissance de cette cause; *de pareilles billevesées ne sont bonnes que pour les niais.* »
(*Gazette des hôpitaux*, 15 décembre 1853.)

Mais à côté de ces causes inconnues, et qui le seront probablement toujours, il en est d'autres que l'on peut apprécier avec plus de certitude et dont l'influence ne saurait être niée. La première et la plus importante de ces causes est sans contredit l'agglomération d'hommes. Nous savons par Curty qu'en l'année 1715, les Indiens s'étant réunis au nombre d'un ou de deux millions pour se livrer à une cérémonie religieuse qui se célèbre à des époques assez éloignées, le choléra-morbus se déclara parmi eux et en fit mourir une vingtaine de mille en quelques jours, tandis que les pays voisins ne furent pas atteints. Le choléra cessa aussitôt que cette masse d'hommes se fut dissipée. On a aussi observé que le choléra s'est déclaré sur les troupes anglaises quand elles étaient agglomérées pour exécuter des manœuvres, et qu'il disparut dès que ces réunions furent dissipées.

Il est vrai qu'ici on pourrait objecter que ces particularités ont été observées dans des pays où le choléra est endémique ; mais des faits semblables n'ont-ils pas été observés en 1831, en Pologne, pendant la guerre de l'insurrection ? Le choléra-morbus s'y déclara aussi parmi les corps de troupes agglomérées, surtout parmi ceux qui campaient dans les lieux humides et marécageux.

« Constamment, en effet, dit M. Gendrin, dans les épidémies d'Europe, il fut plus intense dans les lieux situés près des cours d'eau. Ainsi, en 1831, à Berlin, il se circonscrivit dans les quartiers situés sur les bords du canal de la Sprée, et en 1832 les quartiers de Paris les plus fortement atteints furent ceux qui se rapprochaient des cours d'eaux. Ce quartier-ci (quartier de la Pitié et du Jardin des Plantes), par exemple, qui est sur le cours de la Bièvre ; le faubourg Saint-Germain, construit sur un cours d'eau souterrain, furent le plus gravement atteints. L'hospice de la Salpêtrière, à cheval pour ainsi dire sur la Bièvre, fut gravement frappé en 1832, et surtout en 1849. Et encore maintenant presque tous les malades qui nous arrivent demeurent sur le cours de la Bièvre. La rue Poliveau, qui se trouve si bien dans ces conditions, fut presque dépeuplée dans l'épidémie de 1849.

» On a vu le choléra régner dans des pays éloignés des cours d'eau et y sévir avec violence ; mais il est en général plus intense, fait plus de victimes dans le cas contraire, et frappe plus particulièrement sur les populations habitant les lieux humides et les terres glaises, sur lesquelles se forment naturellement des nappes d'eau. Il est cependant incontestable qu'il y a des localités qui sont dans ces conditions et qui ont été épargnées : ainsi la ville de Lyon, en 1832 et 1849, jouit d'une immunité complète, et pourtant elle est placée sur le cours de deux rivières, et fréquemment une portion de la ville est inondée par les débordements. On ne peut se rendre compte de ces exceptions, mais on ne peut nier que le choléra se montre dans les lieux humides avec une sorte de prédilection. »

Cette même observation vient d'être faite encore d'une manière générale en Angleterre ; on peut voir en effet, dans le compte exact et détaillé que nous rendons (page 13 et suiv.) des deux dernières épidémies de choléra en Angleterre, que le nombre des invasions et le chiffre de la mortalité ont été bien plus considérables dans les districts renfermant les grands ports, dans les localités situées sur les bords de la mer ou des rivières. À Londres même, ces chiffres conservent d'égales proportions, et la mortalité a été bien plus grande à une élévation de moins de vingt pieds au-dessus du niveau de la marée haute que dans les sites plus élevés.

Une cause non moins générale qui a été signalée aussi en Angleterre, dans les deux dernières épidémies (1848 et 1853), c'est l'impureté de l'eau de boisson; on peut voir encore dans notre compte rendu de ces deux épidémies (p. 13 et suivantes) que certaines villes ont été épargnées et frappées selon que les eaux étaient pures ou impures. Dans la dernière épidémie (1853), Newcastle et Gateshead en ont fourni des exemples remarquables; Hull et Exeter ont donné en 1849 des exemples renversés du même fait. Si cette observation se poursuit en d'autres pays; si en France, par exemple, on parvient, ainsi que nous en avons déjà manifesté le désir, à établir comme en Angleterre un registre ou *registrar officiel* général, où toutes les correspondances aboutissent et soient rendues publiques, on peut ne pas désespérer d'arriver sur ce point à une solution satisfaisante.

« Mais les causes générales, dit encore M. Gendrin, ne font pas naître spontanément le choléra dans nos climats; il a fallu qu'il arrive chez nous par un acheminement progressif depuis l'Inde jusque dans notre pays : les causes d'agglomération seules ne peuvent produire cette maladie; il faut constamment qu'il s'y ajoute cette cause générique qui depuis 1817 parcourt le globe dans tous les sens.

» Il faut le concours de circonstances multiples pour
produire le choléra, et elles peuvent devenir saillantes
dans l'organisme des sujets, dans les conditions que je
vais indiquer. Toutes les fois que le choléra s'était produit dans un lieu resserré sur un certain nombre d'individus, ceux qui approchaient ces individus devenaient plus aptes à le contracter. Les uns ont vu là la
contagion toute simple, d'autres ont voulu y voir une
influence morale donnant une prédisposition à la maladie cholérique, quand toutefois l'influence épidémique existait.

» Il n'est pas impossible, en effet, que le développement de cette maladie sur un nombre plus ou moins
considérable de sujets, dont quelques uns vous sont
attachés par des liens de famille ou d'affection, n'exerce
une impression morale assez grande pour vous mettre
dans des conditions prédisposantes à la maladie ; car
on a vu que l'on contractait plus facilement une affection quelconque quand on est dans un état de débilité, et il n'est pas de cause débilitante qui atteigne
l'organisme plus énergiquement que la terreur ou les
passions tristes, le chagrin surtout.

» Cependant, à côté de ces faits, il en est d'autres
qui montrent qu'il y a des causes différentes de la terreur ou du chagrin pouvant produire le même résultat. Ainsi, le choléra ne règne pas dans une salle
d'hôpital ; si l'on y apporte un malade, il est rare qu'il
ne s'en manifeste pas aussitôt quelques uns ; c'est ce
qui arrive journellement dans tous les hôpitaux : il est
difficile d'admettre que la présence de ce malade exerce
une assez grande terreur sur les autres malades de la
salle pour faire éclater le choléra parmi eux. »

Tous ces prétendus faits de contagion sont loin de nous paraître concluants et peuvent s'expliquer par la seule influence épidémique. Combien de faits contraires, d'ailleurs, ne pourrait-on pas citer dans lesquels non seulement des localités voisines de lieux infectés et en communication constante ont été préservées, mais des individus en communication journalière avec les cholériques, tels que les médecins, les infirmiers, n'ont pas été atteints ! et combien n'est-il pas à désirer que cette funeste croyance à la contagion, qui au moyen âge a produit de si déplorables effets, ne se rétablisse pas dans l'esprit des populations !

N'a-t-on pas vu encore dernièrement à Dantzig les résultats de cette funeste pratique? On n'y avait négligé aucune précaution : cordon hors de l'enceinte, cordon sur le port, lazaret, séquestre des maisons infectées, tout fut mis en usage. Eh bien ! on eut jusqu'à 1,010 morts sur 1,387 malades, proportion qui n'a été nulle part aussi forte. (Dalmas, *Dictionnaire* en 30 volumes, t. VII, p. 525.)

Si encore on pouvait avec cette idée, et grâce à des mesures de séquestration, s'opposer à la propagation des maladies épidémiques; mais on sait combien ont été inutiles tous les cordons sanitaires élevés à diverses époques, et combien de préjugés ridicules l'ignorance avait enfantés, que le progrès des lumières et les efforts des modernes Chervins sont parvenus à détruire au grand profit de l'humanité.

Les systèmes de propagation de la maladie par telle ou telle voie se sont tous, d'ailleurs, trouvés réduits au néant par la marche même de la maladie. Le choléra,

développé dans l'Inde, s'est successivement montré
sans cause appréciable, pour ainsi dire, sur tous les
points du globe, mais avec une lenteur qui déjoue
toutes les explications. «Car remarquez, dit M. Magendie, que s'il y avait propagation par contact ou autrement, il n'aurait pas mis quinze ans à venir jusqu'à
nous : les communications entre l'Inde et l'Europe
sont trop fréquentes.

» L'épidémie arrivée à Paris a éclaté tout à coup
sans qu'on puisse dire par quelles raisons. Les uns
diront qu'il est venu avec le vent du nord-est, qui en
a transporté le principe du nord de l'Angleterre ; d'autres qu'il a été produit par des émanations terrestres
ou des animalcules portés sur les nuages, ou bien qu'il
est né d'un état électrique de l'atmosphère ou de la
présence de marchandises infectées de *germes* conta-
gieux. Mais il ne suffit pas d'avancer de pareilles assertions, il faudrait les asseoir sur des preuves. Que
ceux, par exemple, qui pensent que le choléra a été
transporté par l'air, expliquent comment il se fait que
le vent, qui à cette époque avait une rapidité de huit
lieues à l'heure, ce qui résulte des observations faites
à l'Observatoire de Paris, que ce vent, qui soufflait sur
plusieurs contrées à la fois, ait développé le choléra
à Paris et non ailleurs ; comment il ne l'a pas développé dans le pays situé entre Paris et les côtes d'Angleterre. Ni cette explication ni les autres ne sont
admissibles. » (*Leçons sur le choléra*, p. 262.)

Mais nous aurons occasion de reprendre ce sujet
lorsque nous traiterons de la prophylaxie du choléra.
Revenons à l'examen des causes :

« Tout ce que nous savons, disait Rochoux à l'Académie, c'est que le vent du nord et de l'est favorise évidemment le développement du mal. »

C'est, en effet, par des vents froids du nord et de l'est que le choléra nous est arrivé en 1832 et 1849 ; et, en 1853, le refroidissement de la température et les vents du nord et de l'est ont coïncidé avec sa nouvelle apparition à Paris.

Les alternatives du chaud et du froid, le passage subit d'une température élevée des jours d'été à la fraîcheur des nuits dans les pays chauds, ont toujours été regardés comme une des causes les plus fréquentes du développement du choléra. Ajoutez à cela les excès dans le régime alimentaire, l'emploi des substances indigestes, comme la chair de porc, le lard, les viandes salées ou faisandées, les poissons marinés, les légumes et les fruits mangés avant leur maturité, surtout dans les pays chauds ; l'ananas, le melon, le concombre ; l'ingestion d'une grande quantité de boissons froides ; l'acte du coït intempestivement ou trop fréquemment exercé, et en général toutes les influences qui apportent un changement plus ou moins marqué dans le mode suivant lequel s'accomplissent les fonctions ; les influences qui jettent l'homme dans un état d'affaiblissement et qui l'empêchent de réagir convenablement contre les agents débilitants ou nuisibles auxquels il est exposé ; enfin un état de souffrances habituelles, de maladie plus ou moins ancienne, et vous comprendrez que toutes ces causes peuvent favoriser le développement de la maladie.

Parmi les excès les plus dangereux, nous citerons l'ivrognerie. Bien qu'on ait rapporté des exemples d'individus vivant dans un état d'ébriété presque con-

10

tinuelle qui ont été préservés du choléra, et que les
relevés de M. Blondel ne confirment pas l'influence
pernicieuse des excès du dimanche et du lundi sur le
développement du mal, et surtout sur les réceptions
dans les hôpitaux, on ne doit pas moins regarder
l'abus du vin et des liqueurs fortes comme très funeste
et donnant souvent lieu à l'invasion du choléra.

Ainsi encore, la misère et les privations qu'elle entraîne, des vêtements insuffisants, l'insalubrité des habitations, l'encombrement et l'étroitesse des logements
sont autant de causes au moins prédisposantes à la
production de la maladie.

Quant à l'âge, au sexe, à la profession, ils n'ont
paru avoir sur la production du choléra aucune influence particulière. Ce n'est qu'indirectement et suivant que dans telle ou telle profession, à tel ou tel âge,
on se trouverait plus ou moins exposé aux causes indiquées précédemment, qu'on pourrait être porté à attribuer à ces dernières conditions une influence réelle.
Ainsi, en général, les hommes voués aux professions
les plus pénibles, les plus exposés aux intempéries des
saisons, ont compté le plus grand nombre de victimes,
et cependant il y a eu à ce fait des exceptions. Mais,
comme le dit avec raison Dalmas (*Dictionnaire* en
30 vol., art. Choléra, t. VII, p. 475), de tout temps il
y a eu en Europe des malheureux exposés aux rigueurs
et aux variations des saisons ; de tout temps l'intem-
pérance et la guerre ont fait parmi eux des victimes ;
cependant, avant 1817, le choléra n'était jamais venu
s'implanter au cœur de nos populations. D'autre part,
il faut convenir que le choléra n'a pas toujours épar-
gné les personnes placées dans les conditions les plus

favorables en apparence. Les gens les plus sobres ont
péri à côté des plus imprudents. Tous les lieux secs et
bien aérés n'ont pas été respectés. Il faut donc chercher ailleurs que dans les causes que nous venons
d'indiquer la cause première de la désastreuse diffu-
sion de ce fléau.

J. — Traitement du choléra-morbus épidémique.

Nous voici arrivé à la partie la plus importante
sans contredit, et qui malheureusement laisse beaucoup à désirer, le traitement.

En effet, les descriptions fidèles qui ont été données
de la maladie, les caractères tranchés qu'elle présente, ne permettent guère de conserver du doute sur
le diagnostic. Il est à peu près impossible que le praticien le plus inexpérimenté méconnaisse une affection
devenue pour ainsi dire endémique dans notre pays,
et qui se traduit d'une manière aussi nette, aussi sail-
lante; mais si l'erreur est presque inadmissible sous
ce rapport, il faut bien convenir que les moyens employés par les médecins les plus recommandables de
tous les pays n'offrent pas des garanties de succès
assez générales, assez authentiques, assez dénuées
d'illusions, pour que l'on puisse formuler désormais,
et de longtemps peut-être, une méthode complète et
uniforme de traitement.

Il en est ainsi, du reste, pour la plupart des maladies épidémiques dont les causes sont ignorées. Ce
n'est que par des tâtonnements longs et incertains que
l'on peut arriver, en quelque sorte au hasard et en
aveugle, à trouver le remède souverain; il a fallu

l'uniformité de la cause et de la marche des fièvres
paludéennes pour que le quinquina et les antipériodi-
ques prissent rang parmi les remèdes héroïques et
d'un effet le plus souvent certain, et pour que la thérapeutique n'eût pas à ce sujet à s'égarer dans le
dédale des recherches et des applications diverses de
nouveaux médicaments.

Dans le choléra, en est-il ainsi ? Comment procla-
mer un spécifique dans une maladie funeste qui frappe
à l'improviste les populations, que nulle barrière n'arrête, qui fait on ne sait combien de lieues à l'heure, qui
passe les fleuves, les montagnes, les mers, capricieuse
et terrible, et qui ne présente aucune uniformité ni
dans ses causes prédisposantes, ni dans ses causes
occasionnelles, ni dans ses causes déterminantes.

Aussi sommes-nous bien loin de faire un reproche
à nos confrères de la multiplicité des essais qui se re-
nouvellent journellement, surtout depuis vingt et un
ans ; nous les louerons plutôt de leur persévérance,
de leur zèle ; nous comprenons toutes leurs illusions,
et ne nous étonnons nullement de les voir si souvent
déçues. Fidèle interprète de leurs tentatives, appré-
ciateur impartial de leurs essais, nous tâcherons de les
rapporter tous sans lacune, sans omission, sans préférence autre que celle que notre conscience nous dictera.

Ces essais, ces tâtonnements, ne laissent pas d'ailleurs que d'avoir leur utilité et leurs succès partiels ;
alors même que la maladie n'est pas arrêtée dans sa
marche fatale, et que l'issue reste promptement dé-
plorable, les médicaments proposés ont souvent pour
effet de modifier quelques symptômes. C'est quelque
chose que de calmer l'anxiété provoquée par les dé-

jections, de modérer la douleur quelquefois bien
cruelle des contractions nerveuses, et de conduire au
terme fatal, avec un peu de calme et d'apaisement,
le malheureux qui souffre, et qui, quoique frappé mor-
tellement, ne bénit pas moins la main qui le soulage
et adoucit la rigueur de ses derniers instants. S'il est
vrai d'ailleurs que dans un pays voisin on soit réellement parvenu à enrayer les premières manifestations
de l'épidémie ; si les succès que les Anglais assurent
avoir obtenus à Newcastle et à Gateshead de l'application de leurs mesures prophylactiques, de ces
visites préventives auxquelles ils attribuent une action
générale et préservatrice, ce sera déjà un grand pas
fait dans la thérapeutique du fléau d'origine indienne
qui menace de s'acclimater dans notre pays. Espérons
que ces mesures, transportées à Paris et dans d'autres
régions, ne seront pas frappées d'inefficacité, et que
les détails que nous publions à ce sujet, appuyés de
toutes les pièces justificatives, auront pour effet d'in-
struire et de préserver les populations où l'épidémie
tentera de nouveaux ravages.

Avant de tracer un exposé succinct des moyens de
traitement qui nous paraissent le mieux convenir dans
les diverses périodes et contre les principaux symptômes de la maladie, nous allons nous livrer à un
examen critique, et aussi complet que possible, des
diverses mesures ou médications. Nous commencerons par l'étude de la prophylaxie générale du choléra,
et passerons ensuite à l'examen des moyens, qu'ils
aient été employés comme préservatifs ou comme curatifs. L'indication du traitement le plus généralement suivi viendra après, et nous terminerons par le

formulaire spécial, où les praticiens trouveront toutes
les indications nécessaires, et pourront d'un coup d'œil
faire choix des formules qui leur paraîtront les plus
avantageuses.

§ I. — Prophylaxie du choléra épidémique.

Les Anglais ne sont pas les premiers qui aient reconnu l'utilité de combattre dès le début les symptômes du choléra, de s'opposer à ses progrès en mo-
difiant celui de ces symptômes qui le précède le plus
souvent et qui se montre d'une manière à peu près
constante. Dès 1832, dans les premiers jours de l'invasion de la première épidémie à Paris, la plupart
des médecins ont porté leur attention sur ce point
important, et signalé cette particularité remarquable.
Ainsi que nous l'avons déjà dit, nous avons nous-
même fait cette observation, et tout en ne cherchant
nullement à ravir à M. Jules Guérin le mérite d'avoir
insisté particulièrement et avec plus de ténacité sur
ce fait, nous pouvons revendiquer au moins une faible
part dans la découverte.

Mais si les Anglais n'ont pas inventé la diarrhée
prodromique ; s'ils n'ont pas été les premiers à signaler l'importance du traitement de cette période ; s'ils
ne peuvent réclamer qu'un changement de nom, peu
euphonique même, nous devons leur laisser toute la
gloire de l'emploi général des mesures les plus propres à arrêter le mal à sa source. C'est une application heureuse et que nous espérons voir se généraliser
de plus en plus, si, comme nous devons le croire, les
résultats en sont aussi certains, aussi avantageux que
le prétendent nos industrieux voisins.

Voici, du reste, en quoi consistent ces mesures; nous en empruntons le récit à l'*Union médicale:*

Organisations, conséquences et résultats des visites médicales préventives contre le choléra épidémique en Angleterre.

Les visites préventives ont été instituées en Angleterre sur l'observation de deux faits, à l'existence desquels les médecins anglais ne comprendraient pas qu'on pût faire la moindre objection :

1° Sur l'existence de diarrhées prodromiques du choléra, ou *prémonitoires,* ainsi qu'on les appelle en Angleterre ;

2° Sur la localisation de l'épidémie dans certains groupes, dans certains quartiers, toujours les mêmes, sortes de foyers où le choléra peut concentrer ses fureurs, et d'où il n'envoie au loin que des rayons plus ou moins affaiblis, si l'on a recours à un système préventif bien organisé.

Le fait de l'existence des diarrhées prémonitoires est d'observation française. Nous n'avons pas besoin de rappeler ici les travaux sur ce sujet, et les efforts de notre savant confrère en journalisme, M. Jules Guérin, pour faire pénétrer cette croyance dans le monde médical, croyance sur laquelle, il faut le reconnaître, M. Guérin faisait reposer aussi tout un système de mesures préventives. Mais, pendant qu'en France on acceptait plus ou moins le principe, en Angleterre on passait à son application. Après une enquête dont le résultat mit hors de doute, pour nos voisins, la réalité d'existence de la diarrhée prémonitoire, la mesure des visites préventives à domicile fut arrêtée et mise immédiatement à exécution. On le voit donc, cette mesure repose principalement, en Angleterre, sur l'opinion générale et incontestée, que le choléra est presque constamment précédé d'une diarrhée prémonitoire, et qu'en arrêtant cette diarrhée par un traitement convenable, on prévient l'explosion du choléra. M. Mêlier a été frappé de l'énergie de conviction qui règne à cet égard parmi nos confrères de la Grande-Bretagne.

Le second fait d'observation relatif à la concentration de l'épidémie par groupes, par foyers,—et à cette dernière expression, on n'attache en Angleterre aucune idée sur la nature contagieuse ou infectieuse de la maladie, c'est un fait géographique, et voilà tout;— ce second fait, disons-nous, est non moins unanimement accepté que le premier. On a fait dresser, en Angleterre, et M. Mêlier a pu examiner, des cartes très bien exécutées de la distribution géographique des précédentes épidémies, et dans lesquelles on voit avec évidence cette singulière et fatale prédilection du choléra pour certaines localités plus ou moins circonscrites. On croit si bien en Angleterre à cette fatalité géographique, que M. le docteur Simon, le savant secrétaire du conseil de santé de la Cité de Londres, en plaçant sous les yeux de M. Mêlier la carte du choléra des précédentes épidémies dans la capitale, lui a indiqué le point précis, le quartier, la rue où le choléra épidémique éclatera de nouveau à Londres, selon lui, s'il doit y éclater. C'est là aussi qu'on a la prétention de concentrer le fléau et de l'y étouffer.

Telle est donc la double base sur laquelle repose,

en Angleterre, l'institution des visites préventives. Ce
n'est pas le moment d'en discuter la solidarité. Au
point de vue purement scientifique et pathologique,
la démonstration des deux faits si généralement ac-
ceptés en Angleterre, l'existence constante surtout de
la diarrhée prodromique, pourrait peut-être devenir
plus difficile que ne le pensent certaines personnes.
Mais comme dans l'histoire du choléra tout est enveloppé d'une obscurité profonde ; comme il n'est pas un
élément de la question étiologique qui ne donne lieu
et plus encore que ceux-là aux plus sérieuses réserves
de la science, les Anglais, qui sont avant tout un
peuple de pratique et d'action, se sont hardiment
lancés dans la voie des mesures préventives et y per-
sévèrent avec une conviction croissante.

Une connaissance inexacte des faits donnait lieu à
une objection grave pour l'introduction, en France,
des visites préventives. On croyait que ces visites
étaient générales en Angleterre ; on s'effrayait d'une
telle complication et on doutait, à bon droit, de pouvoir rien exécuter de semblable en France. Le voyage
de M. Mêlier a rectifié les idées sur ce point. Les visites préventives ne sont pas générales en Angleterre,
elles sont limitées aux maisons des ouvriers et des
pauvres. Les classes riches sont supposées assez éclai-
rées et assez soigneuses de leur santé pour n'avoir
besoin d'aucune excitation officielle.

C'est donc dans les seules maisons habitées par les
ouvriers et par les pauvres que se font les visites préventives.

Voici comment M. Mêlier a trouvé le service organisé dans la ville de Newcastle, où, pour bien voir les

choses et recueillir des renseignements exacts, notre honoré confrère s'est constitué lui-même visiteur des pauvres.

Dès la constatation du choléra sous forme épidémique à Newcastle, le *General board of health*, qui est le conseil supérieur d'hygiène de la Grande-Bretagne, conseil qui possède des pouvoirs très étendus, en temps d'épidémie, a envoyé à Newcastle deux médecins inspecteurs ayant mission d'organiser au plus tôt, et de faire fonctionner le système des visites préventives. Ces deux inspecteurs, à la disposition desquels a été mis un nombre suffisant de jeunes médecins et d'élèves, ont distribué leurs collaborateurs par quartiers ou districts, de manière que chacun d'eux eût de quatre cents à cinq cents maisons à visiter par jour (1). Il importe de faire remarquer ici que quatre à cinq cents maisons ne représentent, en définitive, que quatre à cinq cents familles, parce qu'en Angleterre, généralement parlant, chaque maison n'est habitée que par une famille. Il faut savoir aussi que, chez nos voisins, les familles d'ouvriers et de pauvres sont plus groupées, plus réunies dans certains quartiers qu'en France, et surtout qu'à Paris, où nos maisons sont très souvent une sorte de spécimen de toutes les conditions sociales.

On se ferait difficilement une idée, nous a dit M. Mélier, du degré de misère et de malpropreté des maisons qu'il a visitées. Président de la commission des loge-

---

(1) Il nous paraît y avoir ici de l'exagération. Évidemment un médecin ne pourrait visiter quatre ou cinq cents maisons en un jour, quelle que soit la disposition de ces maisons. Combien d'ailleurs y aurait-il donc de maisons à Newcastle ?

ments insalubres, et en position, par conséquent, de connaître tout ce que Paris présente encore de triste et de pénible à cet égard, M. Mêlier n'hésite pas à reconnaître que les plus déplorables conditions de quelques logements de Paris, sont de beaucoup dépassées par ce qu'il a vu à Newcastle.

Les médecins visiteurs vont de porte en porte. Ils se présentent le matin avant le départ des ouvriers pour le travail, ou le soir après leur retour. Dans ces conditions, ils trouvent presque toujours la famille réunie. Ils interrogent, ils s'informent. Quelqu'un a-t-il la diarrhée ? Ils prescrivent le traitement. S'il y a urgence, ils délivrent eux-mêmes les médicaments qu'ils portent toujours dans leur poche. Dans le cas contraire, ils s'adressent au dispensaire, qui délivre gratuitement les médicaments prescrits. Toujours ils prennent immédiatement note de tous les cas observés ; et, à cet effet, ils sont munis de bulletins et de feuilles dont ils remplissent les colonnes, suivant les indications qui y sont portées.

Là ne se borne pas la tâche des médecins visiteurs. Leurs visites terminées, ils se rendent, tous les soirs, de leurs districts respectifs, à une réunion centrale, présidée par les deux médecins inspecteurs, auxquels ils font le rapport de ce qu'ils ont vu et observé dans la journée. Chaque médecin visiteur est appelé à son tour et rend compte de son travail du jour. M. Mêlier, qui a assisté à ces réunions du soir, leur accorde une grande importance. Par elles, les médecins dirigeants sont mis au courant de toutes les phases de l'épidémie ; ils connaissent les besoins de tel ou tel quartier ; ils peuvent déverser d'un quartier sur l'autre les médecins visiteurs ; ils peuvent stimuler le zèle des uns, réprimander les autres (1), en révoquer quelques uns au besoin, car dans tout ce fonctionnement règne une subordination parfaite. A la suite de ces réunions, les médecins inspecteurs rédigent leur rapport quotidien, qui est immédiatement transmis au *Board of health* par la voie électrique.

Chaque visiteur, disons-nous, est muni de bulletins sur lesquels il doit inscrire l'état ou le degré de maladie des individus qu'il a visités. Cet état de la maladie est divisé en trois degrés : la diarrhée prémonitoire ; la diarrhée approchant le choléra ; le choléra confirmé. La conviction de nos confrères d'outre-Manche sur l'efficacité du traitement préventif est si bien arrêtée, que lorsqu'un médecin visiteur déclare qu'un malade a passé du premier au deuxième degré, l'inspecteur le soumet à un long interrogatoire sur les causes de cette transformation, et que, souvent, il le blâme de ne l'avoir pas prévenue. Soit dans le traitement prescrit, soit dans son inobservance, soit dans quelque condition antihygiénique spéciale, il faut trouver la cause de l'aggravation des symptômes. On comprend qu'une pareille rigueur d'enquête, alors même qu'elle partirait d'un principe contestable, ne peut produire que des résultats directement ou indirectement utiles.

Ces résultats, en effet, M. Mêlier n'hésite pas à les déclarer excellents. Par ces visites on parvient à découvrir un nombre considérable de diarrhées dont on ne soupçonnait pas l'existence, à constater les conver-

_____

(1) Il y a ici une erreur que nous avons déjà relevée dans la *Gazette des hôpitaux;* le droit de réprimande n'appartient pas aux médecins dirigeants; leurs confrères visiteurs ne le toléreraient pas.

sions et les aggravations de symptômes, circonstances rares, disent nos confrères de l'Angleterre, à en rechercher les causes, et surtout à recueillir et à réunir, tous les jours, tous les éléments de l'histoire de l'épidémie qui serviront plus tard pour l'écrire.

M. Mêlier a recueilli des renseignements curieux sur les moyens thérapeutiques employés, par nos confrères de l'Angleterre, contre les divers degrés de la maladie que nous avons indiqués. Quoiqu'il n'y ait pas de formules officielles et que chaque médecin visiteur soit abandonné à ses propres inspirations, on retrouve, néanmoins, une très grande conformité dans l'emploi des moyens prescrits. C'est l'opium, l'acétate de plomb, l'ammoniaque, la gomme ammoniaque, la créosote qui forment la base de leurs moyens thérapeutiques. Tous les médecins, d'ailleurs, attachent une grande importance à la distinction entre le traitement *préventif* et le traitement *curatif* (1).

L'administration anglaise exige beaucoup des hommes auxquels elle confie un service public ; mais aussi elle sait les rémunérer largement. Le médecin visiteur remplit une mission certainement pénible et délicate, mais il est honorablement rétribué ; il reçoit, en effet, une guinée par jour (25 francs). Le médecin inspecteur touche trois guinées par jour de rétribution, et une guinée pour ses frais, en tout 100 francs par jour. Les médecins visiteurs sont payés par les paroisses : cette dépense est considérée comme locale ; les médecins inspecteurs reçoivent leur traitement du *Board of health*, cette dépense étant considérée comme générale.

M. Mêlier a été beaucoup frappé de l'activité, du

(1) On trouvera les formules dans notre formulaire spécial.

zèle et du dévouement de tout le personnel employé
aux visites préventives. Ces heureuses conditions sont
dues à la conviction profonde de tous qu'ils remplissent une mission d'une grande utilité. Cette conviction
donne à tous les médecins une confiance et une animation singulières. Aussi, le fonctionnement se fait-il
avec une régularité et un ensemble parfaits. On voit
là, nous disait M. Mêlier, les fécondes conséquences
de la loi de la division du travail appliquée à l'épidémie.

Nos confrères anglais sont corroborés dans leurs
convictions par une observation qui a son importance,
et que nous signalons nous-même à l'administration
de l'assistance publique à Paris. Ils ont remarqué une
différence considérable dans le chiffre de la mortalité
des malades, selon qu'ils sont traités à domicile et à
l'hôpital. Tandis que, pour les malades traités à domicile, la mortalité ne s'élève qu'à 33 pour 100, sur
les malades traités à l'hôpital, elle s'élève à 53 pour
100, différence énorme, comme on le voit, et qui va
du tiers à plus de la moitié. Nos confrères de l'Angleterre n'hésitent pas à attribuer cette différence à la
promptitude avec laquelle les soins peuvent être donnés dans le premier cas. La rapidité dans les secours
est, en effet, pour eux une circonstance capitale, et l'on
a remarqué que la mortalité est plus considérable dans
les hôpitaux excentriques que dans les hôpitaux situés
dans l'intérieur de la ville. Le temps perdu au trans-
port des malades suffit, disent-ils, pour expliquer cette
différence dans la mortalité d'un hôpital à l'autre.

Dans le peu de temps que M. Mêlier vient de passer
en Angleterre, il n'a pu que s'enquérir des opinions,

sans pouvoir en apprécier et en constater la légitimité. Mais il a été frappé de l'unanimité vraiment remarquable qui règne sur l'existence à peu près constante de la diarrhée prémonitoire. Admis aux délibérations du *Board of health*, notre très honoré confrère a pu entendre que l'opinion formelle de ce conseil si autorisé est qu'on observe à peine quelques cas exceptionnels d'absence de diarrhée prodromique (1).

Mesures sanitaires. — « Quant aux mesures sanitaires, dit avec raison M. Magendie, elles sont sans objet, si elles sont envisagées physiquement comme obstacles à la propagation d'une maladie contagieuse. Il y a des gens qui franchiront un cordon sanitaire pour le seul plaisir de le franchir ; le factionnaire leur tirera un coup de fusil, eh bien ! ce sera pour eux un plaisir de plus d'échapper à ce danger ; et puis, lorsqu'il existe des cordons sanitaires, les marchandises deviennent plus chères, et les contrebandiers, pour en tirer profit, ne manquent pas de faire de fréquents voyages malgré la plus active surveillance. C'est ce qui est arrivé aux Pyrénées lors du fameux cordon (sanitaire ou politique) sous la Restauration.

» Pour isoler complétement un pays infecté, il faudrait pouvoir agir, comme les chimistes le font à l'égard du gaz, le couvrir d'une immense cloche de verre et jeter à l'entour une vaste mer de mercure ;

(1) Ainsi, selon le *Board of health* :
« Cent trente mille diarrhées ont été traitées, et quelques centaines à peine ont tourné au choléra.
» A Newcastle, tout récemment, en pleine épidémie, la garnison de cette ville, composée de 600 hommes, a présenté plus de quatre cents cas de diarrhée qui a été énergiquement traitée ; un seul de ces diarrhéiques a été pris de choléra. »

peut-être y parviendrait-on de cette manière ; peut-
être, car les chimistes, malgré ces précautions, ne
peuvent pas toujours empêcher que quelques parties
du gaz ne se répandent dans le laboratoire !!! » (*Leçons
sur le choléra au collége de France*, 1832, p. 275.)

§ **II.** — **Examen critique des diverses médications employées dans
le choléra-morbus sporadique et épidémique et dans la diarrhée
cholérique.**

A. — Moyens prophylactiques.

Nous insisterons peu sur quelques moyens auxquels
on a cru pouvoir attribuer une vertu prophylactique
contre le choléra ; ces moyens sont, entre autres, les
mercuriaux, le sulfate de quinine et les arsenicaux.

Disons d'abord qu'à part les mesures préventives
dont nous avons parlé avec détail (p. 151), et les moyens
hygiéniques généraux employés contre toutes les maladies épidémiques ou sporadiques, les seuls auxquels
nous soyons réellement porté à attribuer quelques
avantages, sont le régime et les précautions hygiéniques. Ainsi, on se préservera du choléra sporadique
en évitant l'usage des fruits et surtout des fruits de
mauvaise qualité, en ayant soin de ne pas s'exposer à
la fraîcheur des nuits d'automne, en se privant de
boissons fraîches lorsque le corps est en sueur, en
évitant les excès d'aliments et de boissons, le café, les
liqueurs, etc., en se tenant à une nourriture saine et
légère et repoussant tout aliment indigeste, et enfin
en soignant la moindre indisposition, en calmant dès
le début les coliques et le dévoiement, les nausées et
les vomissements, s'ils se manifestent, par des moyens

analogues à ceux que l'on met en usage dans la diarrhée prodromique et le choléra épidémique.

On a prétendu que la syphilis préservait du choléra
épidémique, ou du moins que des syphilitiques en
traitement par les mercuriaux en avaient été exempts;
de sorte que, dans tous les cas, on n'aurait pu savoir
positivement à quoi, de la syphilis ou du mercure,
attribuer le mérite de la préservation.

Il paraît, du reste, que ni le mercure ni la syphilis
ne jouissent de ces propriétés. Il est bien avéré maintenant que des syphilitiques en traitement mercuriel
ont été atteints de l'épidémie. Rien ne prouve même
qu'ils en soient affectés moins souvent que d'autres,
quoique quelques personnes paraissent assez disposées
à le croire.

Cette vertu, attribuée aux mercuriaux, M. Marchandier avait cru pouvoir la transporter à l'iodure de potassium ; M. Bouchardat déclare avoir par-devers lui
un fait dans lequel un homme soumis à un traitement
par l'iodure de potassium a été pris du choléra; d'un
autre côté, M. Marchandier prétend avoir vu obtenir
de nombreux succès en 1849 par cette substance en
potion donnée au début. (Voy. notre *Formulaire.*)

Sulfate de quinine. — M. Bouchardat ne paraît pas
très éloigné d'attribuer une influence avantageuse à
cette substance, mais il fait observer avec raison que
ce serait seulement dans les lieux humides exposés aux
infections paludéennes ; il croit que l'on pourrait remplacer utilement le sulfate de quinine par le vin fébrifuge de quinquina (voy. la formule dans notre *Formulaire* spécial).

M. le docteur Mandl (*Gazette médicale*, 1853), regarde aussi le sulfate de quinine comme le moyen le plus puissant pour combattre la diarrhée prodromique, à la dose de 10 centigrammes, donné de deux heures en deux heures. Selon lui, des diarrhées qui avaient résisté aux lavements et à l'opium ont guéri en vingt-quatre heures par ce moyen.

M. le docteur Jules Guyot, de Sillery, croit, de son côté (*Union médicale*, 1853), qu'on peut prévenir, mais non guérir le choléra, qu'il assimile à un accès pernicieux. Il conseille 10 centigrammes de sulfate de quinine, pris trois fois par jour, en commençant chaque repas, et prétend avoir constaté personnellement et vu constater par des confrères cette vertu prophylactique.

Mais les faits recueillis à l'hôpital Cochin ne sont pas favorables au sulfate de quinine considéré comme prophylactique. M. Briquet (p. 498) cite d'ailleurs une de ses malades traitée pour un rhumatisme articulaire aigu, qui, après avoir été soumise pendant six jours à de hautes doses de ce médicament, contracta le choléra le septième jour.

Arsenicaux. — Selon M. Bouchardat, une ou deux gouttes par jour de liqueur arsenicale de Fowler (voy. notre *Formulaire*) ne présenteraient aucun inconvénient, et, selon lui, il y aurait quelques raisons d'accorder à l'arsenic une propriété prophylactique contre le choléra ; nous avouons n'avoir pas une grande confiance en ce moyen, malgré l'autorité de M. Bouchardat.

Nous ajouterons qu'un moyen prophylactique dont l'utilité ne saurait être contestée consiste à éviter un trop long séjour auprès des cholériques ; l'approche momentanée de ces malades, de leurs cadavres ou de leurs déjections, ne paraît pas offrir de graves inconvénients, et les médecins, les élèves, les prêtres ne sont pas plus souvent attaqués que les personnes qui ne sont point en rapport avec les malades. Mais il est bien certain que ceux qui passent *continuellement* leur vie avec eux sont *plus souvent* frappés que d'autres ; ce qu'on a vu à la Salpêtrière en 1849 le prouve complétement.

M. Piorry attribue une grande vertu prophylactique et curative auxiliaire à la *ventilation* au moyen du courant d'air établi par les fenêtres dans les salles d'hôpitaux.

La nuit comme le jour ce moyen est prescrit. Il n'est pas indispensable de se servir d'appareils de ventilation dispendieux. Il suffit d'ouvrir de temps en temps, et toutes les deux heures, par exemple, les fenêtres des salles ou des appartements, et cela pendant quelques minutes, pour que l'air du dedans soit remplacé par celui du dehors. Quand la température permet d'établir un courant d'air d'un côté de la salle à l'autre, une ou deux minutes suffisent ; quand ce n'est que d'un seul côté que l'air peut s'introduire, alors il faut plus de temps pour profiter de cette mesure hygiénique ; les malades sont enfermés dans les rideaux de leur lit et le corps tenu bien chauffé ; on referme les croisées aussitôt que toute odeur a disparu. Il est à remarquer que, de cette façon, la température de la salle baisse peu. La précaution dont il s'agit est tout aussi utile dans les autres affections épidémiques et dans les curations d'un grand nombre d'affections.

M. Chauffard, d'Avignon, attribuait aux *exutoires* une vertu préservative du choléra, et aurait voulu que toutes les personnes faibles, valétudinaires, portassent pendant toute la durée de l'épidémie un large vésicatoire dont elles entretiendraient soigneusement la suppuration.

Dirons-nous que M. le docteur Bordes croit prévenir le choléra en faisant prendre le matin à jeun une tasse d'une légère décoction d'*argentine* tiède, sucrée et aromatisée avec un peu d'eau de fleur d'oranger. Au dîner, dans la première cuillerée de potage, on prendra une pilule de 0,05 centigrammes d'extrait d'opium; pour les enfants de deux à trois ans, on donne 1 centigramme; pour ceux de trois à six, 2 centigrammes. Pour les tout petits enfants, une demi-cuillerée à café de sirop diacode. La décoction d'argentine peut être prise à tout âge. Pour les moyens curatifs du docteur Bordes, voy. le *Formulaire* (articles POTIONS et LAVEMENTS).

Enfin, le docteur Robert, de Marseille, guidé par la croyance populaire que les marchands d'*huile d'olive* sont exempts de la peste, et que cette substance a une égale action contre la fièvre jaune, a cru pouvoir la recommander comme moyen préservatif et curatif du choléra, à l'extérieur et à l'intérieur.

M. Moreau de Jonès a prétendu même qu'à l'île de France, en 1819, au moyen de l'huile prise à grandes doses à l'intérieur, un colon aurait guéri trente-quatre nègres sur trente-six de son habitation.

Sur la foi de ces autorités, le docteur marseillais demandait que l'on fît l'essai de l'huile d'olive à l'intérieur et à l'extérieur dans le traitement du choléra;

que, comme préservatif, cette substance fût prise tous
les matins à jeun, à la dose d'une cuillerée à bouche
mélangée avec du suc de citron ou du vinaigre, afin
d'en corriger la fadeur. Les palais délicats pourraient
se rafraîchir la bouche avec quelques pastilles de menthe poivrée.

Nous ne sachions pas que personne ait donné suite
à cette idée.

Peut-être, plutôt que de s'arrêter à ces moyens qui
peuvent paraître futiles, y aurait-il plus d'intérêt à
rechercher quelle a été la cause de l'immunité reconnue
dont ont joui les juifs dans la dernière épidémie de
Londres (1853).

M. le docteur Pietra-Santa la signale en ces termes
dans la *Gazette hebdomadaire de médecine* du 9 décembre dernier.

« Les juifs de la capitale n'ont pas été atteints par
l'épidémie ; on a cru trouver les raisons de cette immunité dans les conditions particulières de leur vie
sociale et religieuse.

» Quelle que soit l'indigence de la classe juive, il n'y
a jamais plus d'une famille dans une chambre. Ils ne
font jamais abus de liqueurs fermentées ; leur religion,
en leur imposant une nourriture spéciale, leur défend
l'usage des poissons à coquille et celui de la chair des
animaux morts de maladie.

» Le repos du sabbat est une des obligations de leur
culte, et les fêtes de Pâques les mettent dans la nécessité de blanchir leurs chambres, de purifier tous les
ans leurs habitations. »

Malheureusement, il n'en a pas été de même à
Smyrne en 1848, où les juifs ont été, de toutes les

parties de la population, les plus maltraités. Ils se trouvent pourtant à Smyrne à peu près dans les mêmes conditions qu'à Londres, leurs rites religieux les soumettent aux mêmes abstentions, et cependant quelle différence dans ces deux villes. Voici le tableau relatif de la mortalité qu'a publié en 1849 M. le docteur Burguières, dans sa relation du choléra de Smyrne, p. 52.

	Population.	Chiffre présumé des décès.	Rapport.
Musulmans. . . .	36,000	900	1 sur 40
Grecs.	45,000	600	1 sur 73
Arméniens. . . .	8,000	40	1 sur 200
Catholiques. . . .	12,000	160	1 sur 80
Israélites.	6,000	250	1 sur 26
Etrangers	3,000	»	
Total.	110,000	1,950	1 sur 57

B. — MOYENS CURATIFS.

Nous allons examiner successivement et apprécier avec soin les médications que l'on a conseillées avec plus ou moins de succès contre les diverses formes et dans les diverses périodes du choléra; après cet examen, que nous tâcherons de rendre le plus complet possible, nous présenterons un résumé du traitement qui nous paraît le mieux approprié aux diverses formes, aux phases diverses de cette maladie, et nous terminerons, comme nous l'avons dit, par un *formulaire spécial* où les praticiens trouveront réunies toutes les formules préconisées et employées avec quelque succès par les médecins français et étrangers dans les épidémies d'Asie et dans celles d'Europe. Ce répertoire offrira une utilité réelle, facilitera les recherches et

épargnera à nos confrères une perte de temps considérable et des oublis involontaires qui peuvent être
nuisibles aux malades et aux médecins eux-mêmes.

a. *Saignées générales et locales.* — Dominé par ses
idées physiologiques, Broussais les recommandait au
début, soit en secondant l'écoulement par des frictions
sur le bras, ou en *fustigeant avec des orties*, soit en
plongeant le membre dans l'eau chaude. Mais, selon
lui, des applications de sangsues sont préférables. Si
les piqûres ne donnent pas d'abord, elles finissent par
couler lorsque la glace a ranimé la circulation et que
des cataplasmes émollients ont rappelé la chaleur dans
cette région.

Dans la période de réaction, il faisait appliquer des
sangsues aux tempes ou sur le trajet des jugulaires
pour combattre les congestions cérébrales.

L'efficacité des émissions sanguines est assez pro-
blématique, selon nous, bien qu'elles aient été employées en 1832 et en 1849 par un assez grand nombre
de médecins, entre autres par MM. Andral, Bouillaud,
Cayol, Honoré, Gendrin, Renauldin, Husson, etc.
Condamnées par beaucoup de praticiens dans la période algide où l'on n'obtient du reste souvent pas de
sang, même par l'artériotomie, elles ont eu quelquefois de l'avantage dans la période de réaction et au
début, surtout quand on a affaire à des sujets jeunes,
vigoureux et sanguins. Dans l'épidémie de 1849,
M. Briquet affirme n'en avoir retiré aucun avantage.
« Dans la période de phlegmorrhagie, dit-il, elles ont
échoué dans tous les cas ; dans la période algide, elles
ont été également impuissantes, et dans les autres elles
favorisent la production de l'algidité en affaiblissant

les malades. *Nous repoussons donc un pareil moyen.* »
(P. 560.)

Comme M. Briquet, M. Magendie est l'ennemi prononcé des évacuations sanguines, non seulement parce
qu'il les regarde comme inopportunes et nuisibles,
dans la période algide du moins, mais parce qu'il les
croit *impossibles.* Une fois cependant, sur l'invitation
d'un médecin qui avait été en Pologne, ce professeur
voulut avoir recours à la saignée de l'artère temporale. Il coupa le tronc même de l'artère, au-dessus
de l'arcade zygomatique ; il en sortit une seule goutte
de sang : c'était ce qui était contenu dans le bout du
vaisseau, parce que la pression des muscles l'avait
poussé là. Deux ou trois taches de sang parurent aux
endroits où il y avait des branches de l'artère, le sang
ne coula pas ; il était donc *impossible* de faire la saignée de la temporale, et cependant le malade, quoique
dans la période de froid, conservait du mouvement,
la parole, la déglutition.

« Il en est de même, dit M. Magendie, de l'application des sangsues. Vous pouvez poser cent, deux cents
sangsues, si cela vous convient ; il est possible qu'elles
fassent des piqûres sur la peau, ce qui n'a pas toujours lieu, mais vous ne voyez pas ces animaux se
gorger de sang, si ce n'est de celui du système capillaire circonvoisin, ce qui est une quantité très minime relativement à la quantité générale du sang.

» Il en est de même encore pour les ventouses. J'ai
vu des jeunes gens qui voulaient appliquer des ventouses sur la région de l'estomac ; ils faisaient leur
scarification, ils appliquaient les ventouses, et ils
étaient confondus de ne pas voir sortir le sang. Com-

ment en serait-il sorti, puisque la circulation est suspendue ? » (*Leçons au collége de France*, p. 205.)

Non seulement M. Gendrin ne croit pas à l'impossibilité d'obtenir du sang par les saignées, mais il y recourt habituellement dans les périodes phlegmorrhagique et cyanique, et les regarde comme fort avantageuses, non pour combattre des *accidents inflammatoires*, mais pour diminuer la quantité du sang plastique.

« Parallèlement aux autres moyens de traitement, dit ce médecin, nous en employons un bien plus énergique et que nous répétons itérativement. Quelque avancé que soit le choléra, à quelque période qu'il se présente à nous, nous pratiquons une, deux, trois et même quatre émissions sanguines avec la lancette. Ces saignées sont destinées à débarrasser l'appareil circulatoire d'une certaine quantité de sang noir et à demi coagulé, à le rendre plus liquide et moins abondant dans les vaisseaux, à favoriser le dégorgement des capillaires, et par conséquent à détruire la stase qui donne lieu à la cyanose.

» Quand le choléra est très prononcé, quand la circulation est très compromise, il est plus difficile d'obtenir du sang ; on fait alors des frictions tout le long de la veine pour en obtenir un peu à l'ouverture, et dans bien des cas, lorsque par les premières saignées nous ne pouvions obtenir que quelques cuillerées de sang, nous avons pu en avoir une quantité suffisante après des saignées réitérées. Pour nous, l'ancre de salut des malades est la saignée.

» N'allez cependant pas exténuer les sujets par des saignées trop abondantes ; il faut les faire petites, mais

les répéter souvent. Nous ne passons pas, tout le
monde le sait, pour aimer beaucoup les saignées, nous
sommes peut-être un de ceux qui les employons le
moins en général ; mais dans le choléra, nous les con-
sidérons comme devant constituer la médication principale.

» Si nous avons affaire à un choléra moins avancé,
à un choléra dans la période phlegmorrhagique, la saignée est tellement souveraine, qu'elle peut suspendre
instantanément les déperditions intestinales ; dans ces
circonstances, elle est plus facile et peut être employée
plus largement. » (*Gazette des hôpitaux*, 17 décembre 1853.)

Ce n'est pas d'aujourd'hui que M. Gendrin s'est
déclaré le partisan des saignées ; voici ce qu'il disait
en 1832 :

« Lorsque le sang ne sort pas des veines ouvertes
sur les cholériques à l'état de cyanose, j'ai essayé
de favoriser l'issue de ce fluide en plongeant le
membre dans l'eau chaude. Loin de favoriser l'issue
du sang, le bain chaud du bras la rend au contraire moins facile ; l'application des ventouses sur
les veines ouvertes n'a aussi aucune utilité, d'autant
plus que le bord des verres comprime les vaisseaux
au-dessous de l'ouverture. Le seul moyen qui m'ait
paru utile pour favoriser et accélérer l'issue du sang
est la pratique des frictions sèches faites avec force
sur l'avant-bras pendant un quart d'heure avant l'ouverture des veines, et continuées après qu'elles sont
ouvertes, en ayant soin de relâcher et de resserrer la
ligature du membre toutes les quatre ou cinq minutes.
Je faisais ouvrir en général des veines à chaque bras,

et quelquefois toutes les veines apparentes, quand le sang ne coulait pas : on obtenait ainsi une ou deux onces de sang ; une demi-heure plus tard on revenait au même moyen. On réitérait ainsi plusieurs fois cette manœuvre jusqu'à ce qu'on pût obtenir une saignée de huit à dix onces, qu'il était souvent indiqué de réitérer elle-même par l'élévation progressive du pouls et la diminution graduelle des accidents cyaniques à mesure qu'on tirait du sang. » (*Monographie du choléra*, p. 221.)

Du reste, ce praticien, qui, comme on le voit, est le partisan déclaré des saignées veineuses, regarde les saignées artérielles comme très nuisibles. Selon lui, c'est un moyen pris à contre-sens et propre à faire périr le malade ; elles peuvent cependant être utiles dans la période de réaction.

L'opinion de M. Gendrin sur les avantages de la saignée dans les périodes phlegmorrhagique et asphyxique est partagée par M. Cayol, dont on connaît le vaste savoir et le sens pratique.

« Quoi qu'il en soit, dit cet habile praticien dans l'instruction qu'il a publiée en 1832 sur le traitement du choléra, nous voyons que l'état asphyxique est le plus grand obstacle au développement d'une bonne réaction. Il faut donc que nous nous appliquions, non seulement à le combattre dès qu'il se manifeste, mais encore à le prévenir. Et, comme nous ne pouvons rien contre sa cause, qui est inconnue, il ne nous reste, pour le combattre, que d'atténuer ses effets, et pour le prévenir que de placer l'organisme dans les conditions les moins favorables à son développement. Or, le moyen le plus direct de remplir ce double objet,

c'est, sans contredit, de diminuer la quantité du sang
veineux.

» De là, l'indication de la saignée, indication cul-
minante, puisque, sans la saignée, les autres moyens
de traitement peuvent manquer leur effet ou devenir
même nuisibles. En général, il est avantageux de faire
une première saignée dès l'invasion de la maladie,
lorsqu'on ne trouve dans les dispositions individuelles
ou dans les circonstances extérieures aucune contre-
indication. On y revient ensuite lorsque la réaction
générale commence à s'établir, et on la répète même
plusieurs fois s'il est nécessaire.

» On citerait difficilement une autre épidémie où la
saignée, employée dans une mesure convenable, eût
été plus généralement utile que dans celle-ci (1832).
Ce n'est pas comme *antiphlogistique* qu'elle rend ici
les plus grands services, car elle exige le concours de
plusieurs moyens tout à fait opposés à sa médication,
et l'on sait d'ailleurs que les cholériques ne périssent
pas ordinairement par inflammation ; mais c'est, si je
puis me servir de cette expression, comme *anti-
asphyxique.* » (*Instruction pratique*, 1832, p. 37.)

La saignée n'a pas paru moins utile en Egypte, où
M. Clot-Bey et les autres médecins français l'ont assez
largement employée, mais au début seulement et dans
la période de réaction.

« Si j'étais appelé dès les premiers symptômes, dit
M. Clot, et si la constitution de l'individu le permettait,
je pratiquais une saignée du bras afin de dériver la
congestion sanguine qui ne tardait pas ordinairement à
se faire sur les viscères abdominaux, et à laquelle j'op-
posais en même temps les boissons chaudes, les fric-

tions sèches sur la peau, les sinapismes sur les membres, et tous les moyens propres à déterminer une révulsion vers la périphérie. J'administrais simultanément le laudanum ou les autres préparations d'opium. Ce médicament a été très souvent utile, soit comme stupéfiant la contractilité de l'estomac et des intestins, soit par la propriété qu'il possède de diminuer la sécrétion des membranes muqueuses. S'il y avait de la douleur à l'épigastre, je faisais appliquer sur cette région des sangsues ou des ventouses scarifiées. Souvent, par ces moyens, je suis parvenu à arrêter les progrès de la maladie. Dans quelques circonstances j'ai été obligé de réitérer la saignée deux ou même trois fois.

» Si, appelé plus tard, je trouvais le malade déjà envahi par le froid, la saignée était inutile et même impraticable, puisque dans cet état le sang ne sortait pas de la veine. La principale indication que je cherchais à remplir alors était de rappeler à la périphérie le sang et la chaleur concentrés à l'intérieur. Pour arriver à ce but, je faisais appliquer de larges sinapismes sur les membres et frictionner fortement le malade en l'entourant de couvertures de laine. Je prescrivais en même temps les boissons chaudes. L'infusion de thé était celle que nous employions le plus ordinairement, en y associant les narcotiques.

» Si, par l'emploi de ces moyens, la chaleur revenait à la peau, signe en général très favorable, je recourais aux évacuations sanguines pour modérer ce mouvement d'expansion, et je puis assurer que, dans ce cas comme dans le premier, elles ont été toujours suivies de bons effets.

» Dans les cas moins graves, où le froid était moins

intense ou n'existait pas, quelques narcotiques ou même la potion de Rivière suffisaient pour arrêter les vomissements; les saignées à l'épigastre étaient employées toutes les fois qu'il y avait de la douleur dans cette région, et presque toujours elles ont suffi pour la faire cesser ainsi que les vomissements; il n'est pas besoin de dire que dans les cas simples, comme dans les plus dangereux, la diète et le repos étaient sévèrement recommandés.

» En général, la méthode antiphlogistique, employée avec activité dès le début, a été la seule dont l'efficacité ait été constante. Par elle je suis parvenu à guérir un grand nombre de malades même des plus gravement attaqués, et le même succès a suivi l'emploi qui en a été fait au Caire par MM. Cherubini et Raymondi, à Abou-Zabel par M. Duvigneau, à Kanka par M. Chaidufau, à Mansoura par M. Terranova, à Alexandrie par M. Rigaud, et par trente chirurgiens arabes employés dans différents endroits. L'expérience avait tellement convaincu le peuple lui-même de son efficacité, que les malades de leur propre mouvement se faisaient saigner à l'apparition des premiers symptômes. Je citerai à cet égard un fait bien remarquable : un lieutenant-colonel du corps d'artillerie dont le médecin avait abandonné son poste, saigna lui-même plus de cent militaires au début de la maladie et les sauva presque tous. »

Après avoir rapporté les opinions des médecins européens, nous placerons en regard celles des médecins ayant observé le choléra dans l'Inde. Cette opinion, nous devons en convenir, est à peu près unanimement favorable à la saignée. L'objection prin-

cipale qu'on lui adresse aussi est l'impossibilité quelquefois absolue d'obtenir du sang ; mais dans leur
conviction intime que si l'on peut obtenir du sang, ils
sauveront le malade, ces médecins recommandent de
ne pas se décourager, de persévérer dans ses efforts
et d'appeler à son aide tous les moyens imaginables,
tels que les frictions, l'immersion des bras dans l'eau
chaude, la contre-ouverture de l'orifice des veines,
l'administration des stimulants et l'application de la
chaleur extérieure. Loin de se laisser intimider et dé-
tourner de son objet par une augmentation de débilité
ou de collapsus qui surviendra, et par les syncopes, ou
de se contenter d'une amélioration temporaire du
pouls, on se souviendra que l'espoir est placé au delà
du moment présent, et l'on ne perdra pas de vue que,
si l'on réussit à désemplir suffisamment les vaisseaux,
on sauvera probablement son malade, et que, si l'on
y manque, il y a tout à parier qu'on le perdra. Le
principe est que, dans le choléra, le collapsus n'est
pas la suite de la perte du sang, mais un état pour le
soulagement duquel on ne peut se fier qu'à l'émission
du sang. Il est indispensable de réduire le volume de
ce fluide à une proportion donnée, afin de s'assurer
les effets que l'on attend de la saignée. L'enlèvement
de la congestion, qui est mécanique, permet au cœur de
répondre à l'action des autres remèdes ; en diminuant
la quantité du sang, on augmente la puissance du système de la circulation.

Les saignées, pratiquées du reste par les médecins
anglais de l'Inde, sont considérables : la quantité du
sang tiré varie de 250 à 500 gram. et plus, et on les répète même dans la période la plus algide (asphyxique).

Le malade doit être couché et dans une attitude commode ; on doit le soutenir avec des cordiaux, et en cas qu'il y ait des vomissements et des selles, imaginer les moyens convenables pour qu'il satisfasse à ces besoins sans changer sa position (1).

b. *Évacuants.* — 1. *Ipécacuanha.* — Alibert, Desgenettes, Husson, Baudelocque, Jadelot, MM. Andral, Guéneau de Mussy en 1832, des médecins étrangers, et entre autres M. Draut, de Vienne, disent avoir obtenu des succès par ce moyen.

« Au début, dit M. Draut, lorsqu'il y a des symptômes gastriques, ou quand même, sans ces symptômes, les malades rapportent l'origine de leur mal à un repas mal digéré, je prescris, tous les quarts d'heure, 10, 15 grammes de poudre d'ipécacuanha, jusqu'à ce que vomissement s'ensuive. Quand le choléra n'a pas une grande intensité, il survient des évacuations critiques, et la guérison est opérée en trente-quatre ou trente-six heures. J'emploie encore ce moyen en l'absence même des indications susdites, chez les sujets à constitution molle, à pléthore veineuse ; mais, si rien n'indique l'emploi de l'ipécacuanha, je donne un huitième ou un demi-grain de camphre toutes les demiheures ; ce médicament a l'avantage de relever le pouls, de répandre de la chaleur sur le corps et de favoriser la diaphorèse. »

Quant à nous, l'ipécacuanha nous a paru avoir quelquefois fait avorter la maladie, lorsqu'il a été employé dans les prodromes qui révèlent l'existence d'un trouble, d'un embarras dans les voies digestives,

(1) W. Scott, *Traité complet du choléra dans l'Inde,* 1832.

tels que dyspepsie, enduit blanchâtre ou jaunâtre épais
de la langue, pesanteur épigastrique, céphalalgie sus-
orbitaire, etc.; il ne convient pas si la face est rouge,
les yeux injectés, s'il y a des éblouissements, en un
mot des accidents cérébraux qui marquent quelquefois
le début de la maladie.

L'ipécacuanha convient encore lorsqu'il existe des
vomissements et des déjections blanchâtres, accompagnés de crampes et d'un refroidissement commençant des extrémités. Il a pour effet alors de modifier
les évacuations, de rétablir la sécrétion biliaire, et de
déterminer une réaction douce et modérée.

Il a quelquefois réussi dans la cyanose lorsqu'il a pu
produire les vomissements ; mais nous devons dire que
souvent cet effet a manqué et que les malades ont succombé. Alibert le croyait plus avantageux chez les
femmes ; chez les hommes il préférait le tartre stibié.
M. Briquet dit l'avoir employé avec quelque avantage
comme stimulant diffusible très énergique à la dose
de 2 grammes divisés en quatre paquets de demi-heure
en demi-heure. Il a arrêté quelquefois les vomissements selon l'axiome d'Hippocrate : *Vomitus vomitu
curatur.* Il faut quelquefois alors répéter la dose.

D'après M. Gendrin, on peut poser en règle qu'il
faut administrer l'ipécacuanha dans les prodromes
cholériques, dans la phlegmorrhagie et même dans la
cyanose commençante lorsque le choléra marche avec
lenteur, que les évacuations diarrhéiques sont domi-
nantes et qu'il existe tous les symptômes d'un état
saburral évident ajoutés à ceux qui caractérisent le
choléra. Les avantages que l'on retire de l'administration de l'ipécacuanha dans les circonstances qui

viennent d'être indiquées ont été surtout évidents
lorsque l'épidémie fut arrivée à la période de déclin. Les symptômes énumérés se présentaient très
fréquemment alors, et les avantages que l'on a retirés
de l'administration de l'ipécacuanha étaient d'autant
plus grands que cet état était mieux caractérisé.

« Lorsque la réaction commence à s'établir, l'ipécacuanha peut être fort utile dans cette période comme
dans la période bleue moins avancée, si l'on a soin de
ne pas négliger les petites saignées.

» Lorsque la convalescence est troublée par un état
saburral évident, comme cela s'est fréquemment présenté, l'administration de l'ipécacuanha est indiquée ;
on peut y recourir avec hardiesse, on en retire des
avantages dans presque tous les cas, et je ne l'ai vu
causer aucun accident. » (*Monographie du choléra* ,
p. 233.)

Dans le choléra sporadique et la cholérine, l'ipécacuanha peut être aussi employé avec avantage.
M. J. Guérin dit en avoir obtenu des succès presque
constants en 1849 à dose vomitive.

II. *Tartre stibié.* — Le tartre stibié à dose vomitive a
été peu usité en France. Alibert l'a pourtant employé
chez les hommes de la manière suivante : si le malade
était pris de vomissements bilieux ainsi que de diarrhée, il faisait donner sur-le-champ 10 centigrammes
de tartre stibié dans trois verres de bouillon aux herbes. Il avait soin de ne faire boire le second verre que
lorsque le premier avait agi et le troisième seulement
après l'action du second verre. Boisson d'eau tiède.

Le tartre stibié a été aussi mis en usage par le docteur Friese de Stallupoehnen (Prusse), qui, n'ayant

vu réussir ni l'opium ni la saignée, a prescrit à ses
malades un autre traitement, dont le tartre stibié fait
la base.

« Dans le commencement, dit M. Friese, j'employais
le carbonate de potasse, l'eau de menthe, et, pour
rendre la circulation plus libre, je pratiquais la saignée; mais les forces tombaient, et alors ni valériane, ni serpentaire, ni musc, n'étaient plus d'aucune
utilité. Le hasard m'a conduit à essayer un moyen plus
énergique, le vin émétique, qui répand promptement
une chaleur générale et soulage la circulation. Je le
donnai à des doses telles (trente gouttes toutes les
demi-heures), que le vomissement était augmenté, et,
qu'après l'évacuation des matières, des nausées continuelles étaient entretenues. Ces efforts violents produisaient une transpiration que je soutenais par des
frictions avec le liniment ammoniacal, la teinture d'eu-
phorbe et de cantharides. L'ammoniaque rougissait
promptement la peau; il s'y formait des vésicules;
les malades se plaignaient d'une vive cuisson, et la
diaphorèse survenait. J'avais aussi recours aux sinapismes et quelquefois aux bains chauds. Quand la
sueur était bien établie, je suspendais le vin stibié et
les frictions, et je donnais des infusions chaudes. Au
moment où le tartre stibié produisait des vomissements, les déjections alvines se suspendaient.

» Dès lors le choléra était guéri, et il ne restait plus
qu'à combattre les maladies secondaires quand elles
survenaient.

» Depuis ces essais, je suis devenu hardi dans l'emploi du vin émétique; je l'ai donné à si fortes doses, qu'un vomissement violent s'établissait aussitôt.

La transpiration générale vient plus promptement, et avec elle se relèvent le pouls et les forces. J'ai guéri plusieurs malades par ce moyen ; je suis loin de soutenir que ce soit un spécifique, et qu'il mérite plus de confiance que tant d'autres tant loués. Cependant je ne puis m'empêcher de souhaiter qu'il soit soumis à une expérience plus générale. »

Hierlander préconise le tartre stibié qu'il donne par doses répétées tous les quarts d'heure ou toutes les demi-heures. (Voy. le *Formulaire*.)

Malgré ces autorités, nous croyons peu aux avantages de ce moyen dans le choléra épidémique ; dans le choléra sporadique au début et dans la diarrhée prodromique, il nous paraît mieux indiqué.

De son côté, M. Gendrin ne lui a vu produire aucun résultat, non seulement dans la période cyanique confirmée, mais même dans la période cyanique à peine commençante. Il pense que le tartre stibié ne réussit que dans la période phlegmorrhagique, en agissant surtout comme propre à modifier l'excrétion intestinale ; son action se rapproche alors de celle de l'ipécacuanha. C'est, selon ce médecin, un remède à rejeter.

Il faudrait du moins, dit-il, restreindre son emploi à combattre les symptômes de la maladie contre lesquels on l'a employé avec avantage dans la période de déclin de l'épidémie où les prodromes se sont présentés souvent avec un état saburral bien tranché. Dans ce cas, il ne faut pas hésiter à réitérer deux et même trois fois l'administration du tartre stibié à la dose de 15 à 20 centigrammes dans l'eau chaude, et quelquefois l'unir au sulfate de soude en lavage. M. Gendrin dit encore l'avoir employé avec succès dans l'état saburral survenu pendant la convalescence.

Dans le choléra sporadique des enfants, Cartwrigh administrait un *vomitif* dès le commencement, et ensuite le calomel avec l'ipéca; si cela ne suffisait pas, il donnait un purgatif. S'il survenait une fièvre intense, il prescrivait le tartre stibié à haute dose. (*The Philad. med. recorder*, 1826.)

Selon M. Briquet, qui partage à peu près notre opinion, le tartre stibié a deux graves défauts : le premier est de provoquer un flux diarrhéique de mauvaise nature, en ce-qu'il résulte d'une irritation de l'intestin souvent très vive ; le second est de n'exciter aucune réaction après avoir diminué l'énergie des battements du cœur et stupéfié le système nerveux. Il exagère donc les inconvénients de l'ipécacuanha sans en avoir les avantages (p. 531).

III. *Sulfate et hydrochlorate de soude, eau de Sedlitz, citrate de magnésie, calomel,* etc. — 1° Le *sulfate de soude* a été employé surtout par Récamier et Baudelocque en 1832, MM. Trousseau, Briquet, etc.

Récamier le donnait, au début, à la dose de 8 grammes, réitérée d'heure en heure, et avec succès contre la diarrhée. A cette dose, il a paru, selon lui, modifier les selles, arrêter quelquefois les vomissements, et provoquer une bonne réaction.

M. Briquet pense qu'au début, les purgatifs salins sont un moyen de dérivation souvent efficace, et que loin d'irriter l'intestin, leur usage est, en général, bientôt suivi de la diminution ou de l'arrêt de la diarrhée (p. 625).

Dans la période algide, ce praticien a beaucoup de répugnance à se servir de médicaments qui font per-

dre les liquides, et ne provoquent pas notablement la
réaction. Dans ces cas, la prise du purgatif a toujours
été suivie d'un état d'affaissement et d'une grande
altération des traits du visage. Cependant le nombre
des selles, après avoir été accru momentanément par
l'action du remède, n'a pas tardé à diminuer (p. 566).

Le sulfate de soude donné en solution saturée, dit
M. Gendrin, par cuillerée à bouche , de demi-heure
en demi-heure, diminue et supprime même assez rapidement les évacuations; sous ce rapport il réussit
souvent dans la période algide commençante, et dans
la période phlegmorrhagique. M. Gendrin l'a donné
dans la période d'invasion avec avantage, dans le but
de diminuer les évacuations excessives ; il en a obtenu
aussi de bons résultats dans la réaction commençante;
ce sel produit le même effet en lavement.

« L'usage du sulfate de soude a pour effet des ubsti-
tuer au choléra à la période d'état une gastro-entérite
très intense, qui arrête la maladie si elle n'est arrivée
à ce point où le sang trop altéré ne rend plus la réaction possible que par des excitants diffusibles unis aux
émissions sanguines.

» 2° L'*hydrochlorate* agit comme le sulfate; il est
même plus irritant et détermine encore une soif plus
excessive qui devient quelquefois une atroce douleur.

» Ces sels ne conviennent avec ménagement que
dans la période cyanique commençante. »

Il nous semble que M. Gendrin exagère ici les
effets irritants des sels de soude ; nous sommes d'autant plus porté à le croire que notre opinion est partagée par d'autres praticiens, et entre autres, ainsi
qu'on l'a vu, par M. Briquet.

Selon M. J. Guyot, le sulfate de soude est le remède par excellence dans la première période ; il l'a
trouvé si efficace qu'il n'a jamais voulu en risquer
d'autres. Aucun des malades qui l'ont pris, n'est arrivé à la deuxième période !

Dans la deuxième période, il réussirait bien s'il
était conservé, mais il est quelquefois rejeté ; on réussit alors à le faire garder parfois en l'additionnant
d'eau de Seltz.

3° Dans la période de réaction, l'*eau de Sedlitz* a
paru produire sur les selles le même effet que l'ipécacuanha sur les vomissements. Du reste, les purgatifs salins paraissent toujours avantageux à M. Briquet
pour modifier la diarrhée, lorsqu'elle sera trop abondante et d'aspect riziforme, pourvu qu'il n'y ait pas
de signe de phlegmasie dans les intestins.

4° *Citrate de magnésie.* — Il est préféré au sulfate de soude, comme préservatif et curatif de la diarrhée prémonitoire, par M. le docteur J. Gorlier, de
Rosny (*Union*, 20 décembre 1853, p. 603).

5° *Calomel.* — Le calomel, rarement employé en
France, a été recommandé d'une manière si générale
par les médecins anglais que nous croyons devoir
emprunter à l'ouvrage d'un de ces médecins, le jugement qu'il en porte et qui est assez sévère.

« Dans le traitement du choléra, dit M. William
Scott, on a donné le calomel presque aussi immédiatement que l'opium. Malgré cela, les praticiens ont
suivi des indications différentes dans l'adoption de ce
médicament. Quelques uns l'ont donné pour calmer
l'irritabilité de l'estomac ; d'autres, pour évacuer les
vaisseaux biliaires ; quelques uns l'ont regardé comme

un puissant moyen de rétablir l'équilibre de la circulation et de dompter l'inflammation ; un plus grand
nombre encore s'en est servi sans faire connaître, en
aucune sorte, dans quelle intention. Quant à sa vertu
supposée de calmer l'irritabilité de l'estomac, il semble
qu'il ne manque pas de preuves et en grand nombre,
pour convaincre que le calomel ne possède point cette
vertu, du moins dans le choléra ; qu'au contraire
même, d'après une observation judicieuse, on lui a
souvent reconnu une vertu tout opposée. Peut-être
est-il juste de penser qu'étant un remède d'une grande
efficacité reconnue, dès que son usage avait été une
fois admis, on y a eu recours dans une infinité de cas,
uniquement parce que c'était *une pratique que l'on se
serait cru responsable de ne pas suivre.* Cette présomp-
tion se trouve justifiée, quand on considère la manière
dont on administrait d'abord le calomel dans le choléra. On posait sur la langue de 15 à 20 grains
(75 centig. à 1 gramme), communément 20 grains
de calomel sec, que l'on faisait avaler en donnant par-
dessus 100 gouttes de teinture d'opium. Nous serions
porté à croire que l'on a adopté le remède ainsi que la
méthode de l'administrer sans avoir beaucoup réfléchi.

» Les quantités de calomel données sous différentes
formes ont été très considérables. L'estomac perdant
souvent la force de rejeter, on a trouvé cette substance
tapissant sa face interne ; et quand on l'avait donnée
en bols, elle était nichée dans un mucus verdâtre ;
des traces d'inflammation étaient visibles à l'endroit.

» Le calomel n'est point un remède qui puisse exister d'une manière tout à fait passive dans l'estomac ;
tant que cet organe conserve sa vitalité, *s'il ne fait*

pas de bien, il fera du mal. » (*Traité du choléra de l'Inde,* p. 207.)

M. Briquet a essayé cinq fois, sans succès, d'opérer une dérivation sur le canal intestinal, à l'aide du calomel donné à la dose de 1 gramme fractionné en douze paquets et combiné dans un cas à une quantité pareille de scammonée.

M. Gendrin l'a souvent donné avec succès, dans les affections cérébrales, dans l'intention d'agir sur le tube digestif, et même quelquefois sur les glandes salivaires, pour opérer une forte dérivation; c'est dans le même but qu'il l'a employé dans le coma métastatique du choléra arrivé au plus haut degré. Il a réussi deux fois dans des cas désespérés avec 2,40 centigr. à 4 grammes, continué pendant deux à trois jours; le calomel n'a eu aucune action sur les glandes salivaires; mais il a produit une purgation violente qui n'a déterminé par elle-même aucun accident.

Son utilité lui paraît incontestable dans le coma cholérique.

C. — NARCOTIQUES.

Opium. — Ce médicament a été employé sous toutes les formes, administré par toutes les voies; à l'extérieur en application sur les vésicatoires; à l'intérieur par la bouche et par l'anus.

Prodigué d'abord dans toutes les périodes de la maladie, il a produit quelquefois de fâcheux résultats; administré à doses fractionnées soit au début, soit après la réaction, il a diminué l'abondance des évacuations, calmé les douleurs abdominales et la violence des crampes.

1° *Sirop diacode*. — Dans le choléra sporadique, employé sous les formes les plus douces et à des doses souvent minimes, il est généralement utile ; on a pu voir par les observations que je publie (p. 35 et suiv.) que j'en ai constamment obtenu de bons effets ; il m'a suffi de 30 ou 60 grammes de sirop diacode, de quelques pilules de 2 à 3 centigrammes d'extrait gommeux pour arrêter les vomissements et la diarrhée, calmer les crampes et les douleurs viscérales.

2° *Extrait gommeux*. — La plupart des praticiens regardent dans la période de début l'opium comme un médicament héroïque, et plusieurs même le considèrent comme spécifique.

Administré en pilules, à la dose de 2 à 3 centigrammes toutes les deux heures, il fait le plus souvent cesser les vomissements et les crampes dont ils s'accompagnent, et l'état de malaise et d'anxiété épigastrique qui tourmente cruellement les malades. Dans la phlegmorrhagie et la période cyanique, on a obtenu par cette préparation une diminution assez rapide des évacuations et des crampes.

3° *Laudanum*. — Selon l'intensité des cas on doit donner l'opium à doses plus élevées et plus rapprochées. Les préparations liquides sont préférables à la forme solide, l'absorption en étant plus prompte et plus complète.

Le laudanum de Rousseau, les sels de morphine en solution sont en général regardés comme très avantageux. Le laudanum de Sydenham est employé surtout en lavements par beaucoup de praticiens ; son véhicule alcoolique me ferait préférer l'emploi des autres préparations, du moins par la bouche, dans les cas légers, comme dans le choléra sporadique; le sirop diacode me semble alors suffisant et préférable.

Le laudanum de Sydenham peut être donné à la dose de quinze à trente gouttes dans une petite quantité de véhicule, deux fois en deux heures, et cette administration peut être recommencée au bout de huit à dix heures, de manière à faire prendre dans les vingt-quatre heures quatre fois de quinze à trente gouttes de cette liqueur (Briquet). Récamier l'a employé ainsi en 1832, mais il n'en portait la dose qu'à huit ou dix gouttes.

On peut en même temps, selon Récamier et M. Briquet, donner dans la journée quatre quarts de lavement avec six à quinze gouttes chaque fois.

Cependant si, au second jour de traitement, les accidents ne cessent pas, il faut, selon M. Briquet, tout en suivant la même médication, diminuer la dose des narcotiques et substituer aux lavements opiacés les solutions d'alun à 2 ou 3 grammes par lavement ou l'extrait de ratanhia de 6 à 12 grammes (voy. les mots *Alun* et *Ratanhia*).

Si à la fin du second jour une modification avantageuse n'est pas produite, il faut avoir recours au vomitif par l'ipécacuanha (voy. ce mot, p. 179).

Si, avant que le médecin arrive, dit Sydenham, le vomissement et les déjections qui auront continué durant plusieurs heures se trouvent avoir tellement épuisé les forces du malade, que les extrémités soient froides, alors, sans s'amuser à aucun autre remède, il faut recourir incessamment au *laudanum*, comme à la dernière ressource, et le donner non seulement pendant le vomissement et la diarrhée, mais encore quand

ils ont cessé, et le continuer tous les jours, matin et
soir, jusqu'à ce que le malade ait repris ses forces et
qu'il soit guéri. (*Médecine pratique,* édition de l'*En-
cyclop. médicale,* p. 105.)

En dissolution et à fortes doses dans les potions stimulantes, l'opium est souvent rejeté, et l'on a précisé
difficilement la quantité ingérée. Il suspend, en général, avec assez de rapidité les évacuations. Le laudanum de Sydenham pur a produit les mêmes effets;
mais il ne favorise nullement la réaction pour laquelle
il faut employer les stimulants. Employé concurremment avec eux, c'est, selon M. Gendrin, un moyen
précieux dans la première période; il prévient le rejet
des stimulants et en favorise ainsi l'action. C'est dans
cette vue que ce praticien a continué à faire usage de
l'opium, à haute dose, dans la période cyanique, et
souvent même, dans la période phlegmorrhagique,
mais avec plus de réserve.

M. Sandras paraît craindre qu'il ne détermine plus
tard des accidents cérébraux typhoïques. Cette opinion est combattue par M. Gendrin en ces termes :

On a attribué à l'opium, dit ce médecin, les accidents comateux qui se manifestent si fréquemment
dans la coction du choléra, et qui sont le résultat d'une
métastase cérébrale, mais l'observation m'a fait voir
un très grand nombre d'affections comateuses dans
le service des médecins qui ne faisaient aucun usage
de l'opium, je n'ai eu moi-même qu'un très petit
nombre de métastases, et ce n'était pas sur ceux qui
avaient pris la plus grande dose d'opium qu'elles se
sont présentées; il y a eu toujours un intervalle de
deux à trois jours et même plus, entre la fin des acci-

dents cyaniques et l'invasion du coma, et par conséquent entre la fin de l'administration de l'opium et
le début des accidents que l'on attribue à ce médicament.

Du reste, la dose la plus élevée à laquelle M. Gendrin ait administré l'opium, a été de 6 grammes de
laudanum de Sydenham, dose qui équivaut à 30 centigrammes d'opium pur par jour. Aussi longtemps
que les malades restent dans la période cyanique, on
n'observe aucune trace d'effet narcotique ; les effets
immédiats consistent uniquement en la suppression
des accidents phlegmorrhagiques.

Ces observations concordent parfaitement avec
celles que nous avons eu occasion de faire et que nous
avons déjà signalées dans l'article relatif au traitement du choléra-morbus sporadique. On peut voir
(p. 42) l'action vraiment merveilleuse de l'opium
pour calmer les accidents et supprimer les évacuations, et la nullité de son action narcotique tant que
les accidents ne sont pas calmés.

Nous sommes heureux, d'ailleurs, de voir notre opinion partagée par un praticien distingué, et de pouvoir
encore la confirmer par celle du célèbre professeur du
collège de France, dont nous croyons devoir rapporter les paroles. Ce rapprochement nous paraît très
instructif et réhabilitera peut-être ce puissant moyen
dans l'esprit de ceux qui en redoutent l'emploi.

« On ne peut douter, dit M. Magendie, que l'emploi du laudanum, mêlé à des boissons aromatiques,
à l'alcool même, n'ait été fort utile. En Angleterre,
j'ai vu de très bons effets du laudanum donné à des
doses que nous n'employons pas ici ; j'ai vu adminis-

trer trois fois 50 gouttes de laudanum à une heure d'intervalle. Les malades s'en sont bien trouvés ; ils ont eu un délire, des rêvasseries ; ils ont vu des fantômes ; ils ont dormi plusieurs jours ; mais la question n'était pas de dormir ou de voir des fantômes ; elle était de vivre ou de mourir de la maladie. J'ai vu quelquefois des cholériques traités de cette manière revenir à la santé au bout de deux ou trois jours.» (*Leçons au collége de France*, p. 202.)

Nous n'avons pas besoin de répéter après M. Magendie que nous n'oserions employer le laudanum à la dose de cent cinquante gouttes en trois fois à une heure d'intervalle, ce qui pourrait être qualifié d'empoisonnement, et il est peu d'individus chez nous qui résisteraient à une quantité aussi forte. surtout si elle ne les faisait pas vomir.

Selon Récamier, l'opium et ses préparations ont été très utiles dans le début des accidents cholériques, mais associés à la menthe ou à l'éther; ainsi il est arrivé qu'une potion à base de laudanum ou de teinture d'opium, de sirop d'éther et d'eau de menthe, jointe à des sinapismes et des cataplasmes chauds sur le ventre et à l'infusion de camomille en boisson, a parfaitement conjuré les accidents de cholériques déjà refroidis.

En même temps qu'elles peuvent favoriser les vomissements, les préparations opiatiques calment les crampes et ordinairement le dévoiement.

Enfin, il ne faut jamais perdre de vue, avec les sujets dont on n'a pas l'habitude, que pour certaines constitutions, une goutte de laudanum même de Sydenham, est *un véritable poison*.

L'opium et ses préparations isolées ou combinées avec celle de la valériane, de l'asa-fœtida, du quinquina, ont rendu de grands services dans le traitement des anomalies cholériques consécutives ; il ne faut donc pas s'étonner que, dans certaines localités, on regarde l'opium comme un spécifique contre le choléra et ses accidents.

D'après M. Rayer, le cas qui met le plus en évidence l'efficacité du laudanum contre la diarrhée cholérique est précisément celui où elle ne s'accompagne d'aucun trouble sérieux des fonctions essentielles. La potion à quinze gouttes, administrée en une seule dose, l'arrête, en général, sur-le-champ ; et si on la continue ensuite par doses fractionnées, il n'est pas rare de voir les selles disparaître complétement pendant deux, trois ou quatre jours.

C'est ce qui fait dire à M. Rayer, quand une diarrhée persiste ou revient de temps en temps dans la convalescence : il faut que nous constipions ce malade ; et toujours cet effet est produit par ce médicament continué pendant deux ou trois jours.

« Il y a eu de ces diarrhées qu'on ne conjurait qu'à force d'opium et qui reparaissaient aussitôt qu'on cessait de leur opposer ce remède ; il a fallu, dans ces cas, continuer la potion laudanisée pendant dix, douze et quinze jours, bien que la diarrhée fût calmée en apparence.

» Le fait constant, dans l'administration de l'opium contre la diarrhée cholérique, c'est qu'une dose assez élevée (quinze gouttes de laudanum) donnée en une fois, a coupé instantanément le flux intestinal, et que des doses fractionnées, continuées ensuite, ont été nécessaires pour rendre cet effet durable. » (*Moniteur des hôpitaux*, 7 janvier 1854.)

4° *Teinture thébaïque.* — S'il était besoin d'une preuve nouvelle pour montrer que les bons praticiens s'accordent ordinairement, nous pourrions citer à côté de l'autorité de M. Rayer celle de J.-P. Frank, qui préférait aussi dans le choléra l'opium à tous les remèdes. Si ce divin remède, disait ce célèbre médecin, a jamais été nuisible au début d'un véritable choléra, ce n'est point en empêchant les évacuations, mais en arrêtant trop brusquement l'agitation convulsive du tube alimentaire qui peut être abandonnée à elle-même pendant quelque temps. Le médecin est presque toujours appelé trop tard ; à l'époque où l'on réclame son secours, l'occasion, qui échappe si aisément dans cette maladie, ne saurait être négligée ; il doit se hâter de prescrire les narcotiques. Le mélange de l'opium avec des substances désagréables au goût ou capables de fatiguer par leur quantité l'estomac déjà irrité, une dose trop forte de ce narcotique administré seul provoquent fréquemment le vomissement ; on doit se borner à prescrire d'abord quinze gouttes de teinture thébaïque, ensuite dix gouttes de quart d'heure en quart d'heure jusqu'à ce que le vomissement cesse ; on donne ces gouttes sur du sucre ou dans une très petite quantité d'eau de mélisse ou d'eau commune. L'emploi du remède ne doit pas être suspendu aussitôt que les symptômes sont apaisés ; à moins qu'il n'occasionne l'assoupissement, *il doit être continué pendant quelques jours à de longs intervalles et à de moindres doses.*

Les médecins anglais dans l'Inde donnent dès le

début, comme en Angleterre, le *laudanum* à doses
très élevées, en y associant toujours le calomel. Ce
traitement reconnu le plus avantageux dans le pays,
est indiqué dans des circulaires que le gouvernement
fait parvenir aux médecins de tous les navires qui arrivent dans l'Inde.

Voici, du reste, ce que dit à ce sujet le docteur
William Scott dans son *Traité complet du choléra de
l'Inde* (1831, traduction du docteur Blin, p. 198) :
« Le premier remède indiqué dans la vue de calmer
l'irritation gastrique et de dompter le spasme, est
l'opium, sous forme solide ou fluide. Aucun autre
médicament n'a été si universellement employé, aucun n'a aussi pleinement soutenu sa réputation dans
le traitement du choléra. Dans le plus grand nombre
des cas, chez les naturels, lorsqu'on l'a donné de
bonne heure, c'est-à-dire avant qu'il y eût collapsus,
et probablement aussi, quoique moins certainement,
chez beaucoup d'Européens, dans les mêmes circonstances, de larges doses d'opium ont été, sans nul
doute, accompagnées des succès les plus décidés. La
constitution des naturels, d'après leur manière de
vivre très simple, paraît plus docile aux effets appropriés des remèdes, et moins disposée que celle des
Européens à une complication d'actions morbifiques;
car lorsque l'opium a réussi chez eux, *ce qui est arrivé
dans le plus grand nombre des cas*, la cure a été complète, et le malade retournait, en fort peu de temps, à
ses travaux ordinaires. Pareille chose arrivait rarement aux Européens, dont le régime de vie rend la
constitution moins propre à ressentir complétement

13

les effets de l'opium, et plus susceptible de passer à d'autres complications maladives. »

Faut-il attribuer à des causes pareilles les insuccès que beaucoup de médecins européens reprochent aux préparations opiacées? Quoi qu'il en soit, nous devons tenir compte des succès bien avérés que ce médicament a obtenus dans le pays natal du choléra, là où il sévit avec la plus grande violence, et ne pas rejeter inconsidérément une médication aussi fondamentale, et aussi généralement reconnue utile de temps immémorial.

La formule que nous publions (voy. le *Formulaire*) sous le titre de *Potion indienne*, et qui a été indiquée dès l'origine du choléra épidémique par un missionnaire anglais, fera juger, du reste, de la quantité d'opium qui peut être administrée : quatre-vingts gouttes de laudanum à la fois. M. le docteur Oliffe assure qu'à Calcutta une pareille mixture est préparée et gardée en provision dans chaque maison, de manière à pouvoir être administrée dès les premières atteintes du mal. On se borne souvent à remplir un verre à vin de Bordeaux avec un tiers de laudanum et deux tiers d'eau-de-vie. La proportion d'opium prise par des cholériques a été, dans certains cas, vraiment effrayante. On en a vu prendre jusqu'à 20 grammes de laudanum. Jamais, dans notre pays, on ne conseillerait un tel abus ; mais il paraît certain aux médecins indiens que le laudanum et l'extrait thébaïque, pour être utiles, doivent être administrés à très haute dose, soit d'un seul coup, soit mieux encore, à doses fractionnées et très souvent répétées. (Tardieu, *Leçons sur le choléra*, p. 168.)

5° *Morphine (acétate et chlorhydrate de)*. — Lugol employait de préférence l'*acétate de morphine* comme ayant les effets les plus constants et les plus certains ; il le donnait contre les crampes en pilules à la dose de 1 à 2 centigrammes. M. Chomel, dans la période de réaction, combattait les vomissements et le hoquet en mettant 1 à 2 centigrammes de cette substance sur la plaie d'un vésicatoire posé à l'épigastre.

M. le docteur Millet (de Tours) dit avoir aussi, dans bien des circonstances, fait appliquer sur la plaie d'un vésicatoire 1 à 2 centigrammes d'*acétate de morphine*, dans le but de faire cesser, soit le hoquet, soit les vomissements très opiniâtres. (*Choléra épidémique*, Paris, 1851, p. 208.)

M. le docteur F. Gérard assure avoir employé l'*acétate de morphine* avec tant de succès que, sur quatre-vingt-dix-neuf malades, il aurait obtenu quatre-vingt-une guérisons ! La dose, chez ses malades, a varié de 5 à 8 centigrammes par jour. (*Gaz. méd.*, 1836, p. 633.)

M. Briquet a donné l'acétate de morphine sur des fragments de glace. (Voy. ce mot.)

M. Gendrin a employé à l'extérieur le *chlorhydrate de morphine*, par la méthode endermique, pour calmer le hoquet excessivement pénible, quoique, en général, de bon augure, qui se manifeste quelquefois pendant la réaction. La dose n'a pas excédé 5 centigrammes, appliquée aussitôt après avoir déterminé le soulèvement de l'épiderme avec l'ammoniaque. Il a fallu quelquefois répéter la dose le soir.

M. le docteur Handorgel s'est très bien trouvé de pratiquer une petite incision à la région épigastrique

et d'y appliquer 2 à 5 centigrammes de cette substance. Immédiatement la chaleur reparaissait et les
déjections alvines diminuaient considérablement.

6° *Thériaque.* — Souvent utile à l'imminence ou au
début des crises, quand il se manifeste des évacuations
diarrhéiques séreuses non critiques, qui nuisent à la
terminaison de la maladie par les sueurs et les urines.
On la donne par la bouche ou en lavement.

7° *Diascordium.* — Mêmes indications, même emploi que la thériaque.

Après cet examen, que nous croyons complet, des
trois médications principales que l'on a opposées au
choléra-morbus, les saignées, les évacuants et les narcotiques, prescrits avec des indications diverses et
dans un but souvent divergent par la presque unanimité des médecins français et étrangers, il nous
reste à apprécier un nombre infini de médications ou
de médicaments employés, soit à l'extérieur, soit à
l'intérieur. Ne voulant, autant que possible, laisser aucune lacune dans cette partie de notre ouvrage, nous
avons cru que la méthode la plus naturelle, ou du
moins la plus propre à faciliter les recherches, était
l'ordre alphabétique. Nous allons donc, dans une
espèce de *Dictionnaire*, offrir l'examen de ces diverses
substances, en portant un jugement motivé sur l'utilité ou la nullité d'avantages de chaque médicament.
Cet article servira de transition entre l'appréciation
des médicaments et l'indication thérapeutique la
mieux appropriée à chaque période du choléra.

Toutes les parties du livre se toucheront ainsi,
pour ainsi dire, et se compléteront l'une par l'autre.
Après la description des épidémies, celle de la mala-

die elle-même, soit sporadique, soit épidémique;
après cela la prophylaxie et le traitement prophylactique ou préventif; puis les principales médications; puis les médications ou médicaments secondaires; puis le traitement des diverses périodes et des
diverses formes de la maladie, et enfin le formulaire
spécial, contenant un nombre très considérable de
formules.

Nous n'aurons ainsi, nous l'espérons du moins,
laissé en arrière aucune question; tous les essais
plus ou moins importants tentés contre cette cruelle
maladie se trouveront consignés avec étendue ou en
quelques lignes, et l'on verra ainsi d'un coup d'œil
tout ce qui aura été fait; il nous a paru utile que ce
travail fût exécuté par quelqu'un; les praticiens y trou
veront des indications nécessaires, et les médecins qui
cherchent des voies nouvelles et peuvent avoir l'idée
d'essayer de nouveaux médicaments, apprendront si
des essais analogues n'ont pas été faits avant eux, et
avec quel succès; appréciation utile aux malades non
moins qu'aux médecins.

DICTIONNAIRE DE THÉRAPEUTIQUE

APPLIQUÉE

AU CHOLÉRA-MORBUS.

A

Absinthe (eau-de-vie d'). — *Ribes*, dans la cholerrha-
gie, faisait coucher les malades et les couvrait chau-
dement ; il leur donnait l'eau-de-vie d'absinthe à la
dose de 45 grammes ; une heure après, deuxième dose
pareille. Les crampes, les coliques et le dévoiement
se calmaient subitement, selon lui, et rarement il était
obligé de réitérer. On peut rapprocher l'action de
l'eau-de-vie d'absinthe de celle de l'alcool, du rhum,
de punch, etc., employés par d'autres praticiens.

Acétate d'ammoniaque. (Voy. ce mot.)

Acétate de plomb. — Nous n'indiquons ce moyen
que parce qu'il avait été préconisé par Dupuytren
(1832), entre les mains duquel il a échoué, et qui y a
lui-même renoncé.

M. Boudin a recours au sous-acétate de plomb liquide
en lavement pour combattre les flux intestinaux sans
fièvre, ainsi que la diarrhée des cholériques, et il se
loue beaucoup des résultats obtenus sur plusieurs centaines d'individus. Le sous-acétate de plomb liquide
a été donné depuis 10 grammes jusqu'à 60 grammes,
dans les vingt-quatre heures, dissous chaque fois dans
une petite quantité d'eau distillée. Il est digne de

remarque que, sur un si grand nombre de malades, jamais le moindre symptôme toxique n'ait été observé.

Acide acétique. — Voy. *acide sulfurique.*

Acide carbonique. —- Heidler, de Prague, a émis l'opinion que cet acide, administré à l'intérieur et à l'extérieur, pourrait être bon comme préservatif !

Acide chlorhydrique. — Voy. *acide sulfurique.*

Acide fluorique. — M. Magendie a employé ce moyen dans la période typhoïde, à la sollicitation d'Ampère qui avait espéré quelques bons effets de cet acide puissamment caustique, qui traverse et corrode en un instant les tissus. Dans un cas il *a obtenu* ou *cru obtenir* un résultat très avantageux sur une femme qui, depuis plusieurs jours, était dans un état typhoïde, ayant résisté à tous les moyens.

Après lui avoir appliqué sur les deux avant-bras une couche de cet acide, il l'a vue revenir à elle-même, reprendre sa connaissance et perdre le lugubre aspect du typhus. Mais *concurremment*, ajoute loyalement le savant professeur, le traitement fortifiant a été continué, et je crois même qu'on lui a fait boire du rhum, à mon insu, après l'emploi de l'acide fluorique. Une autre fois encore, M. Magendie a fait usage de cet acide, mais sans succès.

Acide nitrique. — M. Worms l'a donné avec succès pour provoquer la réaction dans les cas graves de choléra algide, dans une potion. (Voy. le *Formulaire.*)

Smeets et de Doeveren trouvaient une grande utilité dans les bains d'acides, et faisaient mettre 500 grammes d'*acide nitrique* dans un bain. (*Gaz. méd.*, février 1853.)

Acide prussique (hydrocyanique). — Anderson le donnait à la dose de quatre à huit gouttes dans les vingt-quatre heures dans une émulsion d'amandes.

Acide sulfurique. — Employé en solution, en 1849, par M. Worms, et depuis, en Angleterre, par MM. les docteurs Thomson, Smith, Hunt et Griffith, et en France, par M. le docteur Lepetit, de Poitiers.

M. Worms l'a administré, en 1849 et 1853, dans le choléra asiatique, ainsi que les médecins anglais, et avant eux. Quant à M. Lepetit, il l'a donné, avec succès, dans la diarrhée, le choléra infantilis, la cholérine et le choléra sporadique. On peut voir au formulaire les formules adoptées par ce médecin.

Nous ferons remarquer ici que M. Worms, loin de lui attribuer l'arrêt des vomissements comme on le pense généralement, lui a reconnu, au contraire, dans quelques cas le pouvoir de les provoquer.

Du reste, M. Worms ne s'inquiète nullement de la persistance de ce symptôme, qu'il regarde même comme avantageux (*Gazette des hôpitaux*, 27 décembre 1853).

Ce médecin emploie l'acide sulfurique à double dose, c'est-à-dire 20 grammes pour un kilogramme d'eau.

Les acides acétique et chlorhydrique peuvent être employés de la même manière.

Acide sulfurique caustique. — A défaut d'acide fluorique, M. Magendie a essayé, dans une douzaine de cas de transformation typhoïde, d'appliquer de l'acide sulfurique caustique; mais il ne croit pas en avoir jamais obtenu de résultat. Il est vrai que ce n'est qu'à la dernière extrémité, en désespoir de tout autre

moyen, qu'il hasardait de faire ces larges cautérisa-
tions sur les bras et les cuisses.

Acupuncture. — L'acupuncture a été essayée dans
quelques cas en Pologne. En présence de M. Sandras,
des aiguilles ont été enfoncées dans diverses parties
du corps, et plusieurs fois même dans le cœur, sans
qu'il en soit résulté rien d'appréciable ni en bien ni
en mal. (Voy. *Electro-puncture* et *galvanisme.*)

Ail. — M. Lange, de Pocancy (Marne), partant
de cette idée que dans le choléra l'indication est de
donner la fièvre au malade, que la fièvre c'est la réaction, et qu'avec la réaction tout est gagné, a mis à
profit le fait vulgaire de l'emploi par les militaires
d'une gousse d'ail en suppositoire pour se donner la
fièvre, et il rapporte plusieurs cas de choléra-morbus
qu'il a traités avec succès au moyen *de cataplasmes
couverts d'ail écrasé sur l'épigastre et la partie interne
des cuisses, de suppositoires d'ail, d'eau alliacée pour
boisson et de lavements d'eau alliacée.*

« Sans prétendre imposer ma conviction, dit l'auteur, je me bornerai à insister sur les points suivants,
savoir :

» 1° Que la fièvre est le contraire du choléra ;

» 2° Qu'au moyen de l'ail, on peut avec certitude
doser la fièvre comme on dose le sulfate de quinine ;

» 3° Qu'en raison de ses propriétés pyrexiques et
autres, l'ail mérite une place dans la thérapeutique
générale et particulièrement dans celle du choléra.

» L'emploi de l'ail présente quelques inconvénients ; par exemple, son odeur expansive. En entrant
dans la maison d'un cholérique traité par l'ail, on est

repoussé par cette odeur qu'exhalent toutes les matières excrétées. Une répugnance invincible a empêché
quelques malades d'en prendre plus d'une fois en boisson ; ce que sachant, j'en ai fait prendre tout d'abord
la plus grande quantité possible.

» Voici, pour mon compte, comment j'ai employé
l'ail :

» En boisson, trois ou quatre gousses crues, écrasées et lavées dans un verre d'eau froide.

» En topique, l'ail cru écrasé et réduit en pulpe,
appliqué par plaques sur la peau. Manquant quelquefois de linge, le hasard m'apprit qu'une compresse de
papier grossier est le meilleur moyen de contention :
la matière collante de l'ail le fait adhérer solidement
à la peau. J'ai laissé les topiques douze heures et plus ;
je ne les ai fait enlever que lorsque l'état fébrile avait
une certaine intensité, sans m'inquiéter des phlyctènes
et des plaies, qui se sont séchées en quelques jours.

» En lavement, eau tiède et même froide provenant
du lavage des gousses écrasées.

» En suppositoire, une gousse d'un volume approprié, légèrement entamée.

» J'ai obtenu, chez certains sujets, une légère sensibilité sous les topiques ; chez d'autres, tantôt une
couleur rosée de la peau, tantôt une couleur violacée
sans phlyctènes, ou bien encore une couleur rosée
avec plaie.

» J'ai essayé d'appliquer la propriété fébrigène de
l'ail à d'autres affections, mais mon expérience à cet
égard n'est pas assez étendue pour rien affirmer jusqu'à présent. » (*Revue médico-chirurgicale* et *Gazette
des hôpitaux*, 8 mars 1853.)

L'ail avait aussi été employé par M. Granitch, médecin à l'hôpital de Beyrouth, à l'intérieur, en suc et en infusion aqueuse à froid; à l'extérieur, en infusion spiritueuse, quelquefois même en cataplasmes. M. Granitch prétend avoir perdu un fort petit nombre de cholériques sur ceux qu'il a traités de cette manière de 1833 jusqu'à la fin de 1849. Sur l'indication de M. Granitch, les médecins de Damas (Syrie) l'auraient aussi prescrit avec succès. (*Revue méd.-chirurg.*, décembre 1853.)

L'ail a même été employé avant M. Lange par M. le docteur Michel, d'Avignon, qui l'appelle, selon l'expression d'Arnaud de Villeneuve, la *thériaque du paysan*.

Dans la période algide du choléra, dit M. Michel, maintes fois, à mon grand étonnement, j'ai vu la réaction s'opérer et la maladie marcher sans entraves vers la guérison. Malgré la figure décomposée et livide, le pouls insensible, les ongles violets, les extrémités froides, le hoquet, les crampes, les vomissements, les déjections alvines, la prostration, la stupeur et l'asphyxie cholérique, présages d'une mort certaine, j'ai vu, sous l'influence de l'ail, les ressorts de la vie se remettre en mouvement sur des malades pour ainsi dire agonisants.

Sans vouloir donner un démenti aux partisans de la thériaque du paysan, nous croyons ici encore que la nature a fait une grande partie de la cure.

Affusions. — Voy. les mots *Bains* et *Froid*.

Aloès. — Biett a donné l'extrait aqueux d'aloès à la dose de 45 à 60 centigrammes par jour.

Guillemin le donnait aussi en sirop (voy. le *For-mulaire*), à prendre par cuillerées. Chaque cuillerée à bouche contenait 20 centigrammes d'extrait aqueux d'aloès. (Szerlecki, *Dictionn. de thérap.*, t. I, p. 125.)

Amandes. — Anderson donnait pour boisson l'é-mulsion d'amandes avec quatre à huit gouttes d'acide prussique dans les vingt-quatre heures.

Amidon. — Des vomissements opiniâtres ont cédé, dit Récamier, immédiatement, en faisant avaler aux malades par cuillerées à café une espèce de pâte molle préparée *illicò* avec de l'amidon et de l'eau froide. On réitère plus ou moins. Au lieu d'eau simple, on peut se servir d'eau de roses distillée ou de décoction de grande consoude refroidie, sans sucre.

On fait boire par-dessus, si l'on veut, de l'eau ren-due albumineuse, sans sucre, préparée en battant le blanc d'un œuf frais avec un demi-litre d'eau, de manière à faire mousser; on donne par cuillerées. On peut également se servir pour boisson, d'eau froide blanchie avec de l'amidon délayé.

Ammoniaque (acétate, carbonate, chlorhydrate d'). — Les sels d'ammoniaque agissent tous, selon M. Gen-drin, de la même manière; aussi lui paraît-il indiffé-rent, quant à l'action stimulante diffusible, de donner l'acétate plutôt que le carbonate ou le muriate, etc.; mais quant à l'action topique irritante, l'acétate doit être préféré, il irrite à peine le tube digestif, tandis que les autres sels de même base l'irritent violemment.

M. Lecointe attribue à l'acétate d'ammoniaque la propriété non seulement d'élever la température ani-male, mais encore d'être, à haute dose, fluidifiant, de maintenir le sang à l'état liquide, et de le laisser, par suite, en état d'être promptement remis en circulation. (*Bull. de thérap.*, 15 décembre 1853.)

On l'emploie avec avantage pour stimuler la réaction, et, dans la période de terminaison, pour favoriser les crises par les sueurs. Il augmente aussi les urines, et cet effet est utile.

« Il m'est arrivé plusieurs fois, dit M. Gendrin, d'augmenter les urines par l'administration de l'acétate d'ammoniaque ; c'est, en effet, un fait d'observation générale que les boissons alcalines sont diurétiques. Cet effet est utile dans le commencement de la réaction, lorsque la diaphorèse n'est pas encore possible ; car lorsque les sueurs sont faciles, et qu'un état général de surexcitation ne rend pas la diaphorèse impossible, c'est sur la peau que l'acétate d'ammoniaque agit. En considérant cette action diurétique de l'acétate d'ammoniaque, j'ai quelquefois continué l'administration de cette substance après la réaction commencée, mais je la donnais alors à petite dose ; j'ai cru en obtenir de bons résultats. Cependant je n'ai pas, à cet égard, une conviction bien établie, parce que, dans presque tous les cas, c'était à l'eau alcaline gazeuse (eau de Seltz factice) que j'avais recours, dans ce but, le plus ordinairement avec avantage. » (*Monographie du choléra*, p. 237.)

M. le docteur Lachèze, directeur honoraire de l'École de médecine d'Angers, croyant reconnaître une grande analogie entre l'invasion du choléra et les suites de la morsure de la vipère, conseille d'employer *dix centigrammes d'ammoniaque* par tasse d'eau albumineuse d'heure en heure. En même temps, il fait pratiquer des frictions sur les extrémités avec le liniment de Massard, et sur le rachis avec le liniment ammoniacal.

M. le docteur A. Millet, médecin de l'hôpital spécial des cholériques de Tours, a aussi donné cinq ou six gouttes d'ammoniaque dans une tasse de menthe ou de tilleul tiède ; il a répété cette dose trois ou quatre fois par jour dans toutes les périodes, et a plusieurs fois obtenu, à l'aide de ce moyen, de la réaction ou un *semblant* de réaction. (*Du choléra-morbus épidémique,* p. 320.)

M. le docteur Matice a été bien plus loin. Il a administré l'ammoniaque à la dose de 60 à 120 grammes dans l'espace de deux heures. Nous n'oserions conseiller de suivre cet exemple.

M. Andral donne l'acétate d'ammoniaque en potion associée au sulfate de quinine, au camphre et à l'éther sulfurique. (Voy. le *Formulaire.*)

Selon Strohmeyer, la liqueur d'ammoniaque anisée a été supportée quand tous les autres remèdes étaient rejetés.

L'eau ammoniée est recommandée par Annesley en une mixture dans laquelle entre cette eau avec le camphre et l'éther sulfurique. (Voy. le *Formulaire.*)

Baum a reconnu beaucoup d'efficacité au *carbonate d'ammoniaque* en solution ou en poudre à la dose de 25 à 40 centigr. toutes les deux heures (Eisenmann).

L'ammoniaque caustique a été employée à la dose de cinq à dix gouttes toutes les heures à Varsovie.

Ammoniaque liquide. — En 1832, le docteur Petit, médecin de l'Hôtel-Dieu, faisait appliquer, dès le début du choléra, sur toute la longueur de l'épine du dos, une bande double de flanelle légèrement imbibée d'une mixture composée avec 4 grammes d'ammoniaque liquide et 30 grammes d'huile essentielle de térébenthine (voy. le *Formulaire* et l'article TÉRÉBENTHINE), et par-dessus cette flanelle une bande également double de linge mouillé d'eau chaude, et passer dessus, pendant quelques minutes, en appuyant un peu, un fer à repasser d'une chaleur un peu forte. On répétait cette opération tous les quarts d'heure.

Armatures du docteur Burq. — C'est surtout dans le but de calmer les crampes que le docteur Burq applique ses armatures au traitement du choléra. Quelques succès ayant paru devoir leur être attribués dans les hôpitaux et spécialement à l'hôpital Cochin, service de M. Nonat, nous croyons devoir faire connaître ces armatures.

« Une armature générale, lorsqu'elle est complète, se compose de treize pièces : deux anneaux et une mitaine, ou un cylindre pour le membre supérieur; deux anneaux et une sandale pour le membre inférieur; une ceinture pour le tronc.

» Les anneaux ou bracelets sont de cuivre mince, ont de 10 à 15 centimètres de large, et sont d'une forme convenable pour s'appliquer aussi exactement que possible; cette condition est absolument indispensable.

» La ceinture consiste dans une bande de cuivre de 8 centimètres de large, de la longueur de 1 mètre, terminée en avant et en arrière par une large plaque qui s'adapte à la forme du ventre et du dos.

» Les crampes sont-elles générales ou intenses, nous appliquons une armature générale et complète. Sont-elles intenses et bornées aux membres inférieurs, nous nous adressons exclusivement à ceux-ci. Deux bracelets et une sandale pour chacun, plus ordinairement une ceinture pour le tronc : *Ce n'est qu'exceptionnellement qu'il suffit d'armer un seul membre pour voir guérir les deux.*

» Sont-elles peu intenses et siégent-elles exclusivement sur une partie, aux mollets par exemple, deux anneaux, un à droite et un à gauche, sont ordinairement suffisants; mais si les crampes résistent, on mouille les bracelets, et lorsque ce n'est pas assez, on complète l'armature des membres.

» Nous commençons toujours par appliquer les armatures à sec, et nous ne les mouillons que si le soulagement est nul ou seulement partiel.

» Pour mouiller un bracelet, on mouille entre lui et la peau, une bande ou une compresse ordinaire, et mieux un lambeau de couverture de coton trempé dans une solution légère de sel marin, à la température de 25 à 40 degrés.

» Il nous est arrivé trois ou quatre fois que les armatures sèches, ayant parfaitement réussi d'abord, ont perdu leur propriété au bout de quelques heures. En les examinant de près, nous avons reconnu qu'il s'était amassé sous le cuivre une exsudation visqueuse qui, très probablement, venait mettre obstacle à sa conductibilité. Dans tous les cas, il a suffi de nettoyer la peau et le métal, ou de mouiller les armatures, pour faire reparaître toute leur efficacité.

» Il faut être prévenu qu'au bout d'un certain

temps, trois à cinq heures, à mesure que les armatures humides sèchent, elles perdent beaucoup de
leur action, et que bientôt, si les crampes n'ont pas
été guéries radicalement, si elles ont de la tendance
à revenir, elles ne tardent pas à reparaître. Dans ce
cas, on n'a, pour y mettre fin, qu'à remouiller les
linges à travers les ouvertures des anneaux. »

L'auteur prétend que ces armatures agissent *en
soustrayant le fluide nerveux par les surfaces métalliques*, et si on lui objecte qu'elles échouent fréquemment en d'autres mains que les siennes, il répond
qu'on s'est servi d'armatures sèches qui sont moins
efficaces, et que, quand on a commencé par là sans
réussir, il faut employer les armatures mouillées.

Quant à nous, à part leur action possible sur les
crampes, action analogue à celle des *chapelets* de
liége et des *colliers* de camphre, etc. (voy. plus loin),
nous sommes peu disposé à ajouter foi aux succès qu'on
leur attribue sur les autres symptômes du choléra,
et nous sommes toujours à nous demander si la nature seule n'a pas fait les frais des cures merveilleuses
dont on veut bien gratifier les armatures.

Depuis quelque temps, du reste, M. Burq a modifié la construction de ses armatures; mais ces modifications nous paraissent sans importance.

Arnica. — L'infusion d'arnica a été employée par
Eckstein contre la diarrhée opiniâtre et les diarrhées
copieuses du choléra, en y ajoutant quelques gouttes
de teinture d'opium. La racine en a été employée
dans la diarrhée prodromique chez les personnes
faibles, par Rœser. On l'a aussi donnée en France,

14

mais nous ne saurions lui attribuer des vertus bien particulières.

Azote (*protoxyde d'*). — Sérullas, au lieu de l'oxygène (voy. ce mot), que les cholériques respirent difficilement, et qui n'est pas sans danger, a proposé de leur faire prendre du protoxyde d'azote, qui se dissout dans l'eau dans les rapports de la moitié du volume de l'eau à la température ordinaire.

Le protoxyde d'azote qui avait été employé à l'état de gaz jouit des propriétés de l'oxygène favorablement modifiées par son association chimique à l'azote, et produit, quand on le respire, une espèce d'ivresse qui lui a fait donner, comme on le sait, le nom de *gaz hilarant*.

Damiron, professeur au Val-de-Grâce, a employé ce médicament sur huit cholériques dans l'état de cyanose, et il lui a paru avoir ramené la chaleur et fait disparaître la cyanose (voy. le *Formulaire*).

M. Magendie a fait usage du protoxyde d'azote. Respiré pendant quelques minutes, il a produit, chez certains malades, une agitation passagère qui a été jusqu'à l'hilarité, mais sans résultats avantageux. Il a essayé aussi plusieurs fois, et sans plus de succès, de faire prendre une dissolution aqueuse de ce gaz, à la dose d'un litre en vingt-quatre heures.

B

Bains chauds, bains de vapeurs humides. — Dans la période phlegmorrhagique, les bains chauds peuvent être utiles, selon M. Gendrin, si l'on a soin de saigner immédiatement. Ils peuvent l'être encore si on ne les prolonge pas au delà de quelques minutes, et si l'on abaisse leur température à 24, à 25 degrés dans la période cyanique peu avancée, pourvu qu'encore on les seconde par les saignées; sans ces précautions, si on les donne trop chauds, si on les prolonge trop, ils accélèrent rapidement la marche funeste de la maladie.

Dans la période cyanique confirmée, ils font immédiatement commencer la période asphyxique.

M. Cauvière, à Marseille, a trouvé aussi aux bains chauds le grave inconvénient, outre la fatigue qu'ils causent aux malades, de hâter l'asphyxie.

Dans la réaction qui se manifeste par métastase abdominale, les bains ont leur utilité comme dans toutes les phlegmasies abdominales.

Les bains à 28 ou 29 degrés, pendant une heure, ont paru, en 1832, utiles à Biett contre les crampes.

Selon Récamier, les bains chauds seuls ou après les affusions fraîches, dans la *période bleue*, font périr parfois presque immédiatement, malgré le plaisir qu'ils causent aux malades.

Les bains de vapeurs humides ont plus de danger et plus d'inconvénients encore que les bains chauds; leur mode d'action nuisible est le même.

Employés d'abord avec enthousiasme dans l'Inde, on s'aperçut bientôt, dit le docteur William Scott, que les bains de vapeurs, comme les bains d'eau, frustraient toutes les espérances que l'on avait fondées sur leur secours. Lorsqu'il y avait beaucoup de spasme, avec une action passable du système vasculaire, la chaleur et l'humidité donnaient du soulagement. Mais dans les cas formidables, accompagnés

d'une peau humide et froide, du ralentissement de la
circulation, il devenait évident que leur emploi ne pro-
curait que peu ou point d'avantages, et que la température de la peau n'en était rétablie qu'à un bien
faible degré. Dans ces cas terribles, il se développait
constamment un symptôme bien digne de remarque :
les malades, dont la peau était froide comme la glace,
trouvaient qu'un degré de chaleur, même très modéré, était bouillant et intolérable.

Bains tièdes. — Si, malgré la cessation des vomissements et des selles, la réaction ne s'établit pas franchement, que la peau se couvre d'une moiteur fraîche
et poisseuse, M. Rayer fait plonger le malade dans
un bain tiède, qui ordinairement rétablit les fonctions
de la peau et ramène la circulation capillaire périphérique

Bains de calorique et de vapeurs sèches. — Ce sont
les moyens les plus dangereux, selon M. Gendrin. Le
calorique sec ne convient, à quelque période que ce soit
du choléra, qu'employé avec ménagement comme tonique révulsif local, et encore ne faut-il pas en porter
l'action trop loin. Les bains de vapeurs sèches ont
les mêmes inconvénients. Les cholériques sont des
hommes congelés par le ralentissement de la circulation et de la respiration ; si on les réchauffe, on a exactement les mêmes effets que si l'on approchait du feu
un homme congelé : on les asphyxie.

Cette observation ne manque pas de justesse, et c'est
parce que nous avons observé des cas où le réchauf-
fement trop actif a déterminé des accidents, des escarres graves, que nous avons cru devoir engager un

fabricant habile, M. Mathieu, à modifier un appareil
de telle sorte que la chaleur y pût être appréciée avec
exactitude et dont le coût, d'ailleurs peu élevé, le mît
à la portée de toutes les bourses. Ce fabricant y a,
d'après notre conseil, adapté un thermomètre qui permet de mesurer le degré de calorique. En voici le
dessin et la description.

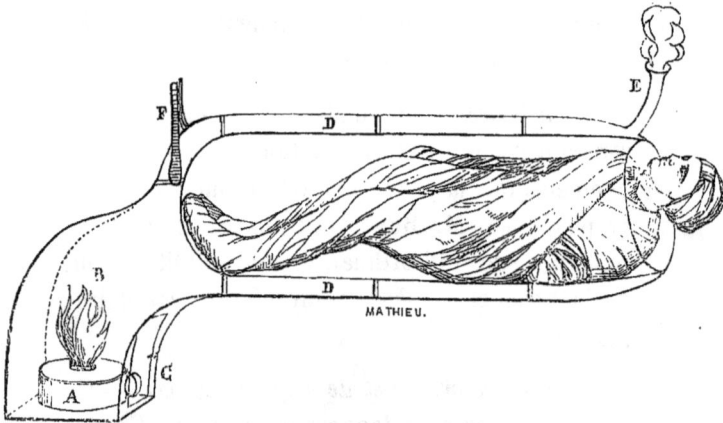

MATHIEU.

D,D, deux cylindres ovales concentriques tenus à distance l'un de
l'autre par de petits tenons;

B, partie supérieure du foyer;

A, lampe à l'esprit ou à l'huile;

C, porte par laquelle on la place, de manière que le calorique se
dégage entre les parois internes des cylindres concentriques et
peut s'échapper par un tube ou espèce de cheminée E.

Le thermomètre F indique d'une manière précise les degrés de
la chaleur dans chaque temps de l'opération. Cet appareil,
construit en zinc, est peu coûteux.

Comme on le voit dans le dessin, le malade est enveloppé dans
une couverture de laine.

Belladone. — Selon Récamier, elle abat la puissance
nerveuse et la grande circulation, sans amener de
réaction et ne diminue pas le dévoiement.

L'extrait aqueux de belladone a été donné quelquefois en Pologne, selon M. Sandras, mais sans effets bien marqués.

Bicarbonate de soude. — On l'a administré dans les accidents les plus graves du choléra, par suite d'indications chimiques, dans le but de diminuer la viscosité du sang et de lui rendre sa fluidité ; mais si l'on réfléchit que les liquides épanchés dans les intestins sont alcalins, on ne comprend pas comment l'absorption enlèverait plutôt au tube digestif la solution alcaline des potions ingérées que celle des sécrétions. M. Gendrin ne l'a employé que comme un médicament très stimulant pouvant favoriser et déterminer la réaction et peut-être modifier seulement la sécrétion morbide qui se fait dans le tube digestif. Il l'a administré dans la période cyanique très avancée, à la dose de 30 grammes dans 180 grammes d'eau par cuillerée à bouche, de demi-heure en demi-heure, mais sans avantage marqué. Il a amené en quelques instants une sécheresse et une rougeur des plus vives de la langue, et a paru déterminer le développement d'une vive gastro-entérite.

Bismuth (sous-nitrate de, — trinitrate de). — C'est le docteur Léo qui a le premier préconisé le sous-nitrate de bismuth contre la diarrhée et les vomissements cholériques. Il le donnait à la dose de 15 centigrammes, avec addition de sucre, toutes les deux ou trois heures, selon les circonstances ; en même temps le malade prenait une tisane de mélisse.

Biett a employé le sous-nitrate de bismuth surtout chez les cholériques dont les crampes étaient le symptôme prédominant. Selon lui, le sous-nitrate de bismuth a, dans le plus grand nombre de cas, eu des résultats assez avantageux; mais rarement on s'est borné à ce seul moyen. Dans un cas, après huit heures de l'invasion, le malade étant tourmenté de crampes atroces, 50 centigrammes de sous-nitrate de bismuth furent donnés dans une cuillerée de tisane; une demi-heure après, on administra 10 centigrammes de la même poudre; depuis ce moment les crampes diminuèrent rapidement d'intensité et ne reparurent plus. Ce moyen a réussi à Posen et échoué à Dantzig.

M. Lecointe emploie cette substance à la dose de 1 à 3 grammes dans les vingt-quatre heures contre les malaises épigastriques. Récamier la conseille dans la *convalescence*.

Le sous-nitrate avait du reste été employé également par Guersant, en 1832, dans des cas de diarrhée opiniâtre très fébrile chez les enfants.

M. le docteur Théophile Thompson, médecin de l'hôpital des phthisiques de Londres, a employé avec succès le trinitrate de bismuth dans la diarrhée; il le donne à la dose de 25 centigrammes combinés avec la gomme arabique et la magnésie (voy. le *Formulaire*). On peut en donner sans crainte de plus fortes doses, et réussir avec des doses moindres; mais M. Thompson considère la dose de 20 à 25 centigrammes comme la mieux appropriée à l'indication.

C

Café. — M. Briquet a fait prendre à plusieurs malades une ou plusieurs tasses d'infusion très chargée de café. Sous l'influence de ce remède, les symptômes à forme soporeuse ont disparu pour quelques heures chez plusieurs; quelquefois ils n'ont été nullement interrompus.

Ce médecin n'a pas reconnu à l'infusion du café d'action appréciable dans la période algide. Il la regarde comme impuissante à cette époque; cependant M. Chomel croit en avoir retiré quelque avantage dans la période algide.

Calamus aromaticus de la Jamaïque. — Récamier le prescrivait en poudre à la dose de 2 ou 3 grammes avant les repas, contre les anomalies nerveuses, vertiges, altérations de la vue, tintements d'oreilles, étouffements, palpitations, propensions syncopales, vomissements, borborygmes, ténesmes, crampes qui persistent quelquefois d'une manière continue, rémittente, ou intermittente, après les accidents cholériques.

Calomel. — (Voy. l'article *Évacuants*, p. 183.)

Camphre. — Dans la *période bleue*, Récamier faisait appliquer sur l'abdomen un cataplasme saupoudré de camphre.

Plusieurs sujets ont été rappelés à la vie, suivant Récamier, par l'emploi de l'éther camphré à la dose de cinq à six gouttes dans une cuillerée d'eau de menthe ou d'infusion théiforme.

M. Andral associe dans une potion le camphre à l'acétate d'ammoniaque, au sulfate de quinine et à l'éther sulfurique. (Voy. le *Formulaire.*)

Annesley l'associait à l'eau ammoniée et à l'éther sulfurique.

D'autres praticiens, et entre autres Balinski, l'ont

employé en liniment associé à l'huile de térébenthine et aux cantharides.

Chez une femme cholérique, dans la période algide, sans espérance, M. Magendie a tenté, comme moyen d'excitation, d'injecter une certaine quantité d'alcool camphré étendu d'eau. Cette injection, qui chez un individu sain aurait déterminé des effets d'empoisonnement, une agitation extraordinaire, des soubresauts, des mouvements des plus énergiques, cette injection, quoique portée à 2 grammes, n'a occasionné chez cette femme aucun signe de l'action de la substance. De ce fait et de quelques autres, M. Magendie conclut que le système nerveux dans le choléra se trouve dans une condition tout autre que dans l'état ordinaire, état qu'il compare à celui des individus hydrophobes ou des chiens atteints de la rage, chez lesquels on a pu injecter dans les veines jusqu'à *sept* grains (35 centigrammes) d'acide prussique, sans que chez l'homme et les animaux les accès en fussent modifiés et l'état aggravé; tandis qu'une seule goutte d'acide prussique pur tue un chien comme d'un coup de balle.

L'*huile camphrée*, donnée par cuillerée à café, a, selon Récamier, arrêté des vomissements qui avaient résisté à beaucoup d'autres moyens.

Fouquier faisait faire des frictions avec l'alcool camphré.

M. Magendie a souvent donné avec avantage des lavements d'infusions aromatiques avec une certaine quantité de camphre. Plusieurs fois, chez des cholériques très faibles, très abattus par la période algide, où la circulation était à peine visible, il a employé des lavements de camomille camphrée très chauds.

Nous ne dirons rien des prétendues vertus préser-
vatives du camphre, dont on a tant abusé en 1832.
Cette substance était devenue si chère, que le gouvernement a dû lever les droits d'importation ; les
30 grammes se vendaient jusqu'à 30 francs !

Capricum. — M. Gauthier, de Nogent, préconise
contre le choléra, au début, l'emploi du capricum en
poudre infusé dans un verre d'eau bouillante. (*Acad.
de méd.*, 13 décembre 1853.) Voy. le *Formulaire.*

Carbone (sesquichlorure de). — Cette substance,
désignée à tort, selon M. Mialhe, sous les noms de
trichlorate de carbone, de *tri*, de *quadrichlorure de carbone*, a été employée à Berlin par le docteur Troschel,
avec succès, dans beaucoup de cas de choléra à la
période algide ; le docteur King l'avait employé avant
lui dans le choléra sporadique, comme irritant et anti-
septique. (*Medical Times*, août 1846.) Plusieurs médecins anglais l'avaient employé dès 1843.

Le docteur King l'avait donné à la dose de 4 à
8 grammes en solution. Cette substance étant chère
et rare, M. Troschel ne l'a donnée d'abord qu'à la
dose de 25 centigrammes répétée toutes les demi-
heures ou toutes les deux ou trois heures, suivant les
circonstances ; et, malgré la modicité des doses, il a
réussi dans beaucoup de cas à *rompre* et raccourcir la
période asphyxique : cette substance provoque une
vive réaction qu'il a fallu combattre par les moyens
appropriés. Son action sur la période d'asphyxie cholérique paraît à M. Troschel tout à fait spécifique.

Essayé sur trois sujets dans le service de M. Malgaigne, dans deux cas les accidents ont suivi un cours

rapide jusqu'à la mort; dans le troisième, il y a eu une réaction typhoïde à laquelle le sujet a succombé. (*Rev. méd. chirurg.*, 1849, p. 198.)

Cascarille. — Nous n'avons vu l'extrait de cascarille recommandé que par Erdmann dans le journal de Graefe et Walther (1833).

Cautérisation épigastrique. — Un médecin anglais, M. Greenhow, appelle l'attention de ses confrères sur les bons effets qu'il a obtenus, pendant que l'épidémie régnait à Newcastle, d'un moyen auquel les Indiens ont recours dans les cas les plus désespérés. Ce moyen consiste dans l'application sur l'épigastre d'une compresse trempée dans l'eau-de-vie, à laquelle on met le feu. La révulsion violente que produit cette brûlure a pour effet, dit-il, de rappeler les mouvements du cœur et de suspendre les vomissements. La violence du moyen fait qu'on y a recours seulement lorsque les malades sont dans l'état le plus fâcheux, alors que la mort semble imminente et qu'il ne reste, pour ainsi dire, aucun espoir de les sauver. — Nous avons vu à l'Hôtel-Dieu M. Aran employer dans le même but le marteau de Mayor. La révulsion ainsi pratiquée est tout aussi puissante; elle cause moins d'effroi à l'assistance; on peut y revenir plusieurs fois et l'appliquer sur tous les points du corps que l'on veut; enfin, elle répond à un des besoins les plus urgents de la pratique de l'art, c'est-à-dire qu'elle peut être proportionnée à l'intensité des phénomènes morbides contre lesquels on la met en œuvre.

Chapelets de liége. — Chez un homme d'une cinquantaine d'années, scieur de long, qui souffrait depuis

longtemps de crampes dans les jambes au degré le
plus prononcé, et avait essayé inutilement de s'en débarrasser de toutes les manières connues, après avoir
fait inutilement usage de plusieurs remèdes, M. Van
Oye eut recours à un moyen indiqué par un vieux
praticien, grand amateur de pratiques vulgaires, qui
disait ne pas s'en être mal trouvé. Ce moyen consiste
tout simplement à s'entourer les jambes de plusieurs
tours d'une espèce de chapelet formé de bouchons de
liége enfilés. Dès le premier soir les crampes furent
sensiblement moins prononcées, mais au bout de très
peu de temps elles cessèrent d'une manière complète,
et depuis lors cet individu n'en a plus été atteint.

Ce qui prouve, dit M. Van Oye, que dans ce cas le
liége a exercé une action réelle, c'est que, croyant être
entièrement guéri de son ancien mal, le scieur de long
a fini par négliger de se munir en se couchant de ses
singulières jarretières, et que les crampes n'ont pas
tardé à revenir, retour qui a été empêché par le moyen
en question.

Puisqu'on a vanté les armatures métalliques, nous
ne voyons pas pourquoi on n'aurait pas recours à ce
moyen, dans les cas surtout de crampes persistantes
à la période de convalescence. L'un vaut l'autre.

Charbon (magnésie noire). — Biett et M. Émery
d'abord, ensuite M. Guéneau de Mussy et quelques
autres médecins, préoccupés de l'idée d'une cause
miasmatique, ont employé le charbon avec avantage,
en 1832. Le charbon est administré à la dose de
2 grammes par heure pendant les douze premières
heures, puis on augmente les intervalles, et l'on

cesse surtout lorsque l'épigastre devient douloureux.

Le charbon paraît avoir peu d'action sur les vomissements et sur les crampes, mais chez beaucoup de malades il a exercé (Biett) une influence assez rapide sur les évacuations alvines; autour de la teinte noire qu'elles prennent, on observe une teinte verdâtre qui prouve que les sécrétions bilieuses ont reparu; ce signe a été noté comme un des plus favorables, et bientôt il est suivi d'une modification successive dans les symptômes. Enfin, la sécrétion des urines ne tarde pas à annoncer la convalescence.

M. A. Gay, ayant remarqué que les charbonniers paraissent être à l'abri du choléra, crut devoir attribuer cette immunité à l'atmosphère du charbon dans laquelle ils vivent. C'est ce qui le décida à l'administrer dans cette maladie. 15 grammes de charbon végétal réduit en poudre impalpable sont suspendus dans un litre d'eau commune et administrés en lavements; 8 autres grammes de charbon, suspendus dans un verre d'eau chaude, sont donnés en boisson.

Chaux vive. — Pour réchauffer le malade sans trop le couvrir, M. le docteur Bordes se sert de la chaux vive; il met de petits morceaux de chaux dans une serviette mouillée et tendue, qu'il roule dans sa longueur, et applique une serviette ainsi roulée de chaque côté du corps. En moins d'un quart d'heure, le malade est réchauffé. Une fois la chaleur revenue, le malade est à peu près hors de danger; reste à remplir les indications. (*Revue de thérapeutique,* 15 décembre 1853, p. 657).

Chlore. — L'eau chlorée, que l'on composait en

mêlant 90 grammes d'une dissolution de chlore avec 90 grammes d'eau ordinaire, a été employée en Pologne, et opposée principalement au choléra lorsqu'il passait à l'état de typhus, plutôt comme un moyen utile contre cette dernière maladie que contre le choléra.

Le chlore et les chlorures ont été l'objet d'un indigne commerce en 1832. Ce ne sont pas les charlatans, dit M. Magendie, qui les ont vantés, mais des hommes qui commandent la confiance, des commissions chargées, par les magistrats, de rassurer le public sur les moyens contre le choléra. Cependant aucun fait antérieur n'autorisait à prescrire le chlore comme anticholérique et à en faire vaporiser dans les lieux publics. En Russie et en Pologne, toutes les expériences avaient déjà prouvé cependant que les fumigations de chlore n'avaient rien changé à l'intensité de l'épidémie. Une preuve bien plus forte de son inutilité, c'est ce qui s'est passé dans certains ateliers où se fabriquait cette substance : dans une fabrique tous les ouvriers ont péri.

Chloroforme. — Le chloroforme a été mis en usage en 1849, par M. Natalis Guillot. M. Brody, en Angleterre, l'a aussi employé en potion à la dose de 6 gouttes à prendre en deux fois (voy. le *Formulaire*), et prétend en avoir obtenu de bons effets dans la première période du choléra.

M. Brody, en outre, aide la réaction par les applications chaudes, les sinapismes ; et si la potion n'a pas produit un effet suffisant, il donne 8 gouttes de chloroforme dans 12 grammes de vin et 60 grammes d'eau. Enfin, il fait faire des embrocations de chloroforme sur la colonne vertébrale. La potion, suivant M. Brody, a pour résultat de calmer rapidement les nausées, les vomissements et les crampes.

Le chloroforme a été employé aussi, avec succès, en frictions, contre les crampes.

M. le docteur Hill, de Londres, a imaginé d'endormir les cholériques au moyen du chloroforme. Sur dix-sept malades, douze ont été soumis aux inhalations. Les uns ont eu un sommeil de vingt minutes, les autres de deux heures. Les vomissements et les crampes reparaissaient au réveil, et l'on administrait de nouveau le chloroforme. Mais d'autres moyens actifs ayant été employés concurremment, on ne peut tirer aucune induction de ces essais. Cette substance nous paraît, du reste, contre-indiquée dans les cas de choléra algide.

Colliers d'ambre. — Encore un moyen analogue et que nous empruntons, comme le précédent, à la *Revue thérapeutique.* Les colliers d'ambre ont été employés par M. le docteur Gérard sur une demoiselle de trente-huit ans, atteinte depuis l'âge de vingt ans d'une affection nerveuse avec des commotions comme électriques lorsqu'on la touchait. Après plusieurs traitements infructueux, M. Gérard appliqua à la malade, sans qu'elle fût prévenue, un aimant artificiel. Ce contact détermina une crise terrible. Une autre fois il lui entortilla autour de la jambe la chaîne de sa montre, qui était de fer et d'or ; il dut cesser en toute hâte son expérience, la malade ayant eu des mouvements électriques qui la soulevèrent de dessus sa chaise. L'idée

vint alors à M. Gérard d'essayer un corps idio-élec-
trique : il fit mettre un collier d'ambre jaune au-dessus
du mollet. Il n'en résulta aucun effet apparent. La
malade, l'ayant ôté quelques heures après, éprouva
aussitôt de l'agitation, qui se calma lorsqu'elle l'eut
remis. Le lendemain la même manœuvre fut répétée :
à peine le collier fut-il enlevé, que la malade commença à trembler de tous ses membres ; à peine fut-il
remis, que les contractions cessèrent à l'instant.
M. Gérard ajouta deux autres colliers à celui qui était
déjà noué autour du mollet; il observa alors que l'on
pouvait toucher toutes les parties du corps depuis la
tête jusqu'aux colliers sans exciter aucune contraction,
tandis que, depuis l'extrémité du gros orteil jusqu'aux
colliers, le contact occasionnait, dans la jambe seulement, des contractions et de la douleur ; de proche en
proche, on remonta les colliers jusqu'au cou, et dès
lors on put toucher la malade partout ; elle put se lever, aller, venir ; elle était guérie : mais dès qu'on
détachait les colliers, elle retombait dans le même état.
La malade découvrit, après plusieurs tâtonnements,
que, pour se trouver parfaitement à son aise, il lui
fallait 70 grammes d'ambre du meilleur choix ; avec
cette armature, elle bravait l'odeur des fleurs, de l'en-
cens. Si elle prévoyait avoir à subir dans la journée
quelques impressions plus fortes que d'habitude, elle
s'ajoutait un ou deux colliers, et elle s'y exposait avec
assurance. Quatorze mois après, l'efficacité des colliers d'ambre ne s'était pas démentie ; mais elle pouvait rarement quitter ses colliers quelques heures sans
éprouver de l'irritation.

Les colliers d'ambre jaune ont également bien

réussi chez une dame affectée d'une maladie analogue à la précédente. Ils ont guéri aussi, à trois reprises, des douleurs probablement rhumatismales de l'épaule. L'auteur enfin s'est débarrassé, à deux reprises diffé-rentes, *de crampes des jambes*, grâce à ce précieux collier.

Tout le monde sait que les matrones suspendent des colliers d'ambre jaune au cou des enfants pour les garantir des convulsions ; mais, cette matière étant fort chère, on les a transformés en colliers d'ivoire, de nacre ou simplement de bois, qui ne passent, aux yeux des raisonneurs, que pour un ornement d'un goût plus que douteux ! (*Revue de thérapeutique.*)

Columbo. — La décoction de columbo a réussi dans quelques cas à l'hôpital Saint-Louis, entre les mains de M. Malgaigne, contre la diarrhée.

Le docteur Hope administrait l'extrait aqueux de columbo aussitôt après que les vomissements avaient cessé, au moment où ils sont remplacés par des efforts vains de l'estomac, qui ne parvient plus à expulser que quelques gorgées d'une matière porracée et où le hoquet fatigue le malade et ne laisse aucun relâche à ses souffrances. La dose est d'une cuillerée à café du mélange de 4 grammes d'extrait aqueux de columbo avec de l'eau distillée de cerise noire ou de laurier-cerise, édulcoré avec le sirop de gomme arabique. A la seconde heure, on ne prend plus cette mixture que de demi-heure en demi-heure. (*Gaz. méd.*, 3 mai 1832.) Voy. le *Formulaire*.

Créosote. — M. C. Weber, chirurgien à Arneburg, a employé la créosote pour arrêter les premiers sym-

15

ptômes du choléra. A des enfants de neuf à dix-huit
mois, atteints de vomissements et de selles caractéristiques, il a fait prendre toutes les heures une cuillerée à café de décoction de salep dans laquelle on avait
mis une goutte de créosote (voy. le *Formulaire*). Dès
les premières doses les vomissements s'arrêtèrent, et
les malades furent bientôt rétablis.

Chez les adultes, la dose est portée à deux gouttes
de créosote, on leur fait prendre une cuillerée à bouche toutes les deux heures; trois cuillerées ont suffi
quelquefois à arrêter les évacuations.

Croton-tiglium. — Voyez *Huile*.

Cyanure de potassium. — Employé en potion, joint
à l'acide sulfurique et à la dose d'un gramme par cuillerée après chaque vomissement, par M. Goupil, de
Montereau-faut-Yonne (Seine-et-Marne).

D

Datura stramonium. — Même effet que la belladone.

Digitale. — La teinture de digitale, associée au sirop
d'asperges, a été donnée par quelques médecins, surtout
en Pologne, dans le but de ramener l'excrétion urinaire
quand les vomissements sont calmés. Desavenières,
entre autres, dit s'en être souvent bien trouvé (voy. le
Formulaire). M. Nicolas, médecin à Lacaze, a proposé
l'usage de la digitale comme préservatif.

E

Eau chaude. — En Pologne, selon M. Sandras, on
a employé assez souvent l'eau chaude; on administrait aux malades, en deux heures, de douze à seize

verres d'eau ordinaire à une température aussi élevée qu'on puisse la supporter sans être brûlé. On donnait alors aux malades une demi-heure ou une heure de repos, puis on recommençait de la même manière l'administration du même moyen. Dans les cas où la maladie marchait avec moins de rapidité, on se con-tentait de donner un verre d'eau chaude toutes les vingt minutes ou toutes les demi-heures. Ce moyen paraît à M. Sandras avoir réussi assez souvent, et il cite comme les hôpitaux où la mortalité a été certai-nement la moins grande, les hôpitaux Juif et de la Garde, de Varsovie, où ce moyen a été principalement employé.

Eau froide. — Sydenham regardait l'eau froide comme un excellent remède dans le choléra, et d'au-tant plus efficace que le climat, la saison et le tempé-rament du malade sont plus chauds. Elle tempère et abat, dit-il, la chaleur violente que causent dans cette maladie le mouvement et le froissement intestinal des fluides ; elle détrempe et émousse l'acrimonie bilieuse des sucs contenus dans les premières voies, et enfin, rétablit la force et le ressort des parties solides con-sidérablement affaiblies par la violence du mal. (Édi-tion de l'*Encyclopédie*, p. 104.)

M. Magendie veut que l'on consulte à ce sujet le goût des malades. Il y a des cholériques bleus qui n'ont aucune appétence pour les boissons chaudes, qui les refusent formellement, et qui, au contraire, dési-rent en prendre de froides et même de glacées. « Je n'ai jamais balancé à cet égard, dit le célèbre professeur ; toutes les fois que j'ai rencontré un goût aussi pro-

noncé, je n'ai pas hésité à faire donner la boisson à
la température désirée par le malade : il me semblait
que dans une maladie dont l'origine était aussi obscure,
l'instinct du malade était quelque chose qu'il fallait
avant tout respecter et écouter, et que peut-être on
pourrait y trouver quelque indication importante. Nous
avons accédé nombre de fois à ce désir; et avons
donné des boissons froides et même glacées ; malheureusement nous avons presque toujours vu les individus qui avaient cette appétence particulière succomber, tandis que ceux qui ont bu avec plaisir des
boissons chaudes guérissaient le plus souvent. Il y a
même des cholériques qui ne veulent boire que du
punch. »

Eau de poulet. — Sydenham prescrivait avec avantage cette boisson dans les cas nombreux et souvent
mortels de choléra-morbus qu'il a observés en Angleterre en 1669.

Il faisait bouillir un jeune poulet dans environ douze
pintes d'eau de fontaine, en sorte que la liqueur n'eût
presque pas le goût de la viande. Le malade buvait
abondamment de cette décoction tiède, ou à son défaut du petit-lait. En même temps on lui donnait plusieurs lavements avec la décoction ; on continuait jusqu'à la fin et jusqu'à ce que le malade l'eût rendue
par haut et par bas.

Il y faisait ajouter de temps en temps soit pour la
boisson, soit pour les lavements, 30 grammes de sirop
de laitue, de violette, de pourpier, de nénuphar. Après
ce grand lavage, il terminait par une potion calmante.
(Voy. le *Formulaire.*)

Eau salée chaude. — M. Marchandier l'a proposée
sur des linges imbibés, contre les crampes. (*Bull. de
thérap.*, 30 novembre 1853.) (Voy. *Enveloppement.*)

Eau de Seltz. — Elle a réussi dans la plupart des
cas, entre les mains de M. Briquet, à calmer les vomissements. Quelques praticiens, entre autres Récamier et M. Cayol, l'ont associée aux potions anodines.

Électro-puncture. — Ce moyen énergique, vigoureux, mais difficile à employer avec assez de sûreté et
de persévérance, a paru produire d'abord quelques
résultats entre les mains de Biett (1832). Un malade
qui n'avait que quelques minutes à vivre, ne donnant
que quelques signes de sensibilité, s'est bientôt ré-
veillé en criant, et en peu de minutes la coloration
violette a été remplacée par une teinte plus rosée;
tous les symptômes étaient dissipés dans la soirée,
et pendant trois jours on pouvait croire à un rétablissement prochain, lorsque des symptômes d'engouement des poumons se sont manifestés et ont entraîné promptement la mort. Les autres cas n'ont
présenté que des modifications passagères et peu du-
rables. Les aiguilles sont introduites, autant que possible, autour des ganglions cervicaux moyens, dans
le plexus cardiaque, et autour du diaphragme en s'a-
vançant vers le plexus solaire. Des secousses déterminées sur ces divers points sont très vigoureuses.

Enveloppement. — M. Scoutetten fait envelopper le
malade dans un drap de lit, mouillé dans l'eau chaude
faiblement salée, sur toutes les parties du corps, excepté la tête. Deux couvertures de laine modérément
chauffées sont étendues sur un lit, le drap mouillé est
ensuite placé au-dessus. A l'endroit où pose le bassin,

on met un drap sec, plié en carré, destiné à recevoir
les évacuations alvines. Le malade, nu, est placé sur
le drap mouillé, qui sert aussitôt à l'envelopper, en
ayant soin d'entourer isolément chaque membre. Les
couvertures de laine sont ensuite appliquées successivement de la même manière, et pour mieux conserver
ou rétablir la chaleur, on peut encore ajouter un plu-
mon qui s'étendra jusque sur l'abdomen. Comme le
drap mouillé ne tarde pas à sécher, il faut renouveler
toutes les heures environ le même genre d'enveloppement, afin de maintenir une humidité douce et constante sur toute la peau ; mais la température de l'eau
doit varier selon le degré de force du sujet et la puissance de réaction qu'on en doit attendre.

Épispastiques (*vésicatoires, — bains irritants*). —
Ces stimulants peuvent être employés utilement comme
révulsifs pour combattre la fluxion qui s'effectue vers
le tube digestif ; ils contribuent ainsi à arrêter la phlegmorrhagie. M. Gendrin n'a employé que les vésicatoires volants et les sinapismes, et en a obtenu de très
bons résultats.

Lorsque la réaction commence à s'établir, dit-il,
les épispastiques portés jusqu'à la rubéfaction de la
peau, et promenés sur différentes parties du corps,
m'ont toujours paru très utiles.

Dans la période cyanique avancée, les épispastiques
ne sont pas même sentis, ou le sont à peine ; ils sont
alors d'une faible utilité. On a cependant retiré quelquefois de l'avantage de l'application de larges vésicatoires sur le dos.

Les bains sinapisés sont un moyen très énergique
et qui fait souffrir beaucoup les malades par l'irrita-

tion qu'ils causent aux organes génitaux. On ne doit
guère les employer que dans la période cyanique très
avancée.

Éther. — L'éther, et surtout l'éther sulfurique, a été
employé par presque tous les praticiens comme stimulant diffusible dans les potions. (Voy. le *Formulaire.*)

Quant à l'*éther* pur, c'est un stimulant diffusible très
actif et un irritant topique très puissant. Il réussit dans
la période cyanique commençante, augmente plutôt
qu'il ne diminue les sécrétions, mais calme les crampes. On peut l'associer à l'opium et en cesser l'usage
dès que la réaction est commencée. M. Pellarin dit
avoir employé avec succès les inspirations d'éther.

F

Fraisier. — Chez un militaire revenu d'Afrique et
atteint d'une dyssenterie qui avait résisté à tous les
traitements, M. Malgaigne a obtenu en moins de vingt-
quatre heures un succès complet par la décoction alcoolique de feuilles fraîches de fraisier.

Est-il bien à regretter que M. Malgaigne ait manqué en 1849 de feuilles fraîches de fraisier, dont il
aurait voulu renouveler l'emploi dans le choléra!

Frictions. — Outre l'action mécanique sur la circulation, les frictions ont encore, selon M. Gendrin,
l'avantage d'exercer sur la peau une action topique
stimulante qui, quelque légère qu'elle soit relativement à chaque partie de la peau qui y est soumise,
acquiert bientôt une grande activité par l'étendue de
la surface sur laquelle elle est dirigée.

Employées dans la première période, les frictions

concourent à enrayer la marche de la maladie en agissant sur la circulation et empêchant les progrès du
refroidissement et de la stase du sang, et de plus
comme révulsives.

Leur utilité contre les crampes est telle que les malades demandent eux-mêmes à grands cris qu'on les
emploie. On les a quelquefois rendues narcotiques, en
y employant des liniments avec l'huile de jusquiame,
le baume tranquille, le laudanum. (Voy. le *Formulaire.*)

Les frictions ont paru quelquefois nuisibles par la
raison qu'il fallait découvrir les malades. Larrey voulait qu'on les fît verticales; M. Worms les regarde
comme toujours inutiles et souvent nuisibles.

Dans les Indes, on fait les frictions avec de la grosse
toile, et on les administre avec beaucoup de force, ce
qui leur donne une bien plus grande activité.

Les frictions avec la pommade ammoniacale ont
l'inconvénient de produire une irritation cutanée qui
va quelquefois jusqu'à déterminer un érythème fort
gênant pour l'administration des moyens ultérieurs,
et qui est une cause de vive douleur pour le malade.
Les frictions avec les huiles essentielles pures de térébenthine, de cajeput, de tanaisie, de rue ont les
mêmes inconvénients.

M. Briquet a employé les *frictions sèches et médicamenteuses.* Ces dernières agissent de deux manières.
Par les frottements rapides qu'elles promènent sur la
peau, elles chassent le sang des vaisseaux capillaires
où il stagne, le forcent à passer dans des couloirs plus
vastes et moins embarrassés, et arrivent ainsi à établir une circulation d'abord locale, mais que les fric-

tions faites sur toute l'étendue de la peau ne tardent pas à généraliser.

En second lieu, à l'aide des liniments plus ou moins irritants déposés sur des morceaux de flanelle mis en contact avec la peau, à l'aide de la chaleur communiquée à ces flanelles, on stimule la sensibilité du malade, et l'on combat le refroidissement. M. Briquet s'est servi de ces frictions dans tous les cas où l'état du pouls, la cyanose, le refroidissement apparent et réel, indiquaient une atteinte profonde portée aux fonctions de circulation et de caloricité. Mais elles sont dans bien des cas impropres à ramener la réaction.

Des frictions avec de la teinture de scille et de digitale, faites à la face interne des cuisses, ont paru à M. Briquet coïncider deux fois avec la réapparition de la sécrétion urinaire.

On a eu aussi recours aux *frictions à la glace.* L'administration de ces frictions, pénibles et désagréables pour les malades, exige beaucoup de soin. Il faut les faire rapidement, avec d'assez gros morceaux de glace, afin que l'eau ne coule point sur les draps; et, aussitôt que la friction est terminée, il faut essuyer avec soin le corps avec des linges chauds et l'entourer de boules chaudes.

M. Briquet regarde ce moyen comme le plus puissant de tous dans les cas de choléra asphyxique sans pouls; il les a employées dans seize cas de période algide grave: une réaction complète est survenue dans six cas, et trois d'entre eux ont abouti à la guérison, tandis que sur vingt-huit cas de période algide très intense dans lesquels il n'a pas eu recours aux frictions à la glace, il n'y a eu que six cas de réaction, dont un seul suivi de guérison.

Froid à l'extérieur et à l'intérieur; lotions et boissons froides. — Le froid a été hardiment employé par MM. Casper, de Berlin, et Gunther, de Vienne, qui en ont préconisé les effets.

« Leur procédé, dans cette méthode, a surtout consisté dans les boissons froides abondantes, des lavements de même nature, des affusions, et divers moyens employés ensuite à la surface de la peau, pour favoriser le développement de la réaction que les premiers procédés avaient pour but de produire. Du reste, l'un de ses auteurs, M. Casper, considérait le choléra comme une maladie de la peau, et il réservait cette méthode extrême pour les cas extrêmes, pour ceux où l'asphyxie était au plus haut degré, les malades sans pouls, *sine pulsu.* Nous ne croyons pas que cette méthode, dans toute sa rigueur, ait été jamais employée en France. Tout au plus a-t-on eu quelquefois recours aux affusions froides, et il ne semble pas, d'après ce qu'on en a dit, qu'on ait eu beaucoup à se féliciter de l'emploi de ce moyen. » (Max. Simon, *Bulletin de thérapeutique*, t. XXXVI, 1849, p. 191.)

Les affusions froides ont été, en effet, employées par Récamier, MM. Guéneau de Mussy et Trousseau simultanément avec l'ingestion de petites quantités d'eau. Ces médecins ont eu le bon sens de ne pas attendre que la vie eût reçu une trop profonde atteinte, et sans doute auraient craint, en ce cas, de hâter le terme fatal au lieu d'arriver à une réaction.

Quand le pouls était insensible, et que la réaction n'était pas survenue malgré les boissons stimulantes, l'emploi des sinapismes, des liniments spiritueux, Récamier la provoquait en versant avec rapidité sur le malade, pendant *une minute seulement*, de l'eau à 12, 13 ou 14 degrés, et en le plaçant dans le lit sans le réchauffer. Dans le cas de stupeur consécutive (forme typhoïde), il faisait des affusions au-dessous de 14 degrés Réaumur, renouvelées chaque fois que la stupeur reparaissait.

Dans la réaction, M. Magendie faisait des applications froides sur la tête. Il favorisait en même temps la réaction en donnant un demi-verre d'eau fraîche, de décoction de salep ou de riz, de quart d'heure en quart d'heure, en l'aromatisant un peu ; et, mieux encore, en donnant de quart d'heure en quart d'heure, outre les verres d'eau froide, quelques cuillerées à soupe d'une solution, soit de sulfate de soude, soit d'hydrochlorate de soude (ou sel de cuisine), en préférant celui que l'estomac supporte le mieux. La dose est à étudier pour chacun.

La neige, l'eau froide et les boissons froides étant de bons moyens pour réchauffer impunément les membres et les sujets congelés et non encore morts, l'analogie entre cet état et l'état cholérique a fait penser à Récamier que ces moyens devaient être utiles dans la période bleue du choléra.

Les boissons salines ci-dessus ont amené la réaction sans l'emploi préalable des affusions fraîches, et l'on a pu saigner.

« Au milieu de ces tentatives diverses, poursuit M. Max. Simon, un procédé semble être resté comme

la base du traitement de cette terrible affection ; ce
procédé, c'est l'emploi de l'eau froide et de la glace
à l'intérieur. Il est remarquable, en effet, que, quelque
idée qu'ils se soient formée du choléra, la plupart
des auteurs qui ont traité de cette maladie aient placé
ce moyen comme l'un des moins infidèles dans la thérapeutique à lui opposer. Quelques faits même ont été
cités dans lesquels l'ingestion de l'eau, à une température plus ou moins basse, a été l'unique moyen employé, et, dans ces cas, la maladie s'est terminée
d'une manière heureuse. Malheureusement ces cas
appartiennent, si nous pouvons ainsi dire, à la médecine populaire; ils ont été incomplétement observés
par des hommes de l'art, chez des individus qui ne
recouraient à ce moyen que par une sorte d'instinct
irréfléchi, ou par suite d'un manque absolu de confiance aux procédés ordinaires de la science. Ces faits,
s'ils sont réels, n'en ont pas moins une grande valeur,
et nous n'avons pas le droit de les dédaigner. » (*Ibid.*)
(Voy. *Hydrothérapie*.)

Fumigations.—Dupuytren employait, dans le début
et après une friction, les fumigations à l'eau simple
pendant une demi-heure, sous des couvertures tenues
soulevées à l'aide de cerceaux. Il faisait ensuite sécher et frotter toute la surface du corps à l'aide de
flanelles, changer la chemise et les draps, chauffer
et bassiner exactement le lit dans lequel le malade
devait être couché et l'y déposer avec soin.

Selon M. Magendie, les fumigations avec des vapeurs odorantes ne sont pas seulement inutiles, mais
elles peuvent avoir des inconvénients ; il a vu des per-

sonnes malades pour avoir vécu dans une atmosphère
de camphre et de choléra; ces substances, en effet,
agissent sur la respiration et sur le système nerveux.

Il faut se reporter à 1832 pour constater tout le
ridicule de ces précautions; une foule de personnes
ne se contentaient pas des fumigations de toute espèce,
mais s'entouraient les reins, se couvraient la poitrine
de sachets de camphre, et souvent étaient malades de
ces seules précautions.

G

Galvanisme. — Livingstone prétend avoir guéri par
ce moyen un malade très gravement affecté. (*Tran-
sactions*, Calcutta, 1825.) Au rapport de Fabré-Pala-
prat, qui lui-même a été guéri par le galvanisme, on
l'employait avec succès à Édinbourg et Laddengton.
(*Gazette des hôpitaux*, février 1832.)

Genièvre. — La décoction de baies de genièvre a
été employée en Pologne dans le but de rétablir la sécrétion urinaire (Sandras).

Ginseng. — Bancal, de Bordeaux, a employé cette
substance dans le choléra; nous en ignorons les effets.

Glace. — La glace en morceaux, dit M. Gendrin,
suspend assez rarement les évacuations; elle calme
peu la soif des malades, et, loin de diminuer l'anxiété
épigastrique et les crampes, elle les augmente. L'eau
à la glace, prise en petite quantité et secondée par
l'application de la glace sur l'épigastre, est le seul
moyen de ce genre qu'il ait administré, et il a dû y

renoncer, parce que la réaction était ralentie, quoique les évacuations fussent diminuées.

La glace en morceaux agit avec plus d'intensité que l'eau à la glace ; on l'a employée dans la période cyanique commençante. La réaction s'est établie avec difficulté cependant et fort lentement, et à mesure qu'elle s'est établie, la langue s'est séchée et s'est colorée en rouge pendant que l'épigastre est devenu excessivement douloureux à la pression. Il n'est pas de topique, ajoute M. Gendrin, plus irritant pour les voies digestives que la glace ; la réaction ne s'établit sous l'influence de ce moyen que par l'intermédiaire d'une gastro-entérite des plus intenses, comme après l'emploi du bicarbonate de soude. Elle est nuisible dans la période cyanique confirmée et trop irritante dans la réaction.

Beaucoup de médecins, et entre autres Husson, M. Bally, etc., ont donné des *boissons, limonade,* etc., *à la glace.*

M. Briquet a pu arrêter des vomissements excessivement pénibles chez un malade, en lui faisant prendre des *fragments de glace* trempés dans une solution d'*acétate de morphine.* La glace plaît aux malades, et c'est un des meilleurs moyens pour calmer les vomissements. Donnée à courts intervalles par petits fragments, elle provoque une sorte de réaction et l'inflammation des muqueuses avec lesquelles elle est en contact. M. Briquet a vu survenir, chez plusieurs malades, pendant la période de réaction, des *stomatites couenneuses* auxquelles la glace n'était pas étrangère. Il faut donc en user avec sobriété, et ne l'employer que dans les vomissements rebelles et lorsque les malades ont une répugnance insurmontable pour les boissons chaudes et sucrées.

Baumgaertner a employé le *beurre à la glace*. Il mettait une livre (500 grammes) de beurre dans de l'eau fraîche, dans laquelle on avait placé plusieurs morceaux de glace de manière que le beurre fût le plus froid possible. Il le donnait au malade par petits morceaux.

Des cataplasmes de glace sur l'épigastre ont servi à M. Briquet plusieurs fois à arrêter un hoquet fatigant.

On a enfin eu recours quelquefois aux frictions de glace. (Voy. *Frictions*.)

Gomme-gutte. — Dans les diarrhées qui ont résisté au laudanum, au diascordium, etc., M. Malgaigne a eu recours à cette substance en pilules, associée à l'extrait gommeux d'opium. (Voy. le *Formulaire*.)

Guaco ou *huaco*. — Cette espèce de liane, de la famille des synanthérées, a été rarement employée. M. Cauvière, de Marseille, lui a reconnu quelque vertu stimulante, et la met avec raison sur la même ligne que la menthe et la camomille, sur lesquelles elle n'a, selon lui, d'autre avantage que celui de *venir de loin* et de *coûter plus cher*. (Voy. *Infusions*.)

H

Haschich (Cannabis indica). — MM. Aubert-Roche et de Charniac ont les premiers vanté en France le haschich contre le choléra ; plus tard, M. Willemin a fixé l'attention du public médical sur cette préparation à laquelle il prétend avoir dû la vie en Égypte.

La teinture de cannabine est prescrite à la faible
dose de dix à trente gouttes contenant de 5 à 15 centigrammes de cannabine. Les médecins anglais ont
employé la résine extraite du chanvre indien dans les
hôpitaux de Calcutta, et prétendent en avoir obtenu
de bons résultats.

« Le chanvre indien, dit M. Bouchardat, qui est
un stimulant si énergique et si spécial du système nerveux, peut être utile pour remédier à cette stupeur
remarquable du système nerveux et au défaut d'activité des fonctions qui sont sous sa dépendance. Peut-
être son action pourrait-elle augmenter dans cette
période extrême par son adjonction au café. » (*Ann.
de thér.*, 1849, p. 273.)

M. Briquet a fait prendre la *teinture de haschich* à
trois malades tombés, l'un dans une période algide
intense, mais avec persistance aux radiales d'un peu
de pouls ; les deux autres dans l'algidité la plus complète.

Il l'administrait dans un julep gommeux à la dose
de 3 grammes et par cuillerées. (Voy. le *Formulaire.*)

Les excitants externes et internes furent prescrits
comme adjuvants. Deux des malades reprirent un peu
de chaleur, mais les sujets ont succombé sans réaction. Aucun trouble du système nerveux ne s'est manifesté, si ce n'est chez un des trois, qui mourut avec
une vive agitation.

Huile de cajeput. — Violent excitant diffusible administré rarement. A la dose de vingt-cinq gouttes
dans une potion, il paraît avoir déterminé une réaction très vive et très soutenue ; c'est de cette manière

et avec des résultats pareils, que cette substance, ainsi que l'essence de térébenthine, a été administrée dans l'Inde.

Bremer l'associait en potion à la teinture éthérée de valériane et à l'esprit de corne de cerf succiné. (Voy. le *Formulaire.*)

Si l'on voulait avoir recours à cette huile essentielle, dit M. Gendrin, il faudrait l'administrer dans la période bleue pour obtenir la réaction et en cesser promptement l'usage aussitôt que les symptômes de coction s'établiraient. Il serait imprudent et même inutile de donner l'huile de cajeput dans la période phlegmorrhagique, à moins qu'on ne la donnât à très faible dose et qu'on eût soin d'en abandonner rapidement l'usage quand la réaction se manifesterait.

Huile de croton tiglium. — L'huile de croton tiglium, préconisée par les médecins de l'Inde, a réussi une fois entre les mains de M. Bally.

M. Cauvière, de Marseille, en a fait prendre à quatre malades à la dose de deux gouttes. Trois sont morts le jour même de leur admission, sans que le remède eût provoqué aucune selle. On a pu répéter la dose chez le quatrième, qui a vécu deux jours. Les selles ont été nombreuses, mais elles l'étaient avant l'administration du croton. Ce remède n'a probablement pas été absorbé.

Huile de naphte. — Voy. ce mot.

Huile de ricin. — Henderson en donnait 45 grammes d'abord, et ensuite 30 grammes jusqu'à effet purgatif, dans la première période.

16

Beaucoup de médecins anglais dans l'Inde l'ont employée avec succès, à la dose de quinze gouttes mêlée avec vingt gouttes de laudanum.

Huile de térébenthine. — Voy. ce mot.

Hydrothérapie. — L'hydrothérapie a été employée à diverses reprises et avec des résultats favorables en Allemagne; on l'a proposée en France; nous devons la faire connaître, et pour cela nous ne pouvons mieux faire que d'emprunter au *Bulletin de thérapeutique* (t. XXXIX, 1850) un article où ce traitement est clairement exposé par M. le docteur Wertheim.

« Le traitement du choléra par l'eau froide exige de la part du médecin une certaine fermeté de caractère, s'il veut que ses efforts soient couronnés de succès. Il doit, dans le seul intérêt du malade que l'épidémie atteint, *rester sourd à ses prières et à ses plaintes.* Dans la plupart des cas, le cholérique se tient pour perdu de prime abord. Il conjure le médecin de l'affranchir de ce traitement et de ses manipulations si fastidieuses, étant persuadé qu'elles ne seront pour lui d'aucune efficacité en présence de la violence d'une telle maladie. C'est précisément quand des plaintes de cette nature se font entendre que le médecin ne doit ni interrompre ni différer son traitement. Car, dès que le malade est saisi par ce sentiment qui le rattache à la vie, dès qu'il s'aperçoit que les symptômes diminuent, c'est alors que la maladie est en décroissance.

» L'application de ce traitement à l'eau doit suivre d'aussi près que possible l'invasion de la maladie;

toute perte de temps se paie chèrement par la durée
de la cure ou finalement par l'inefficacité des moyens
employés.

» Comme moyen prophylactique pendant l'épidémie
de choléra, il est utile de porter une ceinture mouillée
autour du ventre et de la couvrir avec une compresse
sèche pour qu'elle se réchauffe mieux. Il faut changer
cette ceinture aussitôt qu'elle est sèche, au moins cinq
fois par jour. On doit encore principalement recommander de changer la ceinture mouillée après le dîner
et avant de se coucher.

» On boira le matin à jeun et à chaque repas quelques verres d'eau fraîche pour obvier au relâchement
de l'estomac et des intestins. Enfin, il faut s'abstenir
de manger et de boire chaud.

» Priessnitz distingue dans l'accès du choléra deux
caractères essentiellement différents par leurs symptômes.

» L'accès de choléra se porte principalement : a. du
côté de l'abdomen ; ou il se manifeste : b. par de fortes
crampes des membres et même par des accès tétani-
ques.

» Le traitement de ces deux catégories d'accès de
choléra est bien distinct dans ses différentes manipulations.

» a. Au début d'un accès de choléra qui se manifeste
principalement du côté de l'abdomen avec vomissement et diarrhée, on enveloppe le malade, le cou un
peu dégagé, jusqu'aux pieds dans un drap de lit (de
toile ordinaire) mouillé à grande eau sans être tordu ;
deux hommes le frottent vigoureusement avec la paume
des mains sur toutes les parties du corps jusqu'à ce

que le drap se réchauffe un peu par la chaleur naturelle du corps. Cette friction se pratique mieux en tenant le malade debout ; s'il est trop faible, on le place,
entouré avec le drap mouillé, sur une couverture de
laine et on le frictionne vivement. Il est à remarquer
qu'il faut absterger le drap avec de l'eau froide dans
toutes les parties du corps qui se sont réchauffées par
la friction, en même temps qu'on doit porter plus d'attention et frictionner de préférence les places ou les
membres qui résistent à la friction et restent froids,
jusqu'à ce qu'enfin la chaleur du corps, bien répartie,
soit parfaitement égalisée.

» Si les pieds sont contractés par les crampes, il faut
les frictionner vigoureusement et séparément. On doit
renouveler ce procédé avec un autre drap mouillé, si
les douleurs dans le ventre ne sont pas trop fortes. Si
celles-ci deviennent très sensibles et que le malade,
comme on le voit d'ordinaire, se torde en tout sens,
on donne après l'application du premier bain d'enve-
veloppe (friction dans le drap mouillé) un remède à
l'eau froide, et l'on place le malade dans un bain de
siége, à la température de 8 à 9 degrés Réaumur, et
de 9 à 10 pouces d'eau de profondeur. Pendant que
le malade est dans le bain de siége dont il faut renouveler l'eau aussitôt qu'elle devient sale, et que la température s'est élevée de 11 à 12 degrés Réaumur, on
lui donne à boire fréquemment pour faciliter les vomissements ; on le couvre par devant jusqu'aux pieds
d'un drap mouillé, mais tordu, par-dessus lequel on
le frictionne fortement. Il reste ainsi dans le bain de
siége jusqu'au moment où le vomissement et la diarrhée se sont apaisés. Ces symptômes, d'ordinaire, se

manifestent dans les vingt-cinq à trente minutes qui suivent la mise au bain. Il n'y a de dérogation à ces symptômes que, si par négligence ou indécision, le traitement par l'eau froide a été trop longtemps retardé ou en cas de récidive. Le vomissement et la diarrhée étant arrêtés, le corps sans crampes et le malade plus tranquille, on le sort du bain de siége, on l'essuie avec soin et l'on applique sur le ventre la ceinture trempée dans de l'eau froide, mais tordue ; on couvre celle-ci d'une compresse sèche. On met enfin le malade au lit sans trop le couvrir ; dans la plupart des cas, il survient alors un sommeil réparateur.

» A son réveil, il doit prendre un bain de trois à cinq minutes de durée, dans de l'eau de 10 degrés Réaumur. S'il n'y a pas de baignoire, on fera une lotion générale avec de l'eau de la même température. On donne ensuite un bain d'air en éventant un drap sec pendant quelques minutes par-dessus la poitrine et le corps. *Il s'habille et il peut faire quelque exercice au grand air !!!*

» b. Si, au contraire, dans l'accès du choléra, les crampes sont prédominantes, il faut faire prendre au malade plusieurs bains d'enveloppe l'un après l'autre, en se conformant à la marche que nous avons indiquée, alors même que le mal aurait fait des progrès. Mais toujours, dans chacun des bains ainsi répétés, on fera usage de l'enveloppe humide avec forte friction. Celle-ci retirée, on frictionne le malade à sec pendant six à huit minutes, enveloppé dans une couverture de laine. Dès que les crampes ont cessé, que le ton bleu de la peau a disparu, on donne au malade un remède à l'eau froide et on le place au bain de

siége; enfin le traitement en entier indiqué sous la
lettre *a*.

» Comme règle générale dans tous les cas, il faut,
n'importe la saison, que le traitement à l'eau ait lieu
à croisées ouvertes, et que le malade, dans les intervalles du traitement, par exemple entre le bain d'enveloppe et le bain de siége, soit placé, entouré d'un
drap mouillé, sur une chaise auprès de la fenêtre,
mais non couché. — Le convalescent doit porter, pendant plusieurs jours encore, la ceinture mouillée; il
ne doit manger que des mets froids et s'abstenir de
viandes soit noires, soit blanches. Il doit faire dans la
journée deux ou trois lotions générales à l'eau de 11 à
12 degrés Réaumur. Si une diarrhée, provenant d'un
relâchement des intestins, persistait, il faudrait alterner ces lotions avec des lotions faites avec de l'eau
toute froide. S'il y a moyen pour placer deux baignoi-
res, on les remplira, l'une avec de l'eau à 12 degrés
Réaumur, l'autre avec de l'eau tout à fait froide, et, de
la sorte, le convalescent passera de l'une pour entrer
dans l'autre. Mais il ne faut pas négliger de le frictionner pendant qu'il est dans le bain à eau dégourdie.

» Les personnes qui frictionneront les malades et
qui leur donneront des soins n'ont nullement à craindre
d'être atteintes du choléra.

» Le choléra, traité d'après cette méthode, n'est
nullement dangereux. La durée du mal est courte, et
l'accès, dans la plupart des cas, cède bien vite, sans
aucun ressentiment, à l'énergie du traitement, modifié toutefois par l'expérience du médecin, selon les
symptômes qui le guident. »

Nous avons voulu donner dans tous ses détails ce

mode de traitement du paysan de Graënferberg, mais
nous avouons que, pour nous décider à soumettre des
malades comme les cholériques à une telle question,
il nous faudrait d'autres autorités que Priessnitz et
M. Wertheim !

I

Infusions. — On a généralement employé dans tous
les pays des infusions stimulantes ; les plus usitées
sont celles de menthe, de mélisse, de sauge, de tilleul, de thé, de camomille, de guimauve, de violettes,
d'arnica, etc. C'est un adjuvant auquel on reconnaît
en général de l'utilité lorsque les malades les supportent et ne les rejettent pas entièrement.

Injections dans les veines. — En Angleterre, on a
injecté des solutions salines dans les veines, dans le
choléra asiatique, lorsque la circulation était à peu
près nulle, le corps bleu, glacé, etc.

« La composition du liquide injecté n'a pas toujours
été la même. En général, on faisait dissoudre trois
gros (12 grammes) de sel commun (hydrochlorate de
soude) et un scrupule (120 centigrammes) de carbonate de soude dans 2,500 à 3,000 grammes d'eau.
Cette proportion, plus forte en substances salines que
celle dont se servit d'abord M. Latta, est à peu près
celle qui a été adoptée par la majorité des expérimen-
tateurs. Quelques uns ont ajouté un peu d'albumine,
mais sans aucune espèce d'avantage.

» Cette mixture doit être injectée en peu de temps,
30 grammes par 30 grammes, par l'une des veines du
bras, qu'on aura soin de ménager le plus possible et
de panser convenablement, pour empêcher le déve-

loppement de la phlébite. La température de la dissolution sera soigneusement maintenue au même degré pendant toute la durée de l'opération. Le degré de chaleur qu'il convient d'adopter est celui de la chaleur ordinaire du sang (110 à 112 degrés Fahrenheit). Quant à la quantité qu'il convient d'injecter, c'est ce qu'il est difficile de déterminer. Quelques livres ont suffi dans plusieurs cas ; dans d'autres, il a fallu aller beaucoup plus loin. M. le docteur Lewins l'a portée une fois jusqu'à 33 livres en cinquante-deux heures, et le succès couronna ses efforts.

» Ces injections n'ont été faites que sur des cholériques cyanosés, considérés par les médecins comme voués à une mort certaine. D'après un relevé fait par M. Littré (*Gazette médicale*, 1833, nᵒˢ 94 et 97), sur soixante-quatorze cas, il y aurait eu vingt-deux guérisons ; ce qui est beaucoup, si nous admettons comme vraie la position désespérée des malades. Du chiffre définitif, si nous passons à l'examen des observations particulières, nous trouverons, même dans l'histoire de ceux qui ont succombé, la preuve que ce moyen n'a pas été sans action.

» En effet, chez presque tous les malades on a constaté qu'à peine le liquide salin était mêlé au sang, le malade, auparavant froid, sans pouls et cyanosé, éprouvait un mieux marqué ; le pouls se relevait ainsi que la chaleur, l'aspect cholérique disparaissait ; la voix reprenait toute sa force, le malade sa gaieté : résultats dont la promptitude étonnait au plus haut degré les assistants. Il était évident qu'une stimulation salutaire s'opérait sous l'influence du liquide injecté ; mais il est vrai que cette stimulation n'a été souvent que momentanée, et que le collapsus s'est reproduit au bout d'un temps en général assez court, au bout de quelques heures. Dans ce cas, de nouvelles injections ont amené chez plusieurs un mieux décisif, tandis que chez d'autres elles sont restées sans action. A l'autopsie, on n'a découvert aucune lésion qu'on pût attribuer au moyen employé, de même que, pendant la vie, on n'avait remarqué aucun symptôme nouveau qui en trahît les inconvénients.

» Sur les soixante-quatorze cas cités, la phlébite ne s'est développée qu'une seule fois. On ne peut donc déduire de cet accident aucune objection contre cette méthode. » (Dalmas, *Dict. de méd.*, t. VII, p. 535.)

M. Magendie a fait trois fois des injections dans les veines avec du sérum artificiel à la quantité de deux livres (1,000 grammes); une fois seulement il eut un rayon d'espérance qui fut bientôt dissipé par le nouvel abattement du malade et la mort.

Des expériences semblables ont été faites en Écosse, mais avec des quantités si énormes, dix litres, vingt litres, dit-on, qu'il est difficile d'y croire.

Insolation. — M. Sandras dit avoir essayé pendant les belles journées, à Nacpolsk, les effets de l'insolation sur quelques cholériques. On les exposa sur de la paille sèche au soleil de juillet, avec la précaution de leur mettre la tête à l'ombre et de la couvrir d'un linge incessamment mouillé. *La maladie n'en continua pas moins ses progrès.*

Iodure de potassium. — M. Marchandier, pharmacien, a proposé l'emploi de cette substance dans la première période, à la dose de 2 grammes dans une potion à prendre par cuillerées à café toutes les dix minutes. (Voy. le *Formulaire.*) On donne en même temps, pour calmer la soif, de la limonade gazeuse aussi par cuillerées à café.

Ipécacuanha. — Voy. p. 176.

J

Jusquiame. — Dans les cas où il se manifestait des signes d'inflammation, Anderson substituait l'extrait de jusquiame à hautes doses (20, 40, 50 centigrammes) à l'opium, ou les donnait alternativement. Il faisait aussi donner des lavements de décoction de graine de lin avec 60 ou 90 grammes d'huile de jusquiame.

L

Laurier-cerise. — L'eau de laurier-cerise a été employée avec succès par M. Dudon en épithème à l'extérieur pour calmer les douleurs épigastriques qui succèdent si souvent aux vomissements cholériques. (*Gaz. méd.*, août 1832.)

Ligature circulaire des membres dans la période d'incubation. — Le docteur Bertrand a recommandé ce moyen pratiqué comme suit : « Aussitôt que les symptômes précurseurs du choléra se manifestent, il faut se hâter d'appliquer autour d'une des cuisses une bande de toile forte, large de deux doigts, et de la serrer avec un tourniquet ou un simple morceau de bois, jusqu'à ce que le membre soit engourdi et violet. On laissera la ligature dans cet état pendant trois

quarts d'heure ou une heure, après quoi on la desser-
rera *lentement*, et à mesure que le sang qu'elle rete-
nait rentrera dans le torrent circulatoire, on en ap-
pliquera une nouvelle, et de la même manière à
l'autre cuisse. On continuera ainsi jusqu'à la cessation des premiers accidents ou jusqu'au retour de la
chaleur. M. Bertrand pense qu'on s'oppose ainsi à la
concentration des fluides dans les organes intérieurs,
qu'on rappelle le sang et la chaleur à la périphérie,
et qu'on peut faire cesser les vomissements et les accidents nerveux. Ce moyen avait aussi été proposé
par le docteur Clerine de Malines. (*Gazette médicale.*)

Linges chauds. — Les linges réchauffés que l'on
place sur le corps ont paru à M. Briquet avoir un effet
prompt et rapide qui, dans tous les cas où il devient
nécessaire d'agir avec célérité, est d'un grand avantage. C'est surtout après les frictions ou bien lorsqu'on nettoie le malade qu'on a besoin d'y recourir.
On prend alors un drap plié en quatre que l'on tient
à une température élevée, et on le place autour du
corps du malade.

M

Magnétisme. — M. le docteur Ferrand de Missoles
(maison de santé Marcel Sainte-Colombe) a employé
la compression magnétique de l'épigastre avec le doigt,
puis avec la main. (*Gazette médicale*, 1832, p. 156.)

Menthe. — L'infusion de menthe était regardée
par Récamier comme exerçant une influence très
salutaire dans toutes les périodes. Elle a été généralement employée. (Voy le mot *Infusions.*)

Mercure. — M. Serres, regardant le choléra comme une fièvre typhoïde pernicieuse, a voulu lui appliquer le traitement mercuriel qu'il a conseillé dans la fièvre typhoïde.

Sa médication consiste en des onctions mercurielles sur l'abdomen et en pilules avec le sulfure noir de mercure; à ces moyens il ajoute la potion de Rivière, et les lavements amidonnés avec sulfate de quinine et laudanum. Sur seize malades, au 6 avril 1849, traités dans son service, douze étaient guéris ou en voie de guérison.

M. Briquet a employé les onctions mercurielles sur trois sujets gravement affectés. Des frictions furent faites toutes les heures à la face interne des cuisses avec de l'onguent mercuriel. L'un de ces sujets éprouva, à la troisième friction, une amélioration sensible et un commencement de réaction qui resta incomplète et se termina, au bout de dix-huit heures, par la mort.

Le deuxième mourut dans la période algide; le troisième quelques jours après avoir réagi franchement.

On ne peut tirer aucune conclusion d'un si petit nombre de faits, d'autant plus que des moyens stimulants avaient été conjointement employés.

Morphine. — Voy. *Opium*, p. 185.

Moxas. — M. Sandras a vu succomber beaucoup de malades qui avaient subi cette opération, faite, il est vrai, dans les cas les plus graves. Mais il pourrait aussi citer des guérisons bien remarquables, et entre autres celle d'un jeune homme depuis trois jours plongé dans le coma le plus profond, et tellement insensible, que des mouches se promenaient sur ses yeux ouverts sans qu'il s'en aperçût ; excité par cette cautérisation, il guérit du jour au lendemain.

C'est donc bien certainement un moyen héroïque à employer dans les cas analogues.

M. le docteur Ancelon, médecin de l'hôpital de Dieuze, emploie les moxas sur l'épine dorsale dans les cas graves, surtout à l'époque de transition qui relie les deux périodes l'une à l'autre ; mais, comme il le fait judicieusement observer, l'emploi du moxa est difficile à la campagne ; s'il n'y a pas obtenu tout le succès désirable, c'est que l'on ne pouvait y recourir que fort tard et pour ainsi dire *in extremis*, et que la peur des paysans était exploitée contre l'emploi de ce moyen.

Musc. — Dans un cas de délire avec agitation, M. Rayer a fait supprimer l'opium en insistant sur les révulsifs à la peau ; puis on en est venu au musc dont l'effet a été extrêmement salutaire.

N

Naphtes. — Les naphtes, qui se rapprochent par leur composition et leur action des huiles essentielles, ont été très vivement préconisés dans le choléra asiatique.

Dans la dernière invasion du choléra dans le Caucase, l'huile de naphte a joui d'une grande faveur ; elle était administrée à petites doses, de dix à douze gouttes, ou plus, si cela était nécessaire. Le naphte, qui est administré en Circassie, n'est pas le naphte ordinaire des officines, ni celui qui est recommandé dans le traitement du rhumatisme ou de la phthisie, ni le

pétrole ou goudron des Barbades ; mais le *naphte pur*,
blanc ou rosé, qui n'a pas été distillé, qui vient du
Béku ou des bords de la mer Caspienne. Il résulte
d'une lettre du docteur Andreyeoski, que le naphte, à
la dose de quatre ou huit gouttes, est un remède in-
faillible contre la diarrhée cholérique qui règne dans le
Caucase pendant certaines saisons. Une seule dose de
ce médicament, dans du vin blanc ou dans une infusion de menthe, suffit pour rendre aux garderobes leur
qualité normale. Dans les attaques du vrai choléra
épidémique, il faut donner quinze à vingt gouttes de
naphte, et la guérison n'est pas aussi certaine que
dans le premier cas. (Voy. le *Formulaire.* — *Élixir*
de Woronej.)

Nitrate d'argent (I. Lévy). — Le nitrate d'argent
cristallisé était donné dans une solution d'eau distillée,
versée dans une fiole de verre opaque de petite di-
mension ; on ne se servait pas de cuillers de métal
dans lesquelles il eût pu y avoir décomposition. En
général, on faisait prendre un huitième de grain tous
les quarts d'heure, puis toutes les demi-heures. La
dose totale était, pour deux ou trois jours au plus, de
5 à 10 grains (25 à 50 centigrammes) ; elle fut plus
élevée dans quelques circonstances. Ainsi, un confrère
administra à l'un de ses malades 20 grains (1 gramme),
et la guérison fut obtenue.

Des moyens accessoires, en petit nombre, étaient
employés simultanément : c'étaient des frictions, des
alcoolats excitants, des bains tièdes, surtout dans le
cas où la peau était sèche.

La cessation du nitrate d'argent était décidée par la

cessation des évacuations, qui était elle-même un indice de terminaison heureuse ; alors on continuait les
frictions, les bains et quelques toniques, le café, le
bouillon et le vin. Si la réaction était difficile, on in-
sistait sur ces moyens ; quelquefois le musc réussissait
chez ces cholériques. Quand la réaction était opérée,
on appliquait des compresses froides sur la tête, et,
s'il survenait des complications cérébrales, on prescrivait l'oxyde de zinc ; on combattait les congestions
pulmonaires par des ventouses scarifiées sur la poitrine.

Employé en lavement par M. Aran (*Gazette des
hôpitaux*, 3 décembre 1853), à la dose de 15 centigrammes dans 150 grammes d'eau distillée, il a été
mis en usage avec quelque succès ; en 1849, cependant, il a échoué à la Salpêtrière.

M. Gendrin fait observer que les altérations sont,
pour la plus grande partie, dans l'intestin grêle, et que
le nitrate d'argent en lavement, ne remontant pas
même jusqu'à la valvule de Bauhin, leur action doit
être à peu près nulle.

Nitreux (acide). — M. le docteur Kennedy, de Cha-
tam, dit avoir obtenu de nombreux succès par l'administration de l'acide nitreux à la dose de 12 grammes
en potion par cuillerées dans la période algide. (Voy.
le *Formulaire.*)

M. Kennedy l'emploie aussi à doses moins fortes
comme préservatif.

Ce moyen avait déjà été proposé par la faculté d'É-
dimbourg, et dans ces derniers temps (1832) M. Prchal
a préconisé l'emploi de cet acide avec des idées diffé-

rentes et comme succédané de l'acide nitrique. (*Gaz.
méd.*, 1832, p. 193.)

Noix muscade. — Koreff dit avoir employé avec
succès cette substance contre la diarrhée ; un essai fait
à Saint-Louis a accru les coliques et la diarrhée.

Noix vomique. — M. Ancelon, de Dieuze, emploie
la mixture de Strogonoff (voy. le *Formulaire*), dont
la base est la noix vomique. Gutowski et Récamier
en donnaient à la dose de 1 à 2 centigrammes dans
une décoction d'arnica.

L'*extrait de noix vomique* a été plusieurs fois donné
en Pologne à des doses assez considérables. Prescrit
aussi en Russie sans aucun succès, il a été administré
pour combattre les complications qui suivent le choléra, et principalement le typhus à sa dernière période, plutôt que le choléra lui-même. Son usage a
été plus souvent suivi de la mort que de la guérison.
(Sandras.)

La strychnine, à très faible dose (1 centigramme
dans 100 grammes d'eau acidulée), donnée par cuillerées, peut être utile contre les vomissements opiniâtres.

O

Opium. — Voy. p. 185.

Oranges. — Caillard, au lieu de boisson, donnait
seulement des oranges à sucer aux malades. C'est ce
que j'ai fait bien souvent moi-même dans le choléra
sporadique.

Orties. — Nous avons dit que Broussais, pour aider à l'action de la saignée et provoquer la sortie du sang, avait conseillé d'employer la flagellation avec des orties.

La flagellation générale, à l'aide de ce moyen, a été exécutée une fois avec succès dans un cas désespéré par M. Dargent, chirurgien à Auneau (Eure-et-Loir). A l'urtication produite par la flagellation sur toutes les parties froides du corps, M. Dargent a joint, il est vrai, l'emmaillotement complet du corps avec des sacs d'avoine chauffée. (*Gaz. méd.*, 1832, p. 325.)

Ouate. — La ouate, enroulée autour des membres et maintenue en place à l'aide de bandes, a rendu des services. Elle empêche après les frictions la chaleur des membres de se perdre, et M. Briquet la considère comme d'un emploi essentiel lorsqu'on a affaire à des sujets faibles et cachexiés. Nous rapprocherons de ce moyen celui dont M. le docteur Duplan dit s'être bien trouvé, et qui consiste à envelopper le malade dans la peau d'une bête à laine qui vient d'être égorgée. (*Presse médicale.*)

Oxygène. — M. Magendie a essayé, sans succès, de l'oxygène en inspiration, comme l'avait conseillé M. le docteur Coster en 1832. Il a alors employé ce gaz en solution ; l'eau oxygénée qu'il a fait boire, n'a rien produit. (Voy. *Azote.*)

P

Petit-lait carbonique. — On trouve dans certains établissements (*Molkenkuranstalten*) de l'Allemagne, un petit-lait acidule que l'on fabrique en chargeant de gaz acide carbonique, à la manière ordinaire, le sérum

17

du lait de chèvre coagulé au moyen de la présure pep-
sinifère de veau. Celle préparation, qui se conserve
pendant un temps assez long, dans des bouteilles soli-
dément bouchées et ficelées, constitue une boisson
tempérante agréable, qui convient aux estomacs délicats ou fatigués par les excès de table et dans la convalescence du choléra.

Phosphore. — M. Sandras l'a vu employer avec
succès en Pologne, dans deux cas désespérés; M. Gendrin l'a administré en ville à trois malades dans la
période cyanique avancée, au moyen de l'huile phosphorée aromatisée à la dose de vingt gouttes dans une
potion, et à prendre par cuillerées à café toutes les dix
minutes (voy. le *Formulaire*). Cette substance lui a
paru toujours augmenter la soif, les crampes et les
vomissements, et il est convaincu qu'elle a accéléré le
terme fatal de ces malades, d'ailleurs dans un état à
peu près désespéré.

Poivre. —M. Lefebvre Rousseau a conseillé, comme
moyen préservatif et curatif, de brûler du poivre dans
des chambres bien closes et d'y placer les malades.

MM. Rufin et Szalkowski (ce dernier en Pologne),
disent avoir été témoins de succès obtenus par le poivre administré dans un petit verre d'eau-de-vie.

Poivre cubèbe. — M. Carquet, de Sézanne, l'associait à la cannelle et au poivre de Cayenne et le faisait
prendre délayé dans une petite quantité d'eau. (Voy. le
Formulaire.)

Potentille ansérine (herbe aux oies). —M. Bonnard,
aide-major au 4e dragons, a employé avec succès, chez

plusieurs militaires atteints de diarrhée rebelle, à la suite de fatigues, la potentille en infusion à la dose de 8 grammes.

Cette plante peu employée et peu connue, paraît à M. Bonnard supérieure à d'autres substances employées d'une manière analogue : 1° par son extrême bon marché ; 2° par la rapidité et la sûreté de son action ; 3° par son innocuité.

Poudre à canon. — M. A.-L. Roux a employé avec avantage en 1849 et en 1853, la poudre à canon dans le traitement du choléra.

C'est sur l'indication d'un médecin allemand qui disait en avoir obtenu des effets miraculeux, que M. Roux a eu l'idée non moins miraculeuse d'en faire usage.

Il me restait trois ou quatre cartouches dans ma giberne de garde national, dit notre confrère, et, chose étrange, l'une d'elles me servit à la guérison de deux malades le plus gravement atteints, tandis que la poudre des autres, employée de la même manière, ne me donna que des résultats négatifs. A quoi attribuer cette différence? — Pour notre part, nous n'en chercherons pas la cause.

Prenant pour point de départ, poursuit M. Roux, les matières contenues dans la poudre : le charbon, le soufre et le nitrate de potasse (le premier comme antiputride, le second comme diaphorétique, le troisième comme diurétique), je fis faire des prises contenant 15 centigrammes de chacune de ces substances. *A partir de ce moment, j'obtins coup sur coup vingt et une guérisons.* Il est vrai que le choléra était sur son déclin !

Les prises de poudre étaient données de quart d'heure en quart d'heure, mêlées à un peu de gelée de groseilles. Les garderobes en prennent bientôt la teinte, deviennent odorantes et moins fréquentes. Alors M. Roux donne 60 grammes d'huile de ricin. (*Gazette médicale de Paris*, 24 décembre 1853.)

Poudre de Dower. — Par prises de 20 centigrammes toutes les heures, elle a été administrée avec succès.

Il en est ainsi de la thériaque qui, à la dose de 5 à 10 grammes dans du bon vin rouge, a rendu des services dans les prodromes du choléra ou dans la convalescence. (Voy. *Thériaque*, p. 196.)

Punch. — De tous les remèdes excitants, selon M. Briquet, le punch, employé par M. Magendie en 1832, est le meilleur. Il a toujours été pris avec plaisir par les malades, qui le préféraient au vin de Bagnols ou de Bordeaux sucré ; ce liquide lui a paru d'ailleurs beaucoup moins capiteux que le vin. Il concourt puissamment à rendre à la circulation son énergie perdue.

Lorsque l'estomac le repousse, ce qui est rare, on peut le faire accepter en mettant dans chaque cuillerée de punch de petits morceaux de glace. On n'a pas remarqué qu'il ait eu une influence notable sur les accidents inflammatoires du tube digestif survenus pendant la réaction. En général, il faut ne pas dépasser la dose de 100 grammes dans la période algide.

Q

Quassia. — Comme tous les amers, on peut l'employer dans la convalescence.

Quinquina. — Le quinquina n'a pas été administré en substance dans le choléra-morbus, du moins dans les premières périodes; mais on en a fait usage, à la fin, et surtout dans la convalescence. On prétend avoir obtenu fréquemment, par ce moyen, la diminution de la cardialgie qui persiste chez beaucoup de malades après le choléra, et qui suit l'ingestion des premiers aliments solides ou liquides. C'est à Vienne surtout que les médecins y ont eu recours administré dans du vin.

M. Gendrin a prescrit l'usage du vin de quinquina, dans l'intention de faire cesser cet état valétudinaire si tenace, que les malades conservent si longtemps après le choléra-morbus, et ces retours si fréquents de cardialgie par l'ingestion des aliments même les plus légers; il n'en a pas obtenu d'avantages et croit même avoir eu à s'en repentir.

Ce médecin a donné le quinquina en *extrait sec* et en *décoction*, deux fois dans la période de coction, pour modérer des sueurs excessives qui jetaient les malades dans un état de débilité qui entravait la terminaison de la maladie. Il s'en est bien trouvé.

Quant au *sulfate de quinine*, M. Gendrin pense qu'il peut convenir, dans quelques cas, au degré de cyanose commençante, si on le suspend aussitôt que l'effort de réaction s'annonce; il ne convient pas, il est même nuisible, selon lui, à un degré plus avancé de la maladie.

Quand la réaction s'établit, ou tend à s'établir dans la période cyanique commençante, le sulfate de quinine donné à haute dose, peut l'arrêter et plonger le malade dans un état d'anxiété extrême, caractérisé

surtout par une grande fréquence du pouls, une chaleur sèche considérable à la peau, une agitation continuelle, une soif vive et une grande angoisse précordiale.

Récamier faisait chiquer à jeun en avalant la salive
du quinquina concassé, dans le cas où la rhubarbe ne
réussissait pas dans les anorexies succédant au choléra.

M. le docteur Mandl, ainsi que nous l'avons dit
(p. 161), déclare que le moyen qui lui a paru le plus
efficace pour combattre la diarrhée prodromique du
choléra, est le sulfate de quinine, à la dose de 10 centigrammes, donnés de deux heures en deux heures.
Des diarrhées qui avaient résisté aux lavements opiacés, ont cédé en vingt-quatre heures au sulfate de
quinine.

R

Ratanhia. — Cet extrait a été usité par Dupuytren,
Blandin (1832) et d'autres praticiens, soit en potion, soit surtout en lavement. Ce moyen a paru agir
efficacement contre la diarrhée.

Selon M. Gendrin, en effet, l'extrait de ratanhia
n'est utile que pour modérer les évacuations comme
la thériaque et le diascordium.

Repassage de la colonne vertébrale. — Ce moyen
énergique a été, en 1832, employé par le docteur
Petit, de l'Hôtel-Dieu; il consistait à placer, le long
du dos, des morceaux de flanelle trempés dans de la
térébenthine et chauffés ensuite par un fer à repasser.

Ce moyen, modifié par M. Bouillaud, qui ajoutait l'ammoniaque à la térébenthine, a souvent, selon ces deux praticiens, procuré des succès.

M. Magendie n'a jamais voulu employer ce traitement, parce qu'il faut déplacer le malade ; « mettre un cholérique sur son ventre, dit-il, c'est l'exposer à périr. Je suis sûr que ce médecin a vu mourir plusieurs cholériques froids, par la seule raison qu'on les plaçait sur le ventre, au lieu de les laisser dans la position naturelle à l'homme débile, qui ne peut exercer aucun mouvement par lui-même. » (p. 200.)

Quoi qu'il en soit, et malgré l'autorité et les raisons sensées de M. Magendie, nous croyons que ce moyen ne doit pas être entièrement rejeté.

Rhubarbe. — Dans les cas d'inappétence, de digestions pénibles, douloureuses, avec affaissement, assoupissement après des repas même exigus, Récamier faisait *chiquer* à jeun, en avalant la salive, 2 ou 3 grammes de rhubarbe.

Le purgatif le plus usité en Pologne, a été la rhubarbe en poudre ou sous forme de teinture. On l'associait souvent à une petite dose de carbonate de potasse. M. Sandras pense que son usage peut être avantageux, surtout à la deuxième période, lorsqu'il existe des signes d'embarras gastrique ou intestinal et qu'on veut rétablir les sécrétions intestinales.

Elle a été utile dans les convalescences. M. Bouchardat l'a quelquefois associée, dans ces mêmes conditions, à une très petite dose d'opium, et il s'en est bien trouvé; 30 centigrammes de poudre de rhubarbe de Chine et 1 centigramme 1/2 de poudre d'opium, c'est

le mélange qu'il a utilement prescrit dans la convalescence du choléra pour prévenir les rechutes.

Rhum. — Dans les cas pressants, avant le laxatif,
M. J. Guyot croit qu'il faut employer un remède héroïque dont la réaction soit aussi vive, aussi instan-
tanée que l'action du poison cholérique; ce remède
c'est l'alcool potable, la plus forte eau-de-vie ou le
rhum purs. Plus étendu d'eau ou délayé dans des infusions, l'alcool est un adjuvant propre à développer
et à entretenir la chaleur; dans le choléra, il est im-
puissant à conjurer l'orage. La dose de rhum ou de
forte eau-de-vie à administrer dans les cas de vomissements, crampes, anxiétés convulsives, est de trois
centilitres. Si, au bout de cinq minutes, le vomissement n'est pas arrêté, il donne trois autres centilitres;
il va quelquefois jusqu'à une troisième ou une quatrième dose. Selon M. Guyot, le *vertige alcoolique*
neutralise et détruit complétement le *vertige choléri-*
que; un quart d'heure suffit pour produire cette transformation! Après cela, il donne le sulfate de soude
pour prévenir le retour des vomissements. (*Union*
médicale.)

S

Salicilite ou salicinite de potasse. — M. le docteur
Télèphe P. Desmartis fils, de Bordeaux, a employé
cette substance dans un cas fort grave de cyanose, à
la dose de 60 centigrammes en potion (voy. le *For-*
mulaire), et lui attribue *en grande partie* la prompte
guérison.

L'action favorable de ce médicament lui a toujours

paru augmentée par l'extrait de jusquiame; mais il
est fort difficile de se procurer des salicilites même
dans les premières fabriques.

« Quand le salicilite de potasse est blanc et cristallisé, c'est-à-dire pur, dit l'auteur, il faut commencer
par une faible dose, 25 ou 30 centigrammes dans un
véhicule de 150 grammes d'eau, que l'on édulcore
avec un sirop et suivant l'occurrence. Lorsque ce médicament est impur, c'est-à-dire s'il est noir et en
masse, ou en cristaux plus ou moins bien formés, il
m'a fallu souvent en employer jusqu'à un gramme pour
obtenir des effets convenables.

» Si je me suis servi de ces substances, quoiqu'elles
soient impures, c'est que, dans certains cas où ce médicament me semblait opportun, j'ai préféré l'employer
en cet état que de me priver de son secours. »

Les acides salicileux et saliciliques, que l'on aurait mieux fait d'appeler salicineux et saliciniques, se
combinent avec un grand nombre de bases; il aurait
conséquemment fallu dire, en parlant de ces sels, salicinite et salicinate, puisque ces mots dérivent de salicine. (*Presse médicale.*)

Les avantages obtenus par ces acides, par les sali-
cinites et par le salicinate de potasse ou de soude, font
présumer que ces deux acides, unis à la chaux, à la
magnésie, à la strontiane, à l'oxyde de zinc, etc.,
pourraient combler des lacunes existantes dans certaines parties de la thérapeutique.

Le *Répertoire de pharmacie* (septembre 1853,
page 90) vient de publier un curieux travail de
M. Buchner, professeur de pharmacie à Munich, sur
la formation de l'acide salicileux dans les fleurs de

la spirée ulmaire. — On sait, depuis les recherches
de M. Piria sur la salicine, que l'on peut, au moyen
de ce corps, produire artificiellement de l'*acide salicileux* par l'action oxydante sur ce corps de
l'acide chromique ou d'un mélange de chromate de
potasse et d'acide sulfurique. Cependant on ignorait
comment cet acide se produit spontanément dans les
fleurs de la spirée ulmaire. M. Buchner, ayant remarqué que les boutons de ces fleurs n'ont que peu ou
point d'odeur, et que leur saveur rappelle celle de l'é-
corce de saule, les soumit à diverses opérations qui
lui donnèrent un corps fortement amer, semblable à la
salicine, et qui, sous l'influence oxydante de l'acide
chromique, se transformait en acide salicileux. Les
feuilles de la spirée contiennent aussi une petite partie
de ce principe. Il résulte de là que c'est par un acte
de la végétation qui nous est encore inconnu, que la
salicine des fleurs de la reine des prés se transforme
en acide *salicileux*.

Simarouba. — Voy. *Quassia.*

Sinapismes. — M. Ancelon, de Dieuze, regarde ce
moyen comme le plus héroïque, et les promène presque
sans interruption le long de la colonne vertébrale et
sur les extrémités supérieures et inférieures. Lugol
les composait avec parties égales de farine de graines
de lin, de farine de graines de moutarde, d'*eau* et de
vinaigre ; il avait reconnu que les sinapismes faits avec
la farine de graines de moutarde et le vinaigre seul
excitaient trop vivement la peau et produisaient quelquefois des escarres gangréneuses nécessairement mortelles.

On a employé les sinapismes à la région du cœur dans les périodes cyanique et asphyxique.

Appliqués sur l'épigastre, les sinapismes, dit M. Sandras, ont produit d'excellents effets.

M. Rayer a employé avec succès les sinapismes aux jambes et aux avant-bras.

Les sinapismes fréquemment renouvelés, toutes les deux heures, ont été employés avec succès par Fouquier.

Dans la dernière période du choléra, des sinapismes, dit Delpech, appliqués sur l'épigastre, causent de violentes douleurs et éteignent les dernières ressources de la vie ; il faut donc en user avec réserve dans ces cas ; mais les sinapismes, comme les autres agents énergiques. montrent surtout leur puissance quand on y a recours à temps, avec suite et mesure. Il faut en surveiller attentivement l'emploi pour amener la chaleur et la rubéfaction, sans enlever l'épiderme.

Les sinapismes, selon M. Briquet, produisent une excitation vive, agaçante, mais passagère, bien propre à réveiller l'action du système nerveux, à rappeler le sang aux extrémités déjà froides, lorsque l'affaissement du malade dépend surtout de l'affaiblissement de l'action cérébrale, d'une espèce de syncope nerveuse, et que la circulation n'a pas subi une dépression profonde. Dans ces cas, ces moyens suffisent ; mais dans les cas plus graves, où le pouls a cessé de se faire sentir ou est à peine sensible, il faut recourir à des médications plus énergiques (frictions), et les sinapismes ne servent qu'à entretenir, dans l'intervalle, le commencement de réaction qu'on en obtient.

Soude (*sulfate* et *hydrochlorate de*) (voy. p. 181),
bicarbonate de (voy. p. 214).

Stachys anatolica. — Cette plante avait été envoyée
d'Orient à l'Académie de médecine, avec de tels élo-
ges, qu'au ministère du commerce, des employés, fort
curieux d'un remède aussi souverain, avaient fait leur
petite provision aux dépens de l'Académie.

Expérience faite, il s'est trouvé que le stachys pos-
sédait à peu près autant de vertu que la menthe ou la
camomille.

Suie. — M. Marchandier regarde comme un moyen
préservatif du choléra de recouvrir les déjections des
malades avec de la suie de cheminée.

T

Tabac. — Les médecins bengalys, dans l'Inde,
étendent le malade par terre ; après lui avoir découvert le ventre et la poitrine, ils posent sur la région
épigastrique une poignée de pâte de tabac dont on se
sert pour fumer dans le houca ou le gargouly (sortes
de pipes) ; puis, en pressant fortement avec un rou-
leau, ils étendent cette pâte en plaques minces sur
toute la région abdominale, en prononçant quelques
paroles mystiques. Après cette cruelle opération, ils
donnent de l'eau du Gange en grande abondance : le
malade ne tarde pas à succomber, et il est immédiatement porté à la rivière. (Denans, *Dissertation sur le
choléra-morbus de l'Inde.* Paris, 1820.)

M. le docteur W. Moore dit avoir retiré de très bons

effets dans la période cyanique de lavements de tabac.
(V. le *Formulaire*.)

Delpech les blâmait fortement.

Tannin. — M. le docteur Graefe et d'autres médecins ont employé le tannin en solution contre la diarrhée, le vomissement et la cyanose. Il faut que ce soit
en solution dans un véhicule (voy. le *Formulaire*),
dont les éléments constitutifs ne sont pas décomposés
par le tannin comme par les alcaloïdes végétaux.

On doit proportionner la fréquence des doses à
l'intensité des symptômes.

Plusieurs fois on a retrouvé le tannin dans l'urine
et dans les matières stercorales consécutives qui étaient
toujours très dures. Le maximum du tannin dont on a
eu besoin dans vingt-quatre ou trente heures était de
8 grammes.

La rapidité avec laquelle l'amélioration dans des
cas presque désespérés, déjà sans pouls, s'est montrée, a vivement étonné, selon Koreff. (*Rev. méd.-
chirurg.*, 1849, p. 199.)

Tartre stibié. — Voy. p. 178.

Térébenthine. — M. Em. Rousseau pense que l'essence de térébenthine lui a été d'un grand secours dans
l'épidémie de choléra (1849); et si, dit-il, j'ai été assez
heureux dans mon quartier, où la mortalité a été si
grande, pour sauver divers malades, je le dois principalement aux frictions faites avec l'huile ou essence
de térébenthine, et à l'application de flanelle imbibée
de ce liquide le long des gouttières vertébrales, sur le
ventre, les cuisses, les jambes et les bras ; ce qui donnait du calme en rehaussant la vitalité qui s'éteignait.

J'ai fait administrer aussi quelques potions et lavements dans lesquels entrait de l'essence : le bien être
n'a pas été aussi constaté que par les frictions cutanées; mais n'est-ce pas dù au temps qui manquait
pour bien étudier les effets thérapeutiques de cette
substance, si précieuse d'ailleurs? (*Abeille médicale.*)

L'*huile de térébenthine* a été trop peu donnée dans
l'Inde pour qu'on puisse en tirer aucune conclusion
favorable ou défavorable.

Transfusion. — Dieffenbach opéra trois fois la transfusion du sang sans nul succès. Depuis ce temps, je
crois que personne n'a été tenté de renouveler cette
opération.

Truffes. — M. Devergie a eu l'idée assez singulière
d'employer cette substance dans le choléra. Il fait
avec les truffes une décoction, des pilules, de l'eau
distillée, etc. Ce praticien prétend en avoir retiré de
notables avantages. (Voy. le *Formulaire.*)

U

Urate d'ammoniaque. — M. le docteur Baur (de
Tubingen), depuis huit ans, a fait des observations
étendues sur les vertus médicales de l'*urate* d'ammoniaque; de nombreuses expériences ont eu pour résultat deux faits positifs qui ne sont pas sans valeur
pour la pratique, et dont nous devons la communication à M. le docteur Sichel.

« Dans le *choléra européen,* je l'employais d'ordinaire,
dit ce médecin, *en lavements,* à la dose de 25 centi-

grammes, avec un peu d'amidon et un quart de litre d'eau chaude. Il faut que le malade tâche de garder le lavement quelque temps. Le lavement peut être réitéré, selon les circonstances. Dans le choléra européen, je n'ai pas trouvé nécessaire de le réitérer fréquemment; une ou deux applications ont toujours jusqu'ici coupé rapidement la maladie. On peut aussi remplacer le lavement par une pommade préparée avec 2 à 4 grammes d'urate d'ammoniaque pour 30 grammes de cérat (voy. le *Formulaire*). On en emploie d'heure en heure une cuillerée à café en onctions sur les téguments abdominaux. Il est vraiment remarquable combien est rapide l'action du moyen administré en lavement; il procure immédiatement au malade un sentiment de bien-être et arrête les évacuations cholériques, tout en favorisant les garderobes normales, le retour de la transpiration et du pouls, et en faisant cesser les crampes. D'aucun autre moyen je n'ai vu une action semblable.

» Puisque la majorité des médecins est de plus en plus convaincue que le choléra asiatique ne diffère pas essentiellement et spécifiquement du choléra européen, et ne s'en distingue que par son développement épidémique et sa plus grande intensité, j'ai depuis longtemps désiré de pouvoir expérimenter l'urate d'ammoniaque dans le choléra asiatique; mais depuis que je connais le moyen, je n'ai plus eu occasion de voir une épidémie cholérique. J'ai donc recours à votre amitié pour vous prier ou de faire vous-même des expériences avec l'urate d'ammoniaque, ou de faire un appel aux médecins de Paris, et surtout aux médecins des hôpitaux, afin qu'ils veuillent bien expérimenter dans l'épidémie actuelle l'urate d'ammoniaque, dont la préparation est très facile : il suffit de mettre l'acide urique en contact avec l'ammoniaque caustique et de faire sécher ce produit. Il serait bon de choisir pour les premiers essais des cas d'une intensité moins grande, puis d'expérimenter le moyen dans des cas plus graves. Il serait probablement nécessaire d'administrer des doses plus élevées que celles que j'employais dans le choléra européen. » (*Gazette des hôpitaux*, 20 décembre 1853.)

Urine.—Le docteur Garenne, de Moulins Engilbert, s'est bien trouvé dans une attaque de choléra d'ingestions d'*urine*. (*Gaz. méd.*, 1832, p. 466.)

V

Valériane. — Lerminier (1832) a tiré quelque avantage du sirop de valériane. La poudre de valériane a réussi entre les mains de M. Eugène Pinel contre la diarrhée.

Vésicatoires. — M. Grisolle a employé un large vésicatoire sur l'épigastre dans les cas où les vomissements persistent après la réaction. Cette méthode est imitée de celle de M. Chomel qui, dans la première période, faisait souvent placer un vésicatoire sur cette région et un autre *rachidien*, long et étroit, qui s'étendait de la nuque à la partie moyenne du dos.

Dans la période de réaction, M. Chomel plaçait sur le vésicatoire épigastrique, dans le but de combattre les vomissements et le hoquet, 2 à 3 centigrammes d'acétate de morphine.

M. Briquet a aussi arrêté un vomissement opiniâtre, en déposant sur un vésicatoire placé à l'épigastre 0^{gr},03 d'acétate de morphine.

Le vésicatoire est un moyen dont l'action nous paraît trop lente.

Ventouse Junod. — M. Briquet en a retiré de bons effets dans quelques cas à la période de réaction ; si la première application a procuré du soulagement, on pourra la réitérer plusieurs fois en la faisant alterner avec les sangsues.

Quand l'état général des malades contre-indique la saignée et que la congestion inflammatoire vers l'intérieur du crâne est menaçante, ce moyen puissant est utile en appelant sur le membre auquel il est apposé une quantité de sang qui peut aller jusqu'à 500 ou 1,000 grammes, suivant la volonté de l'opérateur. M. Briquet posait lui-même la ventouse sur l'une des jambes, et lorsque, pendant le temps de l'application, qui durait rarement plus de vingt minutes, il sentait sous ses doigts le pouls faiblir notablement, il avait soin de s'arrêter aussitôt.

Ventouses scarifiées. — Elles sont appliquées de bonne heure sur la poitrine et le rachis (Ancelon). Biett les a employées en 1832 avec succès sur l'épigastre et la région iléo-cœcale.

Vinaigre. — Un médecin de la Saintonge, M. le docteur Garnault, sachant qu'un malade qui avait fait usage par mégarde du vinaigre contenu dans une tasse et destiné à former des sinapismes, avait guéri d'un choléra grave, a eu l'idée de l'employer par cuil-

18

lerées dans de l'eau sucrée, et prétend, dans une communication qu'il a faite à la Société de médecine de Toulouse, avoir obtenu de ce moyen de nombreux succès. Cette médication, selon M. Garnault, réussirait en neutralisant le principe toxique *alcalin* du choléra.

M. Garnault donne des faits à l'appui de *son traitement du choléra* par l'*acide acétique* ou le *vinaigre*. Sur vingt-quatre malades qu'il a eu à soigner, dix ont été traités à la manière ordinaire, et trois seulement ont été guéris ; quatorze malades ont été soumis à l'usage du vinaigre, et douze ont été guéris : les deux cas d'insuccès se rapportent à des individus chez lesquels le traitement a été commencé trop tard ou n'a pas été continué !

TRAITEMENT

DU CHOLÉRA-MORBUS ÉPIDÉMIQUE.

Ce n'est pas chose facile que de se résumer dans ce fatras de médicaments de toute espèce, de médications plus ou moins sensées, plus ou moins rationnelles ; choisir d'une main sûre ce qui convient à l'âge, à la constitution des malades, ce qui s'applique le mieux à chaque période de la maladie, contre chaque symptôme prédominant, n'est donné qu'à un petit nombre d'esprits sagaces et doués de ce tact médical sans lequel la pratique de la médecine n'est qu'un empirisme grossier, hasardeux, une routine désastreuse. Nous ne sommes plus à l'époque où des idées théoriques absolues régnaient dans la majorité des esprits, où la thérapeutique se bornait à répondre d'une manière toujours la même, toujours fatale à des prémisses aveuglément et passionnément posées. L'exercice médical était facile alors : la lancette et les sangsues faisaient face à tout ; l'eau de gomme était la panacée par excellence ; on ne pouvait guérir que par des pertes à flots de sang et par la diète la plus exténuante, la plus absolue. Mais depuis lors les épidémies ont reparu, les constitutions médicales ont varié, et le grand

prêtre de la doctrine lui-même eût fini par abjurer ses
juvéniles erreurs, par reconnaître qu'il avait poussé
trop loin ses préceptes, et que dans les autres classes
de médicaments il en est qui ne sont pas sans utilité,
quoique *incendiaires!* Les vomitifs, les purgatifs, les
excitants, ont rendu des services tels qu'on n'a pu méconnaître leurs fréquents avantages, et le patronage
des Hippocrates anciens et modernes est de nouveau
invoqué par des disciples soumis et revenus de passagères erreurs.

Il est un point de la thérapeutique du choléra qui a
surtout acquis depuis quelque temps une importance
majeure. A tort ou à raison, on prétend à coup sûr
arrêter les progrès du mal et prévenir son développement. Si l'on s'en rapportait aux prétentions fort élevées de nos voisins, l'épidémie ne serait plus à craindre, le moindre Hercule l'étoufferait par les moyens les
plus simples, et nous pourrions renvoyer dans son
berceau le funeste voyageur que l'Inde nous a si libé-
ralement octroyé depuis 1817.

Sans ajouter une foi entière à ces merveilles, et tout
en faisant de prudentes réserves contre de nouvelles
exagérations, nous sommes loin de disconvenir de
l'utilité des mesures préventives, et notre conviction
est depuis longtemps faite sur les avantages d'un bon·
régime, d'une saine hygiène et d'une médication raisonnée et hâtive contre les débuts de toute maladie,
épidémique ou non épidémique. *Principiis obsta*, est,
selon nous, l'un des préceptes les plus sages, les plus
vrais du divin vieillard, et cette sentence de l'oracle
de Cos n'a perdu pour nous depuis l'antiquité aucun
de ses prestiges, aucune de ses vertus.

C'est aux médecins de surveiller les populations confiées à leur soin, d'aller au-devant des malheurs que leur observation prudente et attentive peut leur faire entrevoir, d'éclairer leurs alentours et de les forcer par la persuasion, le raisonnement, la crainte au besoin, à des soins faciles et toujours avantageux. On ne trouvera donc pas mauvais que nous insistions d'une manière toute particulière sur ces points de première importance et que nous serions blâmable de négliger. C'est à la diarrhée préventive, c'est aux premiers symptômes, à la période de début du choléra que nous devons nous arrêter surtout; pour cela, nous consulterons non seulement nos souvenirs et notre expérience, mais nous mettrons à profit tous les travaux, toutes les publications qui portent le cachet de la pratique, et qui sont dus à des hommes que nous avons vus nous-même au lit des malades ou dont nous avons pu apprécier la sagacité, la prudence et le savoir.

Traitement de la première période du choléra épidémique (prodromes, cholérine, diarrhée prémonitoire, etc.).

S'il est un fait généralement et depuis longtemps reconnu, c'est qu'en toute épidémie et spécialement dans les épidémies de choléra, la population presque tout entière ressent à un certain degré l'influence de la maladie régnante, soit par suite de la commotion morale que fait éprouver l'invasion du mal dont les progrès et les manifestations sont si redoutables, soit par l'action directe du principe morbifique sur l'éco-

homie. Il n'est pas douteux que le principe, quel qu'il
soit, qui agit avec violence sur beaucoup d'individus,
n'agisse à un degré moindre sur la plupart de ceux qui
échappent à de graves atteintes. Ainsi, en 1832 comme
en 1849, et cette année même (1853), une grande partie
des habitants de la capitale ont éprouvé des symptômes
d'une maladie identique, modifiée seulement dans ses
degrés et ses apparences secondaires. « Les uns ont
perdu l'appétit ; ils éprouvent du malaise après avoir
mangé, des borborygmes pendant la digestion et surtout pendant la nuit. Il n'y a pas encore de coliques,
mais il y a ce sentiment d'inquiétude, de torpeur et
de tension intestinales qui annoncent un dérangement
plus considérable. A ces premiers symptômes d'embarras gastrique, il s'en joint d'autres qui appartiennent
aux fonctions de l'innervation. L'intelligence est moins
excitée, moins vive ; en même temps que la force
musculaire est affaiblie, les facultés intellectuelles perdent de leur énergie. Chez d'autres individus, le trouble dans les fonctions est déjà plus considérable. Des
envies de vomir, des borborygmes accompagnés de
coliques, des sueurs spontanées, des lassitudes plus
grandes, des défaillances subites, enfin des dévoie-
ments se manifestent. Ce second état peut être passager, et alors il ne constitue qu'une simple indisposition, qui se dissipe d'elle-même ou par les secours de
l'art. Si elle continue, un, deux, plusieurs jours, elle
devient une véritable maladie qui nous paraît mériter
d'autant plus d'importance, qu'elle est souvent suivie
du choléra-morbus lui-même, comme elle peut s'arrêter dans ses propres limites. C'est à cette affection
complétement réalisée que nous donnons le nom de

cholérine. A ce degré, la cholérine affecte principalement les organisations faibles et délabrées ; celles qui
sont usées soit par les excès et les fatigues, soit par
l'âge ou d'anciennes maladies. Chez les individus qui
présentent ces conditions au plus haut degré, il est
rare qu'elle ne soit pas suivie du choléra. On conçoit
de quelle importance il doit être de prévenir la cholérine quand elle n'existe pas encore, et d'en arrêter les
progrès quand elle est déclarée.

» Lorsqu'il n'y a encore que malaise sans dérangement notable des fonctions, il suffit d'observer avec
sévérité les règles de l'hygiène ; de manger beaucoup
moins à la fois, de ne manger que quand la digestion
du repas précédent est complète, et de se borner à
quelques bouillons légers si l'on n'éprouve pas le sentiment prononcé de la faim. Ce précepte est plus important qu'on ne le pense. Une foule de personnes ont
été prises de coliques, de dévoiement et de vomissements pour avoir mangé en temps inopportun et une
quantité plus grande d'aliments que les besoins de
l'économie ne l'exigeaient.

» Lorsque les borborygmes et les premières coliques persistent, il convient de s'abstenir de tout aliment solide, d'éviter le moindre refroidissement. Il
faut, le soir avant de se mettre au lit, prendre une infusion chaude de thé ou de camomille, édulcorée avec
une cuillerée ou deux de sirop de pavot blanc ; provoquer par la chaleur des couvertures une transpiration
abondante. Si les coliques se prononcent davantage et
sont suivies de quelques garderobes, on aura recours
avec succès à une ou deux doses de poudre de Dower
de 25 à 30 centigrammes chacun, et l'on prendra une

décoction légère de riz pour boisson. Aux moyens qui
précèdent on joindra des bains tièdes, presque froids,
s'il est possible. Ces bains conviennent surtout aux
personnes irritables chez lesquelles l'influence de la
peur s'est combinée avec l'influence épidémique. Sous
ce rapport, il y a quelque distinction à faire entre les
symptômes gastriques produits par la constitution régnante seulement et ceux qui paraissent dus à des
émotions vives et continuelles. Dans le premier cas, il
y a peu ou point d'irritation proprement dite. La bouche est pâteuse, mais peu chaude. Le malade éprouve
à l'estomac un sentiment de plénitude et de pesanteur
qui peut aller jusqu'à la douleur ; mais cette douleur
n'est ni brûlante ni accompagnée de soif vive, d'ardeur et de sécheresse de la gorge, de pincement et de
resserrement spasmodique à l'estomac, comme quand
il s'y joint une réaction morale continue. Dans ce second cas, les symptômes prennent plutôt le caractère
de la cause qui les provoque. Cette différence, peu importante quand les symptômes sont peu prononcés, le
devient davantage quand ils ont acquis plus d'intensité. La cholérine, dépendant exclusivement de la constitution épidémique, exige, quand elle est arrivée à
son dernier développement, des moyens presque entièrement opposés à ceux qui conviennent contre la
diarrhée produite par la première cause. Nous allons
entrer dans quelques détails à cet égard.

» Lorsque la diarrhée épidémique existe déjà depuis
un jour ou deux et qu'elle a résisté à la diète et aux
boissons légèrement astringentes, ou même lorsqu'elle
débute avec des apparences de durée, telles que langue saburrale, envies de vomir, perte d'appétit de-

puis plusieurs jours, céphalalgie sus-orbitaire, anéantissement des forces, sueurs spontanées, il faut recourir
immédiatement à l'ipécacuanha que l'on administrera
comme vomitif à la dose de 1,25 à 1,50 grammes en
deux fois, à vingt minutes d'intervalle. Cet évacuant
a la propriété d'arrêter subitement la diarrhée et même
les vomissements quand ils existent. Il faut y avoir
recours quand même l'estomac serait le siége d'une
douleur persistante. Le tout est de savoir discerner la
nature de la douleur. Lorsqu'elle est due à une concentration irritative vers l'estomac sous l'influence des
causes que nous avons déterminées plus haut, il faut
se borner aux lavements et aux bains émollients, à
quelques saignées à l'anus et sur la région épigastrique ; on peut y joindre l'usage des demi-lavements avec
quelques gouttes de laudanum. Mais, hors ce cas, il
ne faut pas hésiter un instant à prescrire le vomitif.
Cela nous paraît si important que, sur dix cas de choléra qui ont commencé par la cholérine, nous pensons
qu'on aurait pu en prévenir la moitié si l'on avait employé à temps cette médication.

» Concluons. La cholérine nous paraît produite dans
ses différents degrés par l'influence plus ou moins
prononcée de la constitution épidémique. Abandonnée
à elle-même, elle est susceptible de donner naissance
au choléra-morbus ; il convient donc de la combattre
immédiatement. » (*Gazette médicale*, 12 avril 1832,
p. 165.)

A cet article, que nous avons cité presque en entier
à cause de sa date et parce qu'il contient des données
pratiques, nous joindrons les réflexions d'hommes
compétents et d'une expérience assurée.

« Une des règles les plus importantes, dit M. Cayol, est de proportionner toujours les aliments aux exercices. Si l'estomac ne demande aucune nourriture solide, on ne doit pas cependant négliger de le soutenir par de bons bouillons et de légers potages, après lesquels on peut prendre utilement une tasse de thé pour faciliter la digestion. On peut suppléer au thé, suivant les goûts, les répugnances ou les habitudes, par quelque autre infusion aromatique, telle que celles de menthe, de camomille, de feuilles d'oranger ou par le café, si l'on en a l'habitude, et qu'on s'en trouve bien. Il faut, autant que possible, prendre ces boissons avec les aliments. Dans l'intervalle des repas, le mieux est, en général, de ne pas boire si l'on n'a pas soif, et de se borner à prendre, quand on a la bouche pâteuse, tantôt une pastille de menthe et tantôt de petites parcelles de quinquina ou de bonne rhubarbe, que l'on mâche et que l'on garde longtemps dans la bouche, en ayant soin d'avaler la salive. Dans cette disposition, les eaux gazeuses, telles que l'eau de Seltz ou de Chateldon, et la limonade carbonique, conviennent à quelques personnes. On peut toujours en essayer sans inconvénient. Des frictions sèches, faites soir et matin sur tout le corps, mais principalement sur le ventre, l'épine du dos et les jambes avec une brosse ou un morceau de flanelle, sont encore un bon moyen de régime. » (P. 5.)

Dans le cas où au défaut d'appétit et à l'amertume de la bouche se joignent des nausées, des envies de vomir sans résultat, aux moyens précédemment indiqués on peut ajouter avec avantage, dit encore M. Cayol, l'eau distillée de menthe poivrée dont on

imprègne un morceau de sucre ou dont on prend une
cuillerée plus ou moins allongée avec de l'eau sucrée
ou même pure, si les maux de cœur persistent et s'ils
ne cèdent pas aux autres moyens. Lorsque ces maux
de cœur ont lieu longtemps après le repas, lorsque
surtout on est dégoûté des pastilles, des boissons sucrées ou aromatiques, on réussit souvent à les calmer
et à procurer du bien-être avec de petits morceaux de
glace qu'on roule un moment dans la bouche pour les
arrondir, et qu'on avale ensuite comme une pilule. On
peut répéter ce moyen aussi souvent qu'on le désire
et qu'on s'en trouve bien.

« Quant aux aliments, dans ces états de malaise et
d'incommodité qui ne constituent pas encore une maladie, ceux qui conviennent le mieux en général sont
les potages (faits avec du bouillon de la veille, bien
dégraissé), au salep, à la semoule, au vermicelle ou au
riz, de préférence à la soupe au pain ; les côtelettes
de mouton, le bœuf rôti un peu saignant, la bonne
volaille pas trop grasse, voilà ce qui doit faire la base
du régime alimentaire. Le vieux vin de Bordeaux,
pris en quantité modérée, est préférable à tout autre.
Quelques personnes se trouvent bien de s'abstenir
complétement de végétaux. D'autres, au contraire,
éprouvent le besoin de tempérer le régime animal par
le mélange de quelques substances végétales ; et, lorsque ce besoin est bien réel, il serait dangereux d'y
résister. On peut alors, après avoir mangé une côte-
lette ou un morceau de bœuf, prendre suivant son
goût, un peu de gelée de groseilles, une bonne orange,
une compote ou quelques légumes potagers de la saison, tels qu'oseille, épinards, chicorée, accommodés

au bouillon plutôt qu'au beurre. Les œufs frais et le
poisson ne doivent pas faire la base ni même une partie considérable de la nourriture. Mais il n'y a pas de
motif de s'en priver lorsqu'on les digère bien. Le bon
chocolat est encore d'une grande ressource pour le
repas du matin, lorsqu'on en a l'habitude. Si le verre
d'eau fraîche qu'on a coutume de prendre avec le chocolat ne fait pas une bonne impression sur l'estomac,
on peut le remplacer par un bol de thé léger ou par
un verre d'eau chaude sucrée et aromatisée avec de
l'eau de fleur d'oranger. » (P. 8.)

On sera peut-être étonné de nous voir reproduire
avec ces détails, dans un livre destiné uniquement aux
médecins, des conseils étendus et que leur auteur
adresse surtout aux gens du monde ; mais les médecins ont besoin aussi de ces détails, et leur devoir est
de les transmettre à leurs clients : c'est souvent par
ces soins en apparence minutieux qu'ils gagnent la
confiance des personnes qui s'adressent à eux, et les
médecins ont toujours besoin d'inspirer de la confiance. La confiance est le meilleur aide de la guérison.

On nous permettra donc de continuer encore ces
emprunts dont l'utilité nous paraît incontestable.

Si les malades sont atteints de vomissements, de
hoquets, de rapports aigres, etc., en un mot de symptômes d'indigestion qui peuvent dépendre de l'épidémie régnante, le médecin doit commencer par in-
terroger le malade sur les accidents analogues qu'il
peut avoir éprouvés et sur les moyens thérapeutiques
mis en usage avec ou sans succès.

« Ainsi, il est des personnes, dit M. Cayol, qui, en
pareil cas, ont besoin d'une immobilité parfaite ; d'au-

tres ne peuvent pas garder le lit ni la position horizontale ; il faut qu'elles se lèvent tantôt debout, tantôt
assises, dans un fauteuil, qu'elles cherchent ou qu'elles
prennent certaine position qui leur est bien indiquée
par la diminution de leurs souffrances.

» En général, et surtout dans les circonstances pré-
sentes (épidémiques), l'*assimilation* est préférable à
l'*élimination* des aliments arrêtés dans l'estomac. Ainsi
donc, pour peu qu'il y ait de tendance à la première
de ces terminaisons, il faut s'appliquer à la favoriser.
C'est dans cette vue qu'on proposera une boisson aromatique chaude, telle que l'infusion de thé, de tilleul
et de camomille, ou de menthe, en consultant le goût
du malade, en donnant d'abord de très petites quantités de ces boissons, et en se dirigeant toujours d'a-
près les impressions bonnes ou mauvaises que le malade en éprouve.

» Après quelques tentatives de ce genre, si les
malaises d'indigestion continuent ou s'ils augmentent,
avec éructations, hoquets, rapports aigres, gonfle-
ments douloureux de l'estomac, il ne faut plus songer
qu'à débarrasser ce viscère en excitant les efforts d'é-
limination. Les moyens les plus simples et les plus
prompts pour arriver à ce but sont ceux qu'il faut
préférer. Ainsi, il suffira souvent de titiller la luette
et le fond du gosier avec les barbes d'une plume ou
avec le doigt pour provoquer le vomissement. D'autres
fois il faudra joindre à ce moyen quelques tasses d'une
infusion de tilleul ou d'eau tiède. Une cuillerée d'eau
de menthe pure ou une douzaine de gouttes d'éther
dans une cuillerée d'eau sucrée réussissent quelquefois
mieux que les boissons tièdes pour déterminer un vo-

missement d'indigestion. En cas d'insuffisance de ces
moyens, on donnera 50 à 75 centigrammes d'ipécacuanha dans une tasse d'eau tiède.

» Lorsque le vomissement a eu lieu, le malade doit
se mettre au lit, s'il n'y est déjà, se couvrir le ventre
de flanelles bien chaudes ; mettre une boule d'eau
chaude à ses pieds et provoquer par tous ces moyens
une douce transpiration qui sera entretenue par le
calme et l'immobilité la plus parfaite. On pourra, s'il
le désire, lui donner quelques tasses de l'infusion
chaude qui lui aura convenu le mieux. Mais s'il n'a pas
soif, et s'il ne désire rien, il faut laisser reposer entièrement son estomac. Quelques heures après le vomissement, on peut, s'il le désire, lui donner une tasse
de bouillon chaud bien dégraissé.

» Si l'indigestion se termine sans vomissement,
aussitôt que les vents, les flatuosités et les éructations
auront cessé et que le malade se sentira l'estomac
libre, on s'occupera d'exciter et d'entretenir la transpiration par les mêmes moyens qui viennent d'être
indiqués. » (P. 11.)

Mais si, malgré tous ces moyens, ou avant leur emploi, les nausées aboutissent à des vomissements qui
ne sont précédés ni accompagnés d'aucun symptôme
d'indigestion, s'ils ont eu lieu longtemps après le repas
ou après une abstinence assez longue ; si les matières
rejetées sont aqueuses, glaireuses, insipides, inodores,
qu'elles ressemblent à de l'eau de riz; si en un mot
les évacuations offrent le caractère cholérique et s'accompagnent d'une diarrhée de même nature, le médecin doit devenir plus attentif et prévoir la marche et
le développement de la maladie.

Ce n'est pas qu'il y ait à changer beaucoup dans les soins et les boissons à prescrire ; repos et chaleur au lit, infusions de guimauve avec du sirop de gomme ou de telle substance qui a paru la plus agréable au malade ; glace par petits morceaux, eau gazeuse, *limonade carbonique*, quelques tranches d'orange à sucer avec ou sans sucre, et une potion antispasmodique dans laquelle on peut faire entrer en parties à peu près égales le sirop d'éther, les eaux de menthe et de fleur d'oranger (voy. le *Formulaire*) ; en ce cas, qui se rapproche du choléra sporadique, on ne doit pas hésiter aussi à ajouter dans la potion quelques gouttes de laudanum de Sydenham, et si la boisson était rejetée, des pilules composées de 1 à 2 centigrammes d'extrait aqueux d'opium. Selon M. Cayol, il est parfois avantageux, pour modérer la première impression des excitants sur l'estomac, d'ajouter à la mixture un peu de mucilage de salep ou quelque substance analogue.

« Lorsque les vomissements sont bilieux, amers et de couleur jaune ou verte, s'ils ne sont pas accompagnés de vives coliques, de douleur ou de sensibilité à l'estomac ; si en même temps la langue est épaisse, humide, limoneuse, et qu'il n'y ait que peu ou point de diarrhée, on doit procéder d'une manière différente. On commencera par donner à boire, alternativement, de la limonade cuite, du bouillon aux herbes et de l'eau de Seltz, ou mieux encore de la limonade carbonique ; et bientôt après, si les vomissements continuent, on prescrira une once (30 grammes) de sulfate de soude (sel de Glauber) dans quatre tasses de bouillon aux herbes, à prendre de demi-heure en

demi-heure. On provoquera ainsi des déjections alvines qui feront cesser les vomissements ; et aussitôt que
cet effet purgatif aura été obtenu, on en viendra à la
potion calmante ci-dessus indiquée avec addition de
laudanum.

» Quelle que soit la manière dont on ait procédé
pour obtenir la cessation du vomissement, si, après
quelques heures de séjour au lit, la moiteur ne s'établit pas, ou si elle s'établit sans un soulagement notable, ou bien enfin si elle est accompagnée de douleur
ou de pesanteur de tête, quel que soit l'état du pouls,
on ne doit pas hésiter à faire une saignée de bras,
d'abord très petite (de 120 à 180 grammes), sauf à la
renouveler au bout de quelques heures, si l'effet en a
été bon, mais insuffisant. S'il y a une sensibilité vive
à l'épigastre ou dans quelque autre région du ventre,
il conviendra aussi d'appliquer sur le point douloureux
de quinze à vingt-cinq sangsues qu'on fera saigner
sous un cataplasme ou même au moyen de ventouses.
Presque toujours, dans ce cas, on verra, après la saignée, le pouls se développer, en même temps que la
moiteur s'établira avec plus de régularité, avec une
bonne chaleur à la peau, avec un sentiment de mieux-
être, et enfin avec tous les signes d'une bonne réaction, qui est ici le vrai moyen de guérison. Il ne restera plus ensuite à prescrire que les ménagements qui
doivent être plus ou moins prolongés suivant l'intensité des accidents qu'on a eu à combattre. On aura
soin particulièrement de ne revenir que lentement, et
par degrés, aux aliments solides. » (P. 15.)

Quant à la diarrhée, si elle offre des caractères cholériques, son traitement a beaucoup d'analogie avec

celui que nous venons de prescrire. Dans l'un et dans l'autre cas, l'indication première est de calmer l'organe affecté, de modérer, de régulariser ses efforts et d'amener une certaine réaction avec moiteur douce. Ainsi, le malade doit être également mis au lit avec le même soin de déterminer la chaleur et la transpiration. On peut lui appliquer sur le ventre un cataplasme arrosé de laudanum et surmonté de linges chauds destinés à en conserver la chaleur. Quant aux boissons, les mêmes peuvent convenir, ou bien de l'eau de riz édulcorée avec du sirop de gomme ou mieux de coings. Si la diarrhée persiste, on peut donner aussitôt après une évacuation un quart de lavement avec une décoction de son et de têtes de pavot; en cas de persistance encore, on peut ajouter dans les quarts de lavement que l'on répète après chaque évacuation, de dix à vingt et jusqu'à quarante gouttes de laudanum de Sydenham, et on peut en rendre le liquide astringent par une forte décoction de simarouba ou de bistorte.

C'est seulement lorsque la diarrhée existe depuis peu avec un flux considérable, sans coliques, sans aucun point douloureux dans le ventre, que la langue est blanche, épaisse, très humide, que M. Cayol croit avantageux de commencer le traitement par une ou deux doses d'ipécacuanha pour provoquer des vomissements, qui, presque toujours, dans ce cas, arrêtent ou modèrent la diarrhée, disposent l'organisme à une réaction salutaire et facilitent l'action des autres moyens. Dans les mêmes circonstances, M. Cayol a employé avec avantage, tantôt l'extrait ou la décoction de ratanhia, soit en potion, soit en lavement, avec addition de quelques gouttes de laudanum, et tantôt

19

la décoction de quinquina pour tisane (de 8 à 12 grammes de quinquina concassé pour une pinte de décoction).

Si, malgré l'emploi de tous ces moyens, les accidents persistent, si les vomissements et la diarrhée prennent définitivement le caractère cholérique, il est évident que la période des prodromes est passée, que la maladie est déclarée et constante, et que le malade entre dans la deuxième période du choléra épidémique.

Traitement de la deuxième période du choléra épidémique (Cholerrhagie).

Dans ce cas, on doit encore persister dans les moyens que nous venons d'indiquer et qui peuvent obtenir du succès et prévenir le passage à la troisième période. Ainsi, boissons adoucissantes et légèrement astringentes ; eau de riz gommée avec sirop de coings ou de grande consoude, demi-lavements émollients et légèrement narcotiques ou astringents, avec la tête de pavots, l'amidon, le laudanum ou l'extrait de ratanhia. On peut encore, selon l'état plus ou moins saburral de la langue, prescrire l'ipécacuanha à dose vomitive et soutenir l'action de ces médicaments à l'aide de boissons diaphorétiques.

Si le sujet est jeune et sanguin, et qu'il n'offre pas de symptômes locaux, saignée générale ; s'il est vieux et affaibli ou très jeune, et qu'il y ait des symptômes locaux, sangsues aux oreilles, à l'épigastre ou à l'anus.

A ces moyens, Récamier en ajoutait d'autres dont l'emploi peut être avantageux. Ainsi, on peut, selon lui, appliquer des sinapismes aux deux jambes et aux deux bras, et même sur l'épigastre pendant un quart d'heure ou une demi-heure, jusqu'à ce que le malade les sente fortement. On les renouvelle si cela est nécessaire, en les changeant de place et les proportionnant à la susceptibilité du malade.

« On peut augmenter les effets du cataplasme sur le ventre en le remplaçant par un morceau de laine épaisse en plusieurs doubles, trempé dans de l'eau très chaude et tordu. On enveloppe de cette laine tout le torse, depuis la poitrine jusqu'au bassin, et on la renouvelle au besoin avec précaution si le malade ne sue pas encore.

» On a réchauffé et mis en sueur plus facilement en enveloppant les malades dans une couverture de laine sèche.

» En même temps on fait tomber sur un morceau de sucre une, deux, trois ou quatre gouttes d'essence de menthe et davantage s'il le faut, en le faisant fondre dans une tasse d'infusion de feuilles de menthe ou de camomille et on le fait boire. On donne du thé avec un peu de rhum et du sucre, je dis un peu, car si on force les doses du rhum, on enivre, on étourdit et on paralyse les effets des autres diffusibles. » On voit ici que Récamier n'aurait pas partagé l'opinion de certains théoriciens qui portent la dose de rhum ou d'eau-de-vie jusqu'à enivrer les malades, et prétendent que l'*ivresse alcoolique* triomphe de l'*ivresse cholérique*. C'est que les bons praticiens ne se livrent pas aisément à des idées théoriques plus ou moins absolues, qu'ils raisonnent leurs médications et ne risquent pas la vie des malades par des essais hardis et souvent irréfléchis. « Je préfère, ajoute Récamier, souvent deux ou trois gouttes de laudanum de Sydenham et six ou huit gouttes d'éther sulfurique dans une cuillerée d'eau sucrée ; moyen que l'on peut répéter en continuant les boissons chaudes ou froides selon la convenance du malade.

» Au lieu de l'éther sulfurique simple, on peut employer l'éther camphré à deux, trois ou quatre gouttes avec le laudanum de Sydenham également dans une cuillerée à soupe d'eau sucrée ; on donne ensuite de même des infusions chaudes ou de l'eau froide si elle agit mieux, par cuillerées.

» Le laudanum à petite dose, deux ou trois gouttes, relève le pouls et la grande circulation ; si on force la dose de l'opium, il étourdit et éteint la grande circulation. On réitère de demi-heure en demi-heure jusqu'à ce que le pouls se relève avec sueur.

» Si le malade vomit, on donne une cuillerée à café d'amidon délayé avec un peu d'eau, et de demi-heure en demi-heure, une pilule contenant 1 centigramme d'extrait aqueux thébaïque et 10 centigrammes de camphre. Du café noir avec de la menthe ou de l'esprit de Mindérérus ont été utiles pour obtenir la réaction.

» Des mixtures avec la teinture de musc, l'essence de menthe, un peu de laudanum et l'extrait de quinquina ont fixé la réaction qui hésitait. (Voy. le *Formulaire.*)

» Si le malade éprouve le sentiment de la chaleur, et s'il est tourmenté par une soif vive, il faut examiner si l'on doit donner autre chose que de l'eau fraîche à boire par gorgées et même de petits morceaux de glace ; mais il faut observer sévèrement la manière d'agir du frais ou du froid, sans permettre de boire autrement que par gorgées. Croirait-on qu'il est des sujets chez lesquels la réaction et la sueur ne s'établissent que sous l'influence des boissons fraîches par gorgées !

» Si les sinapismes n'agissent pas, on emploie : soit les frictions simultanées sur les quatre membres et sur l'épine du dos par quatre personnes, surtout si les accidents marchent avec rapidité ; les frictions se font plus énergiquement avec une étoffe de laine, même rude, mise en bouchon, à sec ou trempée dans de l'eau ou du vinaigre très chaud et en agissant sous les couvertures ; en employant la laine, il faut prendre garde de ne pas écorcher ; du coton ou du linge sont préférables ; soit la percussion sur les membres avec les mains en cinglant ; soit l'urtication en frappant et frictionnant avec des orties piquantes ; soit le massage (p. 21). »

Si les crampes se déclarent et deviennent douloureuses et violentes, qu'elles s'accompagnent de douleurs analogues dans l'estomac et la poitrine, d'angoisses et de défaillances, on doit alors abréger les tâtonnements, recourir au plus tôt aux moyens les plus énergiques qui sont, selon M. Cayol, la saignée, les calmants à l'intérieur et les moyens d'appeler la réaction à la peau.

Traitement de la troisième période du choléra épidémique (algide, cyanique, asphyxique).

Les vomissements et les déjections blanchâtres persistant, avec faiblesse du pouls, état saburral de la langue, cyanose et refroidissement peu prononcés encore, on peut insister sur l'emploi de l'ipécacuanha ou du sulfate de soude. Si à ces symptômes se joignent des signes de congestion, on peut revenir à la saignée générale ou locale. Si les symptômes nerveux prédominent, potion antispasmodique et légèrement opiacée, lavement avec décoction de têtes de pavot et de laudanum.

« Les évacuations alvines, dit M. Gendrin, étant extrêmement abondantes, on a dû nécessairement avoir recours aux médicaments narcotiques et astringents, qui sont de tous les plus convenables pour arrêter ces déperditions, et l'on n'a pas même pensé que dans de pareilles circonstances il n'y avait presque pas d'action topique. Ainsi, ceux qui ont administré le nitrate d'argent en lavement ne se sont pas doutés que les lavements ne montaient même pas jusqu'à la valvule de Bauhin, tandis que les altérations sont pour la plus grande partie dans l'intestin grêle, et que, de plus, ces lavements, destinés à agir topiquement, étaient aussitôt neutralisés par les matières liquides organiques avec lesquelles on les mettait en contact. »

Quoi qu'il en soit, si la persistance des crampes tourmente les malades, on peut employer avec avantage les frictions avec le *liniment hongrois* (voy. le *Formulaire*) ou un mélange de liniment ammoniacal et de laudanum.

Chez ces sujets, les stimulants diffusibles qui sont antispasmodiques ont eu de bons résultats, et il nous est arrivé, dit M. Gendrin, de prescrire avec succès l'éther, mais à dose élevée et en dissolution dans l'eau, ou plutôt renfermé dans des capsules, puisque depuis quelque temps on a trouvé le moyen de l'administrer ainsi ; de sorte qu'il n'y en a aucune portion qui se perde par l'évaporation. L'éther ne guérit pas le choléra, mais il calme les accidents nerveux secondaires et surtout les crampes qui sont si douloureuses.

Nous avons parlé des saignées, elles sont approuvées en ces termes par M. Cayol :

« Lors même que la dernière période de la maladie commencerait à se manifester par le refroidissement des membres et du bout de la langue, par la dépression du pouls, la gêne de la respiration et l'altération des traits, il serait encore utile de tirer du sang si on le pouvait. En même temps on couvrirait les jambes de larges sinapismes, et l'on insisterait sur les potions éthérées et laudanisées, autant du moins qu'elles seraient tolérées. Si elles produisaient une impression fâcheuse, on s'empresserait d'y renoncer, pour s'en tenir à la glace, qu'on ferait avaler par petits morceaux. On essaierait encore, dans cette période, l'éther saturé de camphre à la dose de quatre à six gouttes, de quart d'heure en quart d'heure, en accompagnant chaque dose d'un morceau de glace (p. 24). »

Si le mal n'est pas arrêté par les moyens que nous avons indiqués et que le malade éprouve en même temps d'emblée ou par succession des vertiges, des vomissements et de la diarrhée, avec crampes douloureuses, refroidissement général, aspect cadavéreux, excavation profonde des yeux et altération effrayante des traits, que le pouls devienne filiforme et disparaisse, qu'il y ait suppression des urines, couleur bleue des mains, de la face et

du corps; on doit employer avec une énergie plus
grande encore les moyens dont nous avons parlé, et
insister surtout sur l'emploi de l'éther saturé de camphre et de la glace; c'est ici, et depuis la deuxième
période, qu'on se trouve bien aussi de l'acétate ou de
l'hydrochlorate d'ammoniaque et de l'hydrochlorate
de soude, le premier par cuillerées à café dans une
infusion aromatique, le second à la dose de 20 à
30 centigrammes, et le dernier (sel de cuisine) à une
cuillerée à café dans un pain à chanter ou une infusion
aromatique en réitérant la dose. Enfin, si l'on reconnaît l'insuffisance de ces moyens pour ramener la circulation et rappeler la chaleur à la surface du corps,
on devra, selon M. Cayol et Récamier, recourir aux
affusions froides faites avec de l'eau de puits pendant
une minute ou une minute et demie au plus, et répétées, s'il y a lieu, à des intervalles plus ou moins éloignés. « Je les ai vues employer plusieurs fois et je les
ai moi-même employées une fois sans succès dans la
dernière période du choléra, dit M. Cayol. Mais dans
aucun cas elles ne m'ont paru précipiter la marche des
accidents. J'ai toujours vu les malades, peu d'instants
après qu'on les avait remis dans leur lit (qu'on ne
chauffait point), se réchauffer d'eux-mêmes au bout de
quelques moments et leur peau reprendre au moins
le degré de chaleur qu'elle avait eu dans le moment
qui avait précédé l'affusion. »

On peut placer le malade doucement sur un lit de
sangle incliné, la tête soutenue, un peu relevée. Alors
de l'eau froide, puisée dans un baquet placé derrière
sa tête, est lancée par nappes de la tête aux pieds pendant une minute environ, et le malade est aussitôt et

doucement replacé dans son lit modérément échauffé.
Une serviette très chaude est mise sur le cœur, tandis
qu'on frictionne les quatre membres sous les couvertures. Nous renvoyons, du reste, pour l'emploi du
froid, à l'article consacré aux affusions froides (p. 234),
mais nous ne pouvons nous abstenir de faire observer
combien ce moyen, employé avec toute la prudence
que demande un état aussi grave, diffère de la *question* véritable à laquelle ne craignent pas de proposer
de soumettre les cholériques, les partisans plus ou
moins intéressés de la méthode dite hydrothérapique
(voy. l'article *Hydrothérapie*, p. 242). Employé comme
le voulait Récamier, et comme le prescrivent encore
M. Cayol et d'autres praticiens, le froid soit à l'intérieur soit en affusions, peut et doit avoir des avantages ; employé comme le veulent les partisans de Priessnitz, il n'offre que des dangers, et selon nous doit être
sévèrement proscrit dans une maladie où le déplacement seul du malade est quelquefois mortel.

Traitement de la quatrième période du choléra épidémique (réaction).

Si la réaction se prononce avec énergie, on peut
recourir de nouveau aux saignées générales et locales ;
si elle est modérée, la médecine expectante suffit. Du
reste, comme le dit M. Gendrin, on ne doit pas oublier
que, pour guérir le choléra, quelque léger qu'il soit,
il faut déterminer une réaction allant jusqu'à l'état
fébrile ; on doit donc produire une certaine excitation
par l'application des sinapismes et l'ingestion d'excitants diffusibles en certaine proportion. Il faut exciter

cette fièvre de réaction pendant qu'on suspend la
phlegmorrhagie intestinale, comme il faut s'attacher
à la modérer si elle dépasse les limites convenables.

Dans la *réaction véritable*, selon M. Magendie, le
traitement consiste à satisfaire la soif du malade, à
donner quelques lavements pour tempérer la chaleur
intérieure, et à faire une ou plusieurs saignées si l'indication existe. Du reste, dans ce cas, la maladie marche d'elle-même et le temps est le principal agent de
la guérison.

Dans la *réaction incomplète*, il s'établit chez le malade une lutte entre l'énergie vitale qui tend à faire
cesser le mal, et la cause morbide qui tend à faire
périr le malade. Durant ces alternatives, paraît une
sueur chaude ou froide, mais toujours *acide* (tandis
que les évacuations intestinales deviennent *alcalines*)
qui produit la viscosité dont le corps est couvert. Ici,
loin de modérer la réaction, il faut l'entretenir et
même l'exciter. Il faudrait, dit M. Magendie, rétablir
le sang dans ses conditions physiologiques ou normales. Mais c'est ici, il faut le dire, que le traitement
présente des difficultés réelles. On peut bien employer
des moyens propres à rendre plus énergiques les contractions du cœur ; mais en existe-t-il pour agir sur
les qualités du sang? C'est là pourtant une question de
vie ou de mort. Toujours est-il que, dans la réaction
incomplète, il faut continuer l'emploi des moyens qui
ont réussi pendant la période algide.

Si le malade désire des boissons chaudes plus ou
moins stimulantes même, il faut le satisfaire sans
craindre d'exciter la réaction ou de produire une gastrite. Si les toniques ont réussi, il faut les continuer.

Si, au contraire, le malade préfère les boissons froides, on doit encore les lui continuer et l'on en retire souvent de grands avantages. Mais ces réactions incomplètes sont dangereuses et souvent fatales, si le sang ne reprend pas ses qualités naturelles. On peut voir à l'article *Injections* (p. 249) les tentatives que M. Magendie a faites à ce sujet avec le sérum artificiel ; le résultat en a été peu encourageant.

Mais tous les efforts sont le plus souvent infructueux, et c'est dans cette sorte de transformation et dans celle que l'on a appelée typhoïde que la mortalité a surtout frappé. Et pourtant, dans la période typhoïde, on voit quelquefois poindre une réaction franche ; mais vient ensuite un nouvel accès algide qui anéantit toute espérance, et le malade retombe dans un état de prostration extrême, souvent avec congestion cérébrale, trouble dans les idées et regard délirant. C'est ce qui a fait croire au développement du typhus en 1832.

« Les accidents cérébraux sont surtout à craindre, dit M. Cayol, lorsque, dans le traitement de la maladie primitive, on a prodigué outre mesure les remèdes excitants, les opiacés ou les saignées. L'excès des deux premières médications détermine des congestions cérébrales actives dont il n'est pas toujours possible de prévenir les suites. L'excès de la troisième, c'est-à-dire des émissions sanguines, détermine des congestions cérébrales passives auxquelles il est plus difficile encore de porter remède. » Mais, dans ce cas, nous arrivons à ce que nous avons appelé la cinquième période ou période typhoïde.

Traitement de la cinquième période (typhoïde).

S'il y a agitation, délire, sangsues à la base du crâne, applications froides sur la tête. S'il y a prostration, somnolence sans douleur abdominale, malgré l'état fuligineux de la langue, toniques à l'intérieur, vésicatoires aux jambes. S'il y a tension et sensibilité abdominales, sangsues et cataplasmes émollients sur l'abdomen. Voilà ce que nous disions en 1832. — Entrons ici dans quelques détails et suivons à peu près les préceptes et les réflexions de Récamier qui nous paraissent ce qu'il y a de mieux pensé et de mieux raisonné sur cette période grave.

« Soit que le cholérique ait auparavant abusé des boissons alcooliques, soit qu'on ait été forcé d'employer beaucoup de stimulants externes et internes, soit par quelque cause insaisissable, il arrive que le malade tombe dans une stupeur nerveuse avec affaissement comme comateux plus ou moins considérable, sans fréquence du pouls, qui est faible et presque insensible, tantôt avec un pouls assez développé et sans fréquence remarquable, et tantôt avec un état fébrile plus ou moins fortement prononcé.

» 1° Lorsque la stupeur est sans fièvre, avec un cœur et un pouls faibles sans fréquence et sans délire typhomanique, c'est-à-dire sans délire somnolent, alors les vésicatoires à la nuque, si déjà ils n'ont été employés, combinés avec les sinapismes sur les membres inférieurs, alors les fomentations chaudes de la tête proposées par M. le docteur Worms pourraient devenir utiles employées avec mesure, de concert avec le sirop d'écorce d'oranges, contenant 3 ou 4 grammes d'extrait de quinquina, et deux, trois ou quatre gouttes d'essence de menthe par once (30 grammes). On donnerait ce sirop par cuillerées à café.

» Il est des cas où l'éther camphré, ajouté au sirop par gouttes, réussit mieux que l'essence de menthe.

» Le bisuccinate d'ammoniaque par gouttes a remplacé avec avantage la menthe et l'éther camphré; on peut remplacer le bisuccinate par l'acétate liquide d'ammoniaque (esprit de Mindérérus) associé au sirop ci-dessus ou mêlé avec lui dans une infusion aromatique de camomille ou de petite sauge à une dose convenable.

» Si l'on n'est pas content des fomentations chaudes, on sera conduit à étudier tout doucement les applications d'abord tempérées et ensuite fraîches sur la tête.

» Pendant ce temps, il faut instiller des boissons fortifiantes, de l'eau vineuse légère, si elle plaît ou si l'on n'a pas trop abusé des alcooliques, et surtout des cuillerées à café, puis à soupe de bouillon de bœuf froid.

» 2° Si la stupeur est accompagnée de rougeur du visage, d'un cœur fort, d'un pouls plus ou moins développé quoique sans ou avec peu de fréquence, même sans délire très prononcé, alors on a à examiner l'indication de la saignée s'il n'en a pas été fait, ensuite celle des sangsues derrière les oreilles, celle des applications réfrigérantes sur la tête, soit dans des vessies, soit par des irrigations en même temps qu'on emploie des rubéfiants sur les membres inférieurs; si les applications réfrigérantes ont de l'avantage, elles condui-

sent aux affusions de deux ou trois minutes avec de
l'eau à 20, 19, 18 et même 17 degrés Réaumur
faites de haut en bas, le malade étant couché sur un
lit de sangle incliné ou assis dans une baignoire s'il
est assez fort et qu'il n'y ait aucun danger de lipo-
thymie ou de défaillance.

» Si les réfrigérants n'ont aucun avantage, on sera
le maître de vérifier les résultats de notre confrère du
Gros-Caillou (M. Worms) par les fomentations chaudes
sur la tête.

» Il ne faut pas oublier de faire prendre des boissons acidules et analeptiques, soit féculentes, soit du
bouillon froid.

» 3° Si la stupeur cérébrale est accompagnée de
fièvre, de vertiges, d'étourdissements, il ne peut guère
y avoir lieu d'hésiter sur l'application des affusions de
quelques minutes dont je viens de parler. Il est indispensable d'examiner l'indication de la saignée, des
sangsues derrière les oreilles.

» Si le pouls a de la consistance, si les affusions ont
des effets trop fugaces, les remplacer par les irrigations avec deux filets d'eau courante sur la tête, le
malade étant couché horizontalement et établi de manière que le lit, garanti par une toile imperméable,
l'eau s'écoule dans un seau placé au-dessous.

» Règle générale, on s'arrête à la boisson sous l'influence de laquelle la bouche s'humecte le mieux et
reste le plus longtemps humide, fût-ce le bouillon pur
ou coupé.

» 4° Si la stupeur est venue après le délire, si l'un
des côtés est plus faible que l'autre ou se paralyse, si
la pupille remonte sous la paupière supérieure, si le

coma tourne au carus, c'est-à-dire s'il est de plus en plus difficile de tirer le malade de son affaissement ou de sa stupeur, avec difficulté croissante de la déglutition et de la respiration devenant stertoreuse, alors on est certainement en face d'une méningite avec des suppurations et même des ramollissements cérébraux, la nature, la vie et l'homme de l'art sont vaincus. » (*Ouvrage cité*, p. 48.)

Traitement de la convalescence du choléra épidémique.

« La convalescence du choléra-morbus est caractérisée par un état d'épuisement et d'énervation qui exige les soins les plus délicats. Les forces reviennent lentement, et longtemps après que la fièvre a cessé, le pouls conserve de la faiblesse, tantôt avec un peu d'accélération, et tantôt, au contraire, avec un ralentissement remarquable. Les digestions sont lentes et difficiles. Mais ici, comme dans toutes les convalescences de maladies graves, la faiblesse est accompagnée d'une grande irritabilité. Il faut donc être très réservé sur l'emploi des excitants et des toniques. Si l'on croit devoir conseiller, pour faciliter les digestions, quelques prises d'extrait de quinquina, quelque vin amer ou autres choses semblables, ces substances doivent être prises avec les aliments afin de modérer leur impression sur l'estomac.

» Mais les moyens de régime suffisent le plus ordinairement pour rétablir les forces. Un bon choix d'aliments, l'usage très modéré d'un vin généreux, une habitation saine et agréable, et des exercices appropriés à l'état des forces sont les principales conditions de ce régime. On recommandera aux convalescents de porter de la flanelle sur la peau et de ne négliger aucune précaution pour se garantir des vicissitudes atmosphériques qui sont la cause la plus fréquente des rechutes. » (Cayol, *ouvrage cité*, p. 43.)

Le régime auquel M. Rayer tient essentiellement à soumettre tous ses malades, est le suivant : S'en tenir aux bouillons et à de simples potages, tant que la diarrhée persiste, même lorsqu'une seule selle liquide reviendrait dans le courant d'une journée ; réparer l'assaut subi par l'économie, au moyen de 2 ou 300 grammes de vin de Bordeaux, dès le début de la convalescence ; commencer par donner des aliments à la fois faciles à digérer et très nourrissants, sous un petit volume, tels que la volaille rôtie ; n'augmenter que très lentement la dose des aliments, même quand toute trace de diarrhée a disparu ; éviter les légumes féculents et la viande bouillie ; éviter soigneusement le froid et garder un repos complet. (*Moniteur des hôpitaux*, 7 janvier 1854.)

Voici, du reste, ce que je disais moi-même à ce sujet en 1832, et qui me paraît compléter tout ce qui peut être dit sur cette dernière période de la maladie :

Lorsque la diarrhée bilieuse qui marque ordinairement le début de la maladie, a été combattue par les moyens que nous avons indiqués, elle cède dans le plus grand nombre des cas ; la maladie avorte, et le malade entre en convalescence. Mais le médecin ne doit pas cependant se relâcher dans sa surveillance et céder aux désirs du malade pour les aliments ; car le plus petit écart de régime peut provoquer des vomissements, ramener la diarrhée et faire éclater tous les accidents cholériques. Un grand nombre de malades ont été victimes de ces écarts de régime pendant l'épidémie de Paris. Quelques laits de poule, de légers bouillons coupés et dégraissés doivent être les premiers aliments du convalescent, et ce n'est que plusieurs jours après la cessation de la diarrhée que le médecin doit accorder des aliments plus nutritifs.

Si la convalescence s'établit après la réaction, chez un individu qui a présenté la plupart des accidents cholériques, de plus grands ménagements encore sont nécessaires.

Il faut que le médecin se pénètre bien de cette vérité, s'il ne veut pas exposer ses malades aux plus funestes rechutes. Nous avons vu des convalescents mangeant depuis plusieurs jours de la soupe, ayant même pris sans inconvénient des aliments solides, retomber après un écart de régime ou un refroidissement, dans un état extrêmement grave, être repris de tous les accidents cholériques et succomber au bout de quelques heures. La fréquence de ces rechutes doit, pour le dire en passant, tenir en garde contre tout récit exagéré de guérisons promptes et merveilleuses. Ainsi, avant d'accorder le plus léger aliment, on doit examiner avec un soin scrupuleux le malade, et surtout porter son attention sur l'état actuel des voies digestives qui ont été le siége d'une profonde perturbation. Quelquefois la peau s'est réchauffée, le pouls a repris son rhythme normal, la langue s'est nettoyée, l'appétit est revenu, mais le malade conserve encore une diarrhée légère, ou seulement quelques gargouillements qui annoncent une tendance au dévoiement; dans ce cas,

20

ce n'est qu'avec une extrême prudence qu'on doit permettre l'usage du bouillon ; quelques crèmes de riz ou
de salep légères sont préférables. Si, au contraire, il
existe quelques nausées, quelques rapports nidoreux,
le bouillon coupé mérite la préférence.

Il suffira sans doute d'avoir engagé les praticiens à
veiller sur la convalescence ordinaire des cholériques,
de leur avoir signalé un écueil, de plus longs détails
seraient inutiles et déplacés dans un ouvrage qui ne
s'adresse qu'à des médecins appelés chaque jour à
diriger la convalescence des maladies les plus graves.

Nous n'insisterons pas davantage sur la manière de
diriger la convalescence qui succède à la période
typhoïde ; elle est généralement lente, accompagnée
de nombreux accidents, et demande encore une surveillance plus active et des soins plus assidus.

Mais, comme le fait observer avec raison Récamier,
les accidents cholériques ne se terminent pas toujours
en laissant le malade dans une convalescence immédiate. Ils sont souvent suivis d'un état fébrile qui n'a
rien de fâcheux s'il est modéré, mais qui demande des
attentions en raison de ses phénomènes dominants.

Si l'état fébrile consécutif aux accidents du choléra
est simple et seulement l'effet d'un surcroît d'irritabilité du cœur et des grands vaisseaux ou du système
nerveux, un régime analeptique, des bains courts et
doux, aidés d'un repos et de petits exercices en viendront à bout avec le temps.

S'il reste de la toux avec ou sans douleur de quelques points des parois de la poitrine, il faut examiner
l'indication d'un vésicatoire volant sur la douleur ou
de quelque calmant ; par exemple, une ou deux pilules

de cynoglosse de 10 centigrammes chaque, ou bien
2 ou 3 centigrammes de belladone seule ou associée à
10, 15, 20 centigrammes d'extrait de valériane; souvent même la thridace suffit. Le lait d'ânesse, quand
il passe, peut rendre de grands services.

S'il y a de l'inappétence, des digestions pénibles,
douloureuses, avec flatulences, affaissement, assoupissement après des repas même très exigus, alors on
examine l'indication de faire chiquer à jeun, en avalant la salive, 2 ou 3 grammes de rhubarbe; si la
rhubarbe ne réussit pas, on fait chiquer du quinquina
concassé de la même manière. L'infusion à froid des
mêmes substances à 8 grammes pour 250 grammes
d'eau froide réussit moins bien que le chiquage.

On ne saurait, en pareil cas, ajoute Récamier, appeler trop fortement l'attention sur l'importance d'étudier avec soin la température à laquelle il convient de
permettre les aliments et surtout le bouillon.

« Il arrive parfois que l'estomac, après le repas, a
besoin d'un adjuvant; ainsi, une cuillerée à soupe d'eau
de menthe ou d'essence de vanille, par exemple, peut
remonter son énergie digestive; mais il arrive aussi
qu'un 1/2 centigramme à 1 centigramme d'extrait
aqueux thébaïque, associé à 10 ou 15 centigrammes
d'alun donné avant le repas, calme le surcroît d'irritabilité de l'estomac et le remet en bonne voie pour
digérer convenablement.

» S'il reste une disposition au vomissement, alors 30,
40, 50 ou 60 centigrammes de magistère ou sous-
nitrate de bismuth avant les repas suffisent souvent
pour rompre l'habitude.

» Si le sous-nitrate de bismuth seul échoue, on lui

associe la poudre impalpable de racine de columbo ou
de *calamus aromaticus* ou de charbon de fusin parfaitement impalpable.

» Si l'estomac rejette ces poudres, on leur associe
l'amidon en les délayant avec de l'eau ; on essaie les
eaux gazeuses, le lait ou le bouillon froid à jeun.

» S'il reste un flux bilieux consécutif qui ne finisse
pas, on a recours au charbon porphyrisé impalpable
à 30, 40 ou 50 centigrammes avant les repas, en lui
associant une cuillerée à café d'amidon délayé avec de
l'eau ou avec une cuillerée à café de sirop de pavots
blancs.

» Si le charbon échoue, on examine l'indication de
l'extrait alcoolique de noix vomique à 1/3 de centigramme, 1/2 centigramme, seul ou associé au charbon porphyrisé et à l'amidon ; on donne également
cela avant les repas.

» Si des anomalies nerveuses, telles que des vertiges, des étourdissements, des étouffements, des palpitations, une disposition lipothymique surviennent aux
accidents cholériques, alors reparaît la nécessité de
l'étude du régime alimentaire, quant à sa nature et à
sa température ; la plus petite proportion de liqueur
fermentée, vin, cidre ou bière, dérange tout un plan.
Un homme fort, d'ailleurs, et digérant parfaitement
toute espèce d'aliment, est constamment repris de
dyssenterie en buvant seulement sept ou huit gouttes
de vin dans un verre d'eau ; d'autres sont empoisonnés
par deux fraises, par un quartier de pêche, par la
moindre proportion de melon, par une patte d'écre-
visse, etc.

» Il est indispensable d'être averti que, pendant et

après les maladies, surtout ataxiques, et en particulier après le choléra, il peut se développer les idiosyncrasies les plus bizarres, les plus imprévues, et demandant par conséquent une surveillance spéciale.

» Rien, du reste, ne peut remplacer la régularité des heures de repas et la sobriété.

» L'exercice physique est aussi de haute importance, mais il faut, dans la convalescence où la faiblesse est encore grande, se garder de le conseiller après les repas, car il troublerait la digestion.

» L'action d'écouter, de parler dans le commencement d'une convalescence fatigue plus ou moins ; d'où la nécessité de ne pas permettre la présence ou la circulation trop active d'une société causante autour des malades et des convalescents. La seule fatigue d'entendre parler plusieurs personnes et de leur répondre, jointe à celle d'un changement de lit, a coûté la vie à un homme de trente ans.

» On doit d'ailleurs surveiller l'habitation du malade sous tous les rapports et ménager les moyens de renouveler l'air ; sans quoi on risque de voir perpétuer par cette seule cause des accidents consécutifs et une convalescence qui n'aurait pas de fin. »

FORMULAIRE.

A

Alcoolé de cannabine au 10ᵉ (Dorvault).
(Principe actif du haschisch.)

℞ Cannabine.............. 1 gram.
Alcool à 90°........... 9 —

Faites dissoudre, laissez en contact quelques heures, et filtrez.

Un gramme de cette teinture contient 10 centigrammes de cannabine, dose à laquelle M. Willemin a employé cette substance dans la première et dans la deuxième période du choléra.

B

Bain d'eau sinapisée (Bricheteau).

℞ Moutarde en poudre.... 2000 gram.

Dans une baignoire pour un bain entier; première et deuxième période du choléra.

Bain salin du docteur Lepetit,
de Poitiers.

℞ Sel gris.............. 500 gram.
Eau................. 1 décal.

Ce qui fait pour une baignoire d'adultes contenant 2 hectolitres, 10 kilogrammes de sel gris; pour un bain d'enfant de trois à six mois. 500 grammes de sel dans 1 décalitre d'eau.

Nota. Le seau ordinaire contient 1 décalitre d'eau; il suffira pour préparer un bain salé de mettre autant de fois 500 grammes de sel qu'il y aura de seaux d'eau dans la baignoire.

Bain sinapisé du docteur Trousseau.

℞ Farine de moutarde...... 500 gram.

Délayez dans de l'eau froide, et mettez-la dans un linge; nouez le linge et exprimez dans un bain modérément chaud cette farine, jusqu'à ce qu'elle ne rende plus de liquide jaunâtre.

On y met ensuite l'enfant dont la peau rougit, et on le retire au bout de huit à dix minutes.

Boisson au haschisch (Gastinel).

℞ Infus. chaude de camomille. 96 gram.
Sirop simple........... 30 —
Teinture de haschisch..... 40 goutt.

M. s. a.

A prendre en une fois dans la période algide.

Boisson laxative de Récamier.

℞ Sulfate de soude........ 40 gram.
Eau................. 4 verr.

A prendre un verre d'heure en heure. Contre les malaises et les borborygmes avec ou sans dévoiement, au début.

Boisson lénitive du docteur Anderson.

℞ Émulsion d'amandes.... 500 gram.
Acide prussique........ 4 à 8 goutt.

A prendre dans les vingt-quatre heures.

Boisson minérale acide (Récamier).

℞ Sirop de capillaire...... 230 gram.
Alcool nitrique........ 15 —

Dans la période algide et cyanique, 6 ou 7 cuillerées à café dans un grand verre d'eau froide. On frotte doucement la gorge de haut en bas pour empêcher de vomir. Il ne faut pas s'inquiéter de quelques régurgitations après les premiers verres, bientôt les nausées s'apaisent comme la diarrhée qui change rapidement de nature. Cette boisson a arrêté l'asphyxie et relevé le pouls chez des sujets déjà livides et cyanosés.

Boisson narcotico-stimulante (Michel).

℞ Eau de gomme.........	1 litr.
Acétate d'ammoniaque...	10 gram.
Laudanum de Sydenham.	1 —

Mêlez.

A prendre dans la journée. M. Michel emploie la boisson précédente dans les cas de fièvres typhoïdes et dans la réaction typhoïde du choléra

Boisson de Turclutti.

℞ Tamarin................	60 gram.
Faites bouillir dans	
Eau..................	500 —
Puis faites infuser	
Ipéca en poudre.........	4 —

On en donne une cuillerée à bouche toutes les vingt minutes. Convalescence du choléra et début.

Bols anticholériques indiens.

1° ℞ Calomel..........	0,60 gram.
Extrait de jalap.....	0,20 —
Camphre..........	0,15 —
Huile de menthe poiv.	2 goutt.

Faites un bol.

Dans le cas où il y a absence de vomissements.

2° ℞ Calomel (12 grains)..	0,60 gram.
Camphre..........	0,15 —
Opium............	0,05 —
Huile essent. de menthe poivrée.......	2 goutt

Faites un bol.

A donner une heure après la cessation du vomissement; s'il est vomi, il faut le donner de la même manière, chaque fois, une demi heure après que le vomissement a cessé.

Bols anticholériques indiens (Maxwell). (Autre formule.)

℞ Natron carbonique......	1 gram.
Opium...............	15 cent.
Gomme-gutte..........	25 à 50 cent.
Huile de croton........	10 à 15 —
Savon...............	1 gram.

On fait préparer ces bols d'avance et on les fait avaler dans une gorgée de natron carbonique. Dans la première période.

Bol au calomel (Oliffe).

℞ Calomel..............	25 centigr.
Camphre en poudre.....	25 —
Confection aromatique..	q. s.

En un seul bol; à répéter.

Bouillon végétal (Petroz).

Ce bouillon consiste en une solution de gomme aromatisée avec les légumes ordinairement employés dans l'art culinaire. Voici la méthode indiquée par M. Petroz.

On prépare à l'avance, et pour s'en servir au besoin, un jus de légumes de la manière suivante :

℞ Carottes.............	750 gram.
Persil...............	60 —
Feuilles de céleri......	60 —
Panais..............	250 —
Navets..............	250 —
Poireaux.............	250 —
Oignons frais...	60 —
— brûlés durs....	120 —
Girofle n° 6.	

On incise toutes ces substances, on les place dans un bain-marie, on verse dessus tout au plus la quantité d'eau nécessaire pour les baigner; on couvre le vase et l'on maintient bouillante l'eau entourant le bain-marie jusqu'à ce que les légumes soient très cuits. On passe alors avec expression. On sature le liquide obtenu avec un mélange salin composé de 1 partie de chlorure de potassium et 2 parties de sel marin, et on le réserve pour l'usage. Il peut se conserver dans cet état pendant plusieurs années.

Avec cet extrait on prépare instantanément une tasse de bouillon au moment du besoin; il suffit pour cela de mettre dans une solution de gomme chaude du produit ci-dessus en quantité suffisante pour lui donner un arome agréable, et en outre un peu du mélange salin, si le jus de légume n'y en a pas introduit assez. Enfin, on ajoute quelques parcelles de graisse de pot-au-feu. Cette dernière remplit le double but d'achever de donner au liquide l'arome agréable, en même temps qu'elle produit ces légères gouttelettes grasses que vous offre le bon bouillon de nos cuisines. La solution gommeuse se prépare dans la proportion de 20 grammes par litre. L'un des buts que la gomme est destinée à remplir est de communiquer au liquide une certaine onctuosité.

Une autre manière de préparer ce bouillon consiste à faire cuire dans l'eau la proportion de légumes que l'on a l'habitude de mettre dans le pot-au-feu (M. Petroz indique 1 kilogr. légumes assortis pour 14 litres eau réduite à 10 litres) ; on y fait fondre ensuite la gomme et 6 grammes du mélange salin. Mais il paraît que le bouillon préparé par ce moyen offre toujours un aspect un peu trouble, ce qui le rend moins agréable que celui obtenu par le premier procédé.

J'ai goûté, dit M. Quevenne, en même temps que plusieurs personnes, de ce bouillon préparé sans viande, et dont on a fait prendre à un malade : l'illusion a été complète pour tous. C'était bien l'aspect et le goût agréable du bouillon ordinaire, un peu faible peut-être, mais assurément il ne serait venu à l'idée de personne de nous qu'il n'était point entré de viande dans sa préparation.

Ce bouillon nous semble devoir être d'un grand secours dans les cas nombreux de convalescence du choléra où les malades sont fatigués des boissons diverses dont on a dû les gorger, et lorsque le médecin n'ose encore leur permettre l'usage même du bouillon de poulet. (*Annuaire de thérapeutique.*)

Bouteille rouge de Taylor (Taylor's red Bottle).

℞ Alcool à 21°.. (8 onces) — 250 gram.
    Cochenille.... (2 gros) —   8 —
    Essence de mar-
      jolaine..... (1 gros) —   4 —
    F. s. a.

Une cuillerée à café dans un verre d'eau sucrée. Stimulant diffusible utile dans le choléra.

C

Cataplasme diurétique (Ollivier, d'Angers).

℞ Farine de graines de lin.   q. s.

Recouvrez d'une gaze légère et saupoudrez de

Nitrate de potasse pul-
    vérisé .... 4 à 6 gram.

Si la gaze n'était pas suffisamment mouillée par l'humidité du cataplasme, il faudrait y répandre quelques gouttes d'eau tiède pour aider à la dissolution du sel. Ces cataplasmes doivent être renouvelés trois ou quatre fois dans les vingt-quatre heures.

D

Décoction blanche additionnée du docteur Rullier.

℞ Décoct. blanche de Sydenh. 500 gram.
    Eau de Rabel.........   3 —

A prendre par cuillerées, comme astringent contre le dévoiement.

Décoction de marchantia (Levrat-Perroton).

℞ Marchantia conica....... 50 gram.
    Eau................. 1 lit. 1/2

Faites réduire par une douce décoction à 1 litre. On en prescrit 2 litres par jour.

M. Gensoul emploie depuis longtemps le marchantia comme diurétique. Cette plante avait jadis été vantée dans les mêmes conditions.

Dragées de sous-nitrate de bismuth.

℞ Sous-nitrate de bismuth.. 800 gram.
    Sucre................. 100 —
    Gomme arabique....... 100 —
    Eau................. q. s.

Pour faire des pilules ovales de 25 centigrammes, qu'on recouvre de sucre pour obtenir des dragées de 0,40. Ces dragées, qui contiennent chacune 20 centigrammes de sel, sont assurément plus faciles à avaler qu'une pilule. La couche saccharine, en se dissolvant au contact de l'humidité, rend leur administration aussi agréable que commode ; elles réunissent de plus ces deux avantages : division précise, aucune perte du sel comme dans les doses enveloppées dans des papiers.

E

Eau albumineuse de Récamier.

℞ Blanc d'œuf frais... ... n° 1.
Eau.................. 1/2 litr.

Battez, de manière à faire mousser.
A prendre par cuillerées.

Eau gazeuse fébrifuge (Meirieu).

℞ Sulfate de quinine ...... 60 cent.
Acide tartrique......... 4 gram.
Bicarbonate de soude.... 5 —
Sucre en poudre........ 20 —
Eau................. 625 —
F. s. a.

A prendre par demi-verrées. Convalescence et début.

Eau panée huileuse antiémétique (Récamier).

℞ Sel.................. 4 gram.
Eau................. 120 —

Faites bouillir, et versez sur du pain en y ajoutant :
Huile................ 10 gram.

Battez au moment de boire ; c'est un excellent antiémétique qui porte à la peau et relève la grande circulation surtout chez les personnes du Midi.

Élixir anticholérique (Durand, de Lunel)

℞ Genièvre de Hollande.... 1 litr.

Faites-y macérer pendant trois jours :
Racine de gentiane...⎫
— d'aunée........⎬aa. 45 gram.
— d'angélique....⎪
— d'acore vraie...⎭

A prendre 15 grammes à la fois, dans la période algide.

Élixir cholagogue (ph. Hanovre).

℞ Aloès................ 30 gram.
Racine de gentiane...... 15 —
Myrrhe.............. 8 —
Esprit-de-vin rectifié.... 500 —

Après digestion suffisante, dissolvez dans la colature :
Extrait d'absinthe....... 8 gram.
Acide sulfurique dilué... 15 —
Première période.

Élixir de Haller.

Voy. Liqueur acide de Haller.

Élixir narcotico-astringent (Guilbert).

℞ Teinture aromatique.... 1|2 litre.
(Voy. aux Teintures.)
Acide sulfurique........ 100 gram.

Mêlez peu à peu en versant l'acide dans la teinture ; laissez séjourner pendant deux jours ; filtrez sur un entonnoir de verre et conservez dans une bouteille.

La dose de cet élixir est de 5 à 10 gouttes et jusqu'à 40 dans un verre d'eau.

Élixir du Nord.

℞ Genièvre de Hollande.... 1 litr.
Racine d'angélique ..⎫
— de gentiane....⎬ aa. 30 gram.
— d'aunée........⎪
— de roseau odorant⎭
Écorce de simarouba..... 15 —

Concasser ces racines, faire macérer pendant quatre jours dans le genièvre ; filtrer et conserver dans des bouteilles bien bouchées.

Une cuillerée à bouche aux adultes, dès que les vomissements et les crampes se déclarent. Pour les enfants au-dessous de douze ans, la dose est de deux cuillerées à café.

Élixir de Woronej.

℞ Esprit-de-vin.......... 4 litr.
Sel ammoniac.......... 4 gram.
Nitre purifié........... 4,75 gr.
Poivre............... 4,75 —
Eau royale............ 2 gram.
Vinaigre de vin........ 750 —
Naphte.............. 2 —
Huile d'olive.......... 15 —
Essence de menthe poivrée 250 —

Le tout digéré pendant deux heures.
Deux petites cuillerées tous les quarts d'heure.

Dans la diarrhée cholérique et le choléra à la période algide.

Emplâtre anticholérique du docteur Worms.

℞ Thériaque............ 15 gram.
  Baume du Pérou........ 15 —
  Huile essentielle de menthe 8 —

Mélangez, faites un emplâtre avec bord agglutinatif, puis saupoudrez avec :

Camphre............. 0,50 gram.

Pour appliquer sur l'épigastre, en posant par-dessus une brique chaude.

Emplâtre aromatique (Ph Suédoise).

℞ Térébenthine........... 8 gram.
  Suif.................... 24 —
  Cire jaune.............. 32 —
  Essences de menthe et de
    girofle............. aa 1 —
  Huile de noix muscades.... 6 —
  Benjoin en poudre........ 8 —
  Oliban en poudre......... 16 —

Faites un emplâtre que vous conserverez dans un vase bien clos.

Employé contre la diarrhée, la dyspepsie, l'hystérie, les flatuosités, les vomissements, les coliques.

Émulsion antidiarrhéique (Golfin).

℞ Lichen d'Islande....... 15 gram

Faites infuser pendant quelques instants dans 500 grammes d'eau bouillante, puis faites bouillir jusqu'à réduction de 1/3 dans :

Eau commune........ 1500 gram.

Passez avec expression; prenez alors :

Semences de pavot..... 15 gram.

F. s a, avec la décoction ci-dessus une émulsion, et ajoutez :

Sirop diacode........ 15 gram.
  — de coings........ 60 —

Contre la dyssenterie et la diarrhée cholérique, après l'emploi des antiphlogistiques, comme boisson ordinaire.

Émulsion cirée d'Alsace (Forget).

℞ Cire blanche........... 5 gram.
  Gomme arabique........ 10 —
Broyez dans un mortier chauffé.

Ajoutez :
Eau commune chaude.... 120 gram.
Sirop de gomme........ 15 —
Contre la diarrhée cholérique, par cuillerées.

Émulsion contre le choléra chez les enfants (Vogel).

℞ Gomme arabique....... 4 gram.
  Jaune d'œuf.......... 6 —
  Eau de fenouil........ 45 —
  Huile d'amandes douces.. 15 —
  Teinture d'opium....... 15 goutt.
  Sirop émulsionné....... 24 gram.

A prendre une cuillerée à thé toutes les demi-heures. Première période.

Émulsion de Hegetschweiler.

℞ Opium brut........ 0,07 centig.
  Huile d'amandes douces 30 grammes.
  Jaune d'œuf........ n° 1.
  Gomme arabique..... 6 grammes.
  Sirop de pavots blancs. 30 —
  Eau de sureau....... 180 —
Mêlez.

A prendre une cuillerée à bouche d'heure en heure, dans le cas d'évacuations copieuses.

Épithème du docteur Ranque.

℞ Emplâtre de ciguë.....⎫
  Diachylon gommé.... .⎭ aa. 45 gram.

Faites ramollir dans l'eau chaude cette masse, ajoutez-y les poudres suivantes :

Poudre de thériaque, c'est-à-dire seulement les substances pulvérulentes qui entrent dans la composition de la thériaque (les autres sont inutiles)............. 30 gram.
Camphre en poudre..... 6 —
Safran en poudre....... 2 —

Faites du tout une masse bien mélangée. — Dans le choléra sporadique.

Essence de térébenthine contre la diarrhée, de Tray.

Voici comment M. Tray agissait dans la diarrhée prodromique du choléra ; il faisait mettre ses malades dans un lit très chaud, couvrait le ventre d'un large cataplasme arrosé de laudanum, et aussitôt qu'il pouvait se les procurer, il donnait 15 gouttes de térébenthine avec quelques gouttes de laudanum ou de teinture de jusquiame. A l'instant les évacuations étaient arrêtées, les vomissements et les nausées suspendus ; à la place de la tendance au refroidissement, il survenait une douce chaleur à la peau. Une nouvelle dose de térébenthine suspendait la diarrhée en quelques heures. Le malade n'avait plus qu'à garder le repos et la diète pendant un jour ou deux.

Éther opiacé du docteur Bernard, de Château-Salins.

N° 1.

℞ Éther sulfurique........ 4 gram.
  Acétate de morphine..... 10 cent.

A prendre soir et matin à toutes les périodes.

N° 2.

℞ Éther sulfurique........ 8 gram.
  Acétate de morphine..... 10 cent.

Dans la cholérine 60 gouttes, dans le choléra confirmé 108 gouttes.

N° 3.

℞ Éther sulfurique........ 12 gram.
  Acétate de morphine.... 5 cent.

2 à 300 gouttes, dans le choléra confirmé. Répéter cette dose jusqu'à réaction.

F

Fébrifuge de Metzinger.

℞ Quinquina calysaya....... 15 gram.
  Carbonate de potasse...... 4 —
  Carbonate d'ammoniaque.. 2 —
  Sel végétal.............. 4 —
  Soufre doré d'antimoine... 2 —
  Extrait de trèfle d'eau..... 4 —
  Extrait d'absinthe........ 4 —
  Extrait de persil........ q. s.

Pour une masse pilulaire qui sera divisée en pilules de 15 centigrammes. On prend 6 pilules aussitôt après l'accès, 6 autres trois heures après la première prise, et une troisième prise de 6 pilules trois ou quatre heures avant le retour de la fièvre. L'accès une fois arrêté, le malade continue, mais par deux prises par jour, chacune de 4 pilules, une le soir, une le matin, pendant trois ou quatre jours ; puis il réduit successivement les prises à 3 et à 2 pilules. Utile dans le choléra intermittent.

G

Gouttes anticholériques de Franceschi.

℞ Teinture d'opium simple.. 5 gram.
  Extrait d'aloès.......... 4 —
  F. s. a.

A prendre de 10 à 30 gouttes, selon l'intensité de la maladie et l'âge du malade, dans une cuillerée à soupe de vin de Madère et de café fort.

La dose sera renouvelée plusieurs fois par jour, avec la précaution de la diminuer à mesure que les symptômes s'affaiblissent, et réciproquement.

Gouttes blondes (Guilbert).

N° 1.

℞ Laudanum de Sydenham. } aa. 65 gram.
  Baume tranquille...... }
  Mêlez.

Pour en couvrir la tête à nu, le dos, la ceinture et l'abdomen, au moyen de flanelles.

On a des flanelles disposées d'avance, il faut en avoir au moins deux de 60 centimètres de long sur 20 de large. Celle du ventre et de la ceinture, qui est la même, doit avoir 60 centimètres sur 30 environ.

N° 2.

℞ Onguent populeum...... 250 gram.
  Essence de lavande fine.. 4 —
  — de roses.......... 6 goutt.

Mêlez.

Les gouttes blondes, contre les douleurs excessives ; on en étale seulement quelques gouttes avec le bout du doigt sur le point douloureux.

N° 3.

℞ Opium le plus pur possible.   4 gram.

Pulvérisez, broyez avec :

Essence de lavande fine... 12   —

Faites chauffer au bain-marie et filtrez *chaud*. Étiquetez : *Gouttes blondes* pour l'usage externe et par gouttes.

On doit réserver au médecin l'application de ce remède et du suivant.

Gouttes vertes (Guilbert).

N° 4.

℞ Poudre de belladone.. ⎫
   — de jusquiame.... ⎬ aa. 6 gram.
   — de stramoine.... ⎭

Broyez avec :

Huile essentielle de la-
vande fine.......... 32   —

Exprimez fortement. Étiquetez : *Gouttes vertes* pour l'usage externe et par gouttes.

Les *gouttes vertes* s'emploient dans l'oppression ; on fait respirer le malade, en présentant, à l'ouverture de la bouche, le bouchon mouillé de la liqueur.

Si le malade ne peut uriner, on en place quelques gouttes derrière les parties génitales et sur les côtés, au plus haut de chaque cuisse, puis dans le pli du bas-ventre au-dessus du pubis, c'est-à-dire le plus près possible de la région de la vessie et de son sphincter.

Si le malade est un enfant, il suffira d'étendre sur les mêmes places, et plus abondamment, le liniment narcotico-aromatique n° 2. Tenir sous clef.

Gouttes noires de Quakers.

℞ Opium de Smyrne....... 12 gram.
  Noix muscade......... 3   —
  Safran............... 1   —
  Vinaigre ou suc de verjus. 100   —
  Sucre 8   —
  Levûre de bière........ 2   —

Laissez le tout en contact pendant un mois, passez et filtrez, et conservez dans un flacon bien fermé. 2 à 6 gouttes dans une potion, un julep : 6 gouttes équivalent à 5 centigrammes d'opium.

Employées principalement contre les névralgies de l'estomac.

Gouttes russes anticholériques.

℞ Vin d'opium safrané (laudanum de
   Sydenham).......... 4 gram.
  Vin d'ipécacuanha 8   —
  Essence de menthe...... 15   —
  Teint. éthérée de valériane. 15   —

Mêlez.

A prendre 15 ou 20 gouttes dans un demi-verre de tisane de tilleul ou de camomille, et réitérer cette dose quatre ou cinq fois dans la journée. Première et deuxième période.

Gouttes russes. (Autre formule.)

℞ Teinture de valériane..... 8 gram.
  — de noix vomique.. 4   —
  Liqueur anodine......... 8   —
  Teinture d'arnica........ 4   —
  Essence de menthe....... 2   —
  Teinture d'opium........ 6   —

A prendre :

15 gouttes.
30   —   un quart d'heure après.
45   —   un quart d'heure après.

Ces trois doses seront prises dans un demi-verre de vin rouge.

H

Huile opiacée du docteur Bernard, de Château-Salins.

℞ Huile de camomille...... 120 gram.
  Acétate de morphine.... 30 cent.

Faire des embrocations toutes les quatre heures. Dans toutes les périodes.

Huile d'opium par digestion du docteur Neuber.

℞ Opium pur en poudre.... 4 gram.
  Huile de jusquiame 500   —

Faites digérer pendant quelques jours, puis exprimez. Contre les crampes.

Huile phosphorée (Sédillot).

℞ Phosphore . . . .   30 gram.
Huile d'olives. . . . .   500 —

Déposez le phosphore par très petits morceaux dans un flacon bouché à l'émeri; laissez pendant quinze jours et décantez;

aromatisez avec l'huile de bergamote; conservez à l'abri de la lumière.

Cette huile est employée dans plusieurs potions, et entre autres dans celle de M. Gendrin, à la dose de 20 gouttes. Période cyanique.

I

Infusion aqueuse de quinquina (Légal-Lasalle).

℞ Quinq. en poudre grossière   30 gram.
Racine de valériane . . . . .   8 —

Faites infuser jusqu'à refroidissement dans eau de fontaine. . 1000 gram.
Et faites dissoudre dans la colature:
Gomme arabique. . . . . . .   8 gram.

A prendre un demi-verre, deux fois par jour, une heure avant les repas. A employer comme préservative.

Infusion d'arnica.

℞ Feuilles et fleurs d'*arnica montana*, de chaque. . . . .   4 gram.
Eau commune. . . . .   750 —
Sirop de citron. . . . .   60 —

A prendre en 4 doses, à intervalles convenables.

Cette tisane est employée dans les paralysies des membres et dans certains cas de débilité nerveuse qui réclament des stimulants. Elle peut être utile dans la convalescence du choléra.

Infusion au cachou du docteur Depierris.

℞ Eau bouillante. . . . .   250 gram.
Cachou en poudre. . . . . .   10 —
Valériane en poudre. . . . .   3 —
Faites une infusion, passez et ajoutez:
Laudanum de Sydenham.   6 goutt.
Éther sulfurique. . . . .   4 —

Contre la diarrhée cholérique, prendre en une seule fois 125 grammes à la température ordinaire, continuer plusieurs jours.

Infusion de café du docteur Chomel.

℞ Infusion de café. . . . . . .   180 gram.
Sirop de gomme. . . . . . .   60 —

A prendre par cuillerées toutes les demi-heures dans la période algide.

J

Julep anticholérique (Aran).

℞ Sous-nitrate de bismuth. .   4 gram.
Diascordium . . . .   4 —
Julep . . . .   120 —

Par cuillerées. Contre les vomissements et les déjections alvines.

Julep composé du docteur Sanson aîné.

℞ Julep gommeux ordinaire. 100 gram.
Sirop diacode. . . . .   45 —
Sulfate d'alumine. . . . . . .   4 —
Une cuillerée d'heure en heure. Première et deuxième période.

Julep créosoté (Aran).

℞ Créosote . . . .   15 goutt.
Laudanum . . . .   25 —
Julep. . . . .   120 gram.

Par cuillerées. Contre les vomissements et les crampes.

Julep au haschisch (Briquet).

℞ Julep gommeux. . . . .   60 gram.
Teinture de haschisch . . . .   3 —
Alcool . . . .   3 —

A prendre par cuillerées d'heure en heure. Dans la période algide.

Julep pour les enfants (Guersant).

℞ Julep gommeux......... 25 gram.
Ether sulfurique alcoolisé.   8 —
Acide sulfurique........   8 —

Par cuillerées d'heure en heure. Première et deuxième période.

Julep du docteur Millet, de Tours.

℞ Julep gommeux......... 150 gram.
Extrait mou de quinquina. 4 à 6 —
Sulfate de quinine dissous
dans 3 gouttes d'acide
sulfurique. .... 20 cent.
Camphre dissous dans un
jaune d'œuf......... 25 —
Sirop de quinquina au vin. 60 gram.

Une cuillerée à bouche toutes les heures, dans la période de réaction.

L

Lavement anticholérique indien.

℞ Laudanum liquide ...... 6 gram.
Eau de riz ou de gruau.. 120 --

A donner si le vomissement est violent, et à répéter aussi souvent qu'il sera rejeté. On administrera aussi la moitié de ce lavement, après chaque selle liquide.

Lavement anticholérique (Serres).

℞ Camphre............. 20 cent.
Sulfate de quinine...... 20 —
Laudanum........... 6 goutt.

Pour un quart de lavement à répéter. Très utiles contre la diarrhée.

Lavement anticyanique (Moissenet).

℞ Chlorure de sodium...... 12 gram.
Laudanum .... 1 —

Dans le liquide d'un lavement.

Lavement antidiarrhéique du docteur Caillard. (Hôtel-Dieu.)

℞ Sulfate de soude........ 19 part.
Chlorure de sodium..... 1 —

Ces lavements arrêtent d'une manière très remarquable le dévoiement.

Lavement antidiarrhéique du docteur Clément.

℞ Extrait de ratanhia...... 12 gram.
Cachou.............. 8 —
Laudanum de Sydenham. 20 goutt.
Eau ordinaire......... 180 gram.

A prendre deux ou trois fois par jour. Contre la diarrhée.

Lavement antidiarrhéique (Goupil).

℞ Acide sulfurique dilué.... 12 gram.
Chloroforme .... 10 goutt.
Eau................. 80 gram.

Lavement antidiarrhéique (Honoré.)

℞ Eau de riz............ 1 litre.
Extrait de ratanha...... 8 gram.
Laudanum de Sydenham.. 40 goutt.
Ether sulfurique........ 30 gram.

En quatre parties, de demi-heure en demi-heure jusqu'à la cessation du dévoiement.

Lavement antidiarrhéique (P. de Mignot).

℞ Figues grasses .... 60 gram.
Semences de lin........ 30 —

Faites bouillir dans un litre d'eau jusqu'à réduction de moitié : passez et ajoutez :

Acétate neutre de plomb. 2 décigr.
Extrait gommeux d'opium. 5 centigr.

A prendre en deux fois, à douze heures d'intervalle. On peut commencer par 1 décigramme seulement au lieu de 2 ; mais on peut graduellement s'élever jusqu'à 6 et même plus. Diarrhées passives.

Lavement antidiarrhéique du docteur Ricord.

℞ Décoction de quinquina.. 180 gram.
Extrait de ratanhia..... 8 —
Sulfate d'alumine...... 2 —
Laudanum de Rousseau.. 12 goutt.

A répéter : pour quarts de lavement dans les cas de dévoiement excessif.

Lavements astringents ou répercussifs (Guilbert).

N° 1.

℞ Rac. de ratanhia en poudre. 4 à 8 gram.
Amidon.......... .... 1 forte pinc.
La quantité d'eau nécessaire pour un lavement.

N° 2.

℞ Feuilles de ronces....... 1 poign.
Fleurs de roses rouges... 1 forte pinc.
Faites infuser dans 1 litre d'eau bouillante, tirez à clair, et ajoutez :
Eau de Rabel.......... 10 goutt.
Contre la diarrhée.

Lavements astringents (P. de Mignot).

1° ℞ Riz............. { aa. 60) gram.
Grande consoude .. {
Eau .... 1 litre.
Faites bouillir jusqu'à réduction de moitié ; passez et ajoutez :
Mucilage de pépins de coings. 30 gram.
Chlorhydrate de morphine.. 2 à 3 c.

On ne donne chaque fois que 100 grammes de ce lavement, et on le répète toutes les trois heures, en recommandant de le garder. Dans la cholérine.

2° ℞ Corne de cerf râpée.... 30 gram.
Faites bouillir dans un litre d'eau jusqu'à réduction de moitié ; passez et ajoutez:
Gomme arabique....... 15 gram.
Laudanum de Sydenham.. 18 goutt.
Dans la cholérine.
On peut remplacer la gomme par l'amidon ou par le blanc de baleine.

3° ℞ Espèces astringentes indigènes. 15 gr.
Faites bouillir dans 1,500 grammes d'eau jusqu'à réduction d'un tiers ; passez et ajoutez :
Mucilage de pépins de coings. 20 gram.
Extrait de cachou....... 4 —
Extrait gommeux d'opium. 0,5 cent.
A prendre en trois fois, le matin, le soir et le lendemain matin. On peut remplacer l'extrait de cachou par celui de monésia ou de ratanhia. Chez les enfants, supprimer l'opium et diminuer

les doses de moitié, du tiers, etc., selon l'âge.

4° ℞ Feuilles de noyer....... 4 gram.
Faites bouillir pendant un quart d'heure dans 500 grammes d'eau ; passez et ajoutez :
Mucilage de semences de coings. 15 gr.
Extrait mou de quinquina .... 4 —
A prendre en quatre doses. Contre la diarrhée séreuse.

Lavement calmant d'Anderson.

℞ Huile de jusquiame... 60 à 90 gram.
Décoction de graine de lin............. q s.
A prendre dans les cas où existent des signes d'inflammation. Première et deuxième période.

Lavement camphré du docteur Victor François (du Hainaut).

℞ Camphre............. 1,20 cent.
Mêlez dans un jaune d'œuf et ajoutez :
Infusion de camomille romaine............ 180 gram.
Laudanum liquide de Sydenham.......... 60 cent.
A renouveler toutes les fois qu'une évacuation alvine survient. Employé avec succès dans la période algide d'un choléra intermittent.

Lavement composé du docteur Bordes.

℞ Camphre............ 50 cent.
Jaune d'œuf.......... n° 1.
Eau................ 150 gram.
Laudanum de Sydenham. 15 à 25 goutt.
Teinture de quinquina { aa. 1,50 gram.
— de castoréum... {
A prendre en une seule fois.
Ce lavement fait cesser en dix minutes, selon l'auteur, les crampes, la diarrhée et les vomissements. Dans la première période.

Lavement composé (P. de Mignot).

℞ Cachou concassé...... { aa. 8 gram.
Ratanhia........... {
Faites bouillir pendant vingt minutes dans 600 grammes d'eau, passez et ajoutez:

Sulfate de quinine préalablement dissous dans q. s. d'acide sulfurique alcoolisé.......... 50 centigr.

A prendre en quatre fois, à trois heures d'intervalle.

Lavements contre les crampes (Récamier).

℞ Asa fœtida, 30, 40, 50 ou 60 centig.

Étendus avec du jaune d'œuf dans de l'eau simple ou dans une décoction de :

Valériane sauvage à 10, 15, 20, 25 ou 30 grammes par litre d'eau ;

Ou de :

Racine de *calamus aromaticus* de la Jamaïque ;

Ou de :

Pivoine.

Lavement contre les diarrhées chroniques (Rostan).

℞ Gomme adragante....... 1 gram.
Amidon.............. 8 —
Laudanum de Sydenham. 20 goutt.
Eau .... 300 gram.
F. s. a.

Lavement de Dupuytren.

℞ Décoction de ratanhia.... 250 gram.
Extrait de ratanhia...... 4 —

De trois en trois heures dans le collapsus.

Lavement éthéré du docteur Millet, de Tours.

℞ Infusion de camomille... 100 gram.
Ether sulfurique........ 4 —
Camphre.............. 30 cent.

Ce lavement est répété matin et soir, dans la période algide.

Lavement ioduré (Aran).

℞ Teinture d'iode........ 10 gram.
Iodure de potassium..... 1 —
Laudanum .... 25 goutt.

Contre la diarrhée. Première et deuxième période.

Lavement ioduré (Delioux).

℞ Teinture d'iode........ 10 gram.
Iodure de potassium..... 1 —
Eau distillée.......... 100 —

Dans les diarrhées persistantes et dans celles qui continuent après la guérison des accidents cholériques graves.

Lavement à l'ipécacuanha (P. de Mignot).

℞ Ipécacuanha gris concassé. 8 gram.

Faites bouillir dans un litre d'eau jusqu'à réduction d'un tiers ; passez et ajoutez :

Amidon préalablement délayé dans l'eau froide............. 15 gram.
Sulfate ou chlorhydrate de morphine........ 2 cent. 1/2

A prendre en trois fois en vingt-quatre heures.

Lavement narcotico-astringent (P. de Mignot).

℞ Eau commune.......... 500 gram.
Sucre fin en poudre...... 30 —
Tannin pur .... 1 —
Chlorhydrate de morphine. 5 centigr.
F. s. a.

Dans quelques cas, il faut réduire de moitié la dose de chlorhydrate.

Lavement au nitrate d'argent (Aran).

℞ Nitrate d'argent .... 30 cent.
Eau distillée........... 100 —

Première et deuxième période.

Lavement au poivre cubèbe (Carquet).

℞ Poivre cubèbe.......... 2 gram.
Infuser dans décoction d'amidon........... 100 —

Cette médication fait cesser, selon l'auteur, comme par enchantement, tous les symptômes graves, sans causer ni douleur, ni réaction trop forte.

Lavement du docteur Récamier.

℞ Décoction saturée de son.. ⎫
— ou d'amidon ...... ⎪
— ou de pain........ ⎬ q. s.
— ou de farine ...... ⎭
Laudanum de Sydenham... 8 goutt.

Un demi-quart de lavement toutes les heures. Première et deuxième période.

Lavement salin du docteur Oulmont.

℞ Eau................ 125 gram.
Chlorure de sodium .... 12 à 15 —
Laudanum de Sydenham. 12 à 20 goutt.

Un matin et soir. Première et deuxième période.

Lavement au sulfate de quinine (Récamier).

℞ Sulfate de quinine...... 50 cent.
Purée d'amidon, préparée
en délayant l'amidon à
froid.............. 120 gram.

Dans les cas où l'estomac ne supporte pas le sulfate de quinine, on peut associer quelques gouttes de laudanum dans les quarts de lavement que le malade doit garder, et qu'on doit renouveler s'il est obligé de les rendre.

Lavement de tabac (W. Moore, de Boston).

℞ Tabac................. 4 gram.
Eau.................. 1 litr.

Dans la période cyanique. Contre les crampes et la diarrhée.

Lavement tonique (Kapeler).

℞ Camphre............. 2 gram.
Jaune d'œuf.......... no 1.
Infusion de serpentaire... 240 —

A répéter de trois en trois heures, dans les collapsus profonds.

Lavements toniques et antidiarrhéiques (Clément).

℞ Extrait de ratanhia...... 30 gram.
Cachou.............. 8 —
Sulfate de quinine...... 60 cent.
Laudanum.......... 20 goutt.
Décoction de graines de lin. q. s.

Pour deux demi-lavements.

Lavement avec l'urate d'ammoniaque (Baur).

℞ Urate d'ammoniaque..... 25 cent.
Amidon.............. q. s.
Eau chaude.......... 1/4 de litr.

Pour un lavement, que l'on doit garder, et répéter selon les circonstances, dans le choléra européen. Ce moyen arrête les évacuations, favorise le retour des garderobes normales et de la transpiration, et fait cesser les crampes.

Lavement du docteur Velpeau.

℞ Sulfate de quinine...... 0,75 cent.
Laudanum de Rousseau.. 20 goutt.
Camphre............. 0,30 cent.
Eau de guimauve...... 100 gram.

Pour quarts de lavement à prendre trois fois par jour. Première et deuxième périodes.

Limonade minérale du docteur Worms.

℞ Acide sulfurique........ 20 gram.
Eau.................. 1 kil.

Dans la première période.

M. Worms laisse les malades boire à volonté sans s'inquiéter de la persistance des vomissements. Il est des malades qui ont bu jusqu'à 18 et 20 litres dans une nuit.

Les acides acétique et chlorhydrique sont employés de la même manière.

Liniment ammoniacal.

℞ Ammoniaque liquide... 1, 2, 4 part.
Huile d'olives........ 16 parties.

Mêlez et agitez chaque fois.
Stimulant et rubéfiant.

Liniment anticholérique du docteur Husson, médecin de l'Hôtel-Dieu.

℞ Liniment volatil camphré. 120 gram.
Laudanum de Sydenham. 32 —

Frictionner d'heure en heure le malade, avec la précaution de ne pas le découvrir. Première et deuxième périodes.

Liniment anticholérique russe.

℞ Thériaque............. 12 gram.
Acide nitreux dilué...... 8 —
Huile de térébenthine.... 90 —
Miel dépuré........... 30 —

Liniment anticholérique (Worms).

℞ Alcool camphré.....⎫
Infusion de fleurs d'ar-⎬ aa. 150 gram.
nica (saturée).....⎭
Ammoniaque liquide de 15 à 25 gram.
(selon la susceptibilité et la délicatesse de la peau chez le malade.)
Chlorhydrate d'ammoniaque. 45 gram.

Faites des fomentations qui seront appliquées chaudes sur la tête préalablement rasée. Contre le coma.

Liniment calmant (Gouraud père).

℞ Camphre............. 8 gram.
Dissolvez dans
Alcool................ q. s.
Et étendez dans
Éther sulfurique........ 24 gram.

Pour frictions sur les membres affectés de crampes.

Liniment contre le choléra avec adynamie (Ranque).

℞ Huile de camomille . . . . . .   2 part.
  Teinture éthérée de quinq.
  jaune. . . . .   1 —

Mêlez et agitez chaque fois.

En frictions, par cuillerées à bouche sur l'intérieur des cuisses, des jambes, et surtout la partie lombaire du rachis.

Nota. Ce liniment n'a pas eu plus de succès contre le choléra asiatique que celui des Juifs de Wisnitz, dit *liniment hongrois* (voy. ce mot), qui est préparé avec le camphre, le piment en poudre, la farine de moutarde, l'ail pilé, les cantharides pulvérisées, le vinaigre et l'alcool (Foy).

Liniment du docteur Delarroque.

℞ Baume tranquille. . . . . . .   90 gram.
  Teinture d'opium. . . . . . .   4 —
  Éther ou chloroforme. . . .   4 —
  Contre les crampes.

Liniment du docteur Duméril.

℞ Alcool de mélisse. . . . . . .   90 gram.
  Éther acétique. . . . .   30 —
  Ammoniaque . . . .   4 —
  Laudanum . . . .   2 —

Pour frictions sur les membres et la colonne vertébrale. Contre les crampes, dans la période algide.

Liniment éthéré et camphré de quinine (P. de Mignot).

℞ Alcool rectifié. . . . .   60 gram.
  Ether sulfurique cam-
  phré. . . . . $\Big\}$ aa.   2 —
  Sulfate de quinine. . .

Acide sulfurique, q. s. pour dissoudre le sulfate.

2 grammes en frictions toutes les trois heures sur la région lombo-dorsale.

Liniment excitant (Baudelocque).

℞ Huile saturée de camphre.   60 gram.
  Alcool camphré. . . . .   60 —
  Teinture de cantharides. .   15 —
  Frictionner à plusieurs reprises sur les

bras et les jambes. Chez les enfants, à la période algide.

Liniment excitant du docteur Jadelot.

℞ Huile de camphre. . . . . . .   30 gram.
  Teinture de cantharides. .   4 —
  Pour frictions chez les enfants, dans la période algide.

Liniment excitant de Récamier.

℞ Alcool aromatique. . . . . .   250 gram.
  Ammoniaque. . . . .   12 ou 15 gr.
  Huile essentielle de téré-
  benthine. . . . .   15 ou 20 gr.
  Mêlez.

On trempe un bouchon de laine dans ce mélange, et l'on frotte les membres et même l'épine du dos. Dans les cas où les sinapismes sont restés sans effet.

Liniment de Flies, de Berlin.

℞ Teinture de cantharides . .   6 parties.
  Ammoniaque liquide. . . . .   3 —
  Camphre. . . . .   1 —
  Ce liniment est très énergique.

Liniment du docteur Gendrin.

℞ Baume de Fioraventi. . . $\Big\}$ part. égal.
  Alcool vulnéraire. . . . . .
  Frictions toutes les demi-heures.

Liniment hongrois anticholérique.

℞ Alcool. . . . .   1 litr.
  Vinaigre concentré. . . . . .   1/2 —
  Farine de moutarde. . . . .   15 gram.
  Camphre. . . . .   8 —
  Poivre. . . . .   8 —
  Une gousse d'ail pilé.

On laisse infuser pendant trois jours. Pour frictions dans le collapsus.

Liniment du docteur Honoré.

℞ Alcool camphré. . . . .   60 gram.
  Teinture de cantharides. .   2 —

Frictions sur les membres et à la région du cœur de deux en deux heures avec de la flanelle imbibée de ce liniment, dans la période d'invasion.

Liniment intervertébral du docteur Petit.

℞ Huile essentielle de téréb. 30 gram.
Alcali volatil........... 8 —

Une forte friction doit être faite sur la gouttière vertébrale et sur les points douloureux.

Liniment d'iode contre la diarrhée et autres affections intestinales (Mac-Diarmid).

℞ Iode.............. ..... 1 gram.
Huile d'olives.......... 30 —

Ce liniment est étendu sur toute la surface de l'abdomen, et son application est répétée à mesure que la peau se dessèche ou perd la couleur qui lui est communiquée par l'iode. Chez les enfants, il suffit de deux ou trois applications dans les vingt-quatre heures ; chez les adultes, on peut y revenir plus souvent. Dans les formes aiguës de la diarrhée chez les enfants, lorsque la peau du ventre est chaude et sèche, l'abdomen sensible et empâté, les selles aqueuses, d'une couleur variable et d'une odeur fétide, et lorsqu'en même temps il y a des symptômes fébriles, le soulagement survient en quelques heures.

Liniment des Juifs.

℞ Vinaigre............. 500 gram.
Alcool.............. 1000 —
Camphre pulvérisé..... 30 —
Piment pulvérisé...... 15 —
Farine de moutarde.... 30 —
Ail pilé............. 15 —
Cantharides pulvérisées . 4 —

Frictions dans la région précordiale et ensuite sur les extrémités.

Liniment de Léchelle.

℞ Vinaigre ammoniacal camphré.............. 1/2 bout.
Sel de cuisine......... 1 poig.

Frictions répétées.

En même temps appliquer sur l'épigastre un mouchoir plié en quatre, imbibé d'ammoniaque liquide pure (50 grammes environ) ; couvrir le mouchoir avec un morceau de sparadrap, et laisser pendant vingt-cinq minutes. Période algide.

Liniment mercuriel ammoniacal.

℞ Graisse mercurielle double... 1 part.
Huile d'olives............. 8 —
Mêlez à l'aide d'une douce chaleur.
Ajoutez :
Ammoniaque liquide....... 1 part.
Agitez et bouchez hermétiquement.
Employé contre les crampes.

Liniment du docteur Millet, de Tours.

℞ Eau-de-vie camphrée.... 100 gram.
Alcoolat de Fioraventi.... 100 —
Ammoniaque liquide.... 6 —
Essence de térébenthine.. 8 —
Teinture de cantharides.. 8 —
Période algide.

Liniments narcotico - aromatiques ou répercussifs (Guilbert).

Voy. Gouttes.

Liniment savonneux opiacé (F.-H. Lyon).

℞ Teinture alcoolique d'opium. 30 gram.
Savon amygdalin........ 15 —
Huile d'amandes douces.... 60 —
M. s. a. contre les crampes.

Liniment stimulant (Briquet).

℞ Huile................ 64 gram.
Teinture de cantharides.. 8 —
Ammoniaque liquide..... 8 —

En frictions faites sur toute la surface du corps avec des flanelles imprégnées de ce liniment, durant un quart d'heure et réitérées de deux heures en deux heures. Dans la période algide.

Liniment stimulant-rubéfiant de Petit. (Hôtel-Dieu.) — Autre formule.

℞ Essence de térébenthine. } aa. 50 gram.
Ammoniaque liquide... }
Mêlez.
Employé en frictions et en applications sur la colonne vertébrale.

Liniment térébenthiné (Bellencontre).

℞ Huile essentielle de térébenthine............ 125 gram.
Laudanum de Rousseau... 4 —
Mêlez.
Pour être employé en frictions sur la colonne vertébrale.

On prend ordinairement deux cuillerées à bouche du liquide pour chaque friction chez un adulte; la dose variera d'ailleurs suivant l'âge et la constitution du sujet.

Liqueur acétique d'opium (Houlton).

℞ Opium pur .... 63 gram.
Acide acétique concentré. 29 —
Eau distillée........... 263 —

Faites digérer pendant quatre jours et filtrez. Quatre gouttes de cette teinture représentent 5 centigrammes d'opium. M. Buchner père, à qui l'on est redevable de la publication de cette formule, assure que l'action de ce vinaigre est si remarquable que des médecins, qui l'ont expérimenté dans leur pratique, ne peuvent assez le louer.

Cette liqueur calme et apaise les mouvements spasmodiques et les douleurs; elle procure du sommeil, mais sans occasionner de constipation, comme il arrive après l'usage de l'opium pur et des autres teintures de cette substance. 2 à 8 gouttes dans une potion.

L'opium est un médicament admirable qui a fait et fera la fortune d'un grand nombre de prôneurs de panacées; mais la liqueur acétique de Houlton ne vaut pas mieux que les gouttes des quakers et moins que plusieurs préparations officinales d'opium journellement employées, telles que le laudanum de Sydenham ou les pilules de cynoglosse (Bouchardat).

Liqueur acide de Haller.

℞ Acide sulfurique à 66°. ⎫
Alcool rectifié ...... ⎭ aa. part. égales.

Mêlez 10 grammes dans une potion. Par cuillerées.

Liqueur arsenicale de Fowler.

℞ Acide arsénieux et carbonate de potasse pur .... aa. 5 part.

Faites bouillir ces deux substances dans une capsule de porcelaine, avec :

Eau distillée........... 500 part.

Lorsque la solution sera faite et la liqueur refroidie, ajoutez :

Alcoolat de mélisse composé. 16 part.

M. D'A. — 4 à 6 gouttes et plus, progressivement, deux fois par jour.

Nota. Cette liqueur ou cette solution contient un centième de son poids d'acide arsénieux.

Les *liqueurs arsenicales* de Biett, de Bishop, se préparent, la première avec : arséniate d'ammoniaque, 4 grains = 2 décigrammes, eau distillée, 4 onces = 125 grammes; la seconde, avec : arséniate de potasse liquide, liqueur de potasse, de chaque 1 gros = 4 grammes, décoction de salsepareille 12 onces = 375 grammes.

Conseillée comme préservative du choléra à la dose de 2 gouttes par jour.

Liqueur excitante (Dehaise).

℞ Alcool rectifié.......... 120 gram.
Alcoolat térébenthiné composé (baume de Fioraventi)............. 120 —
Éther sulfurique........ 24 —
Camphre............. 60 —
Essence de menthe...... 12 —
— de thym....... ⎫
— de lavande..... ⎬ aa. 15 —
— de romarin..... ⎭

Comme rubéfiant de la peau. L'éther est employé pour faciliter la solution du camphre. Période algide.

Lycopode employé contre la diarrhée et la dyssenterie (Behrend).

Le lycopode s'administre de la manière suivante :

1° En Silésie, le peuple fait triturer avec soin 4 cuillerées à café de lycopode avec deux jaunes d'œufs et autant de sirop de sucre et d'eau qu'il faut pour faire une émulsion, dont on donne 2 cuillerées à café toutes les heures.

2° Hufeland a recommandé contre la strangurie et les diarrhées douloureuses chez les enfants :

℞ Poudre de lycopode ..... 8 gram.
Sirop de guimauve...... 48 —
Eau de fenouil........ 64 —
Une cuillerée à café toutes les heures.

3° M. Behrend le prescrit de la manière suivante :

Poudre de lycopode..... 8 gram.
Eau de fenouil......... 125 —
Gomme arabique et sirop
de sucre........... q. s.

A prendre par cuillerées à café. En cas d'urgence, on peut ajouter de l'opium à ces potions. Les lavements de lycopode se donnent aussi avec un mucilage au jaune d'œuf, et au besoin avec de l'opium. I est important d'avoir du lycopode pur malheureusement il est souvent falsifié.

M

Magma antidiarrhéique (Récamier).

♃ Sous-nitrate de bismuth   1 gram.
Charbon de fusin por-
phyrisé impalpable.. 40 ou 50 cent.
Sirop de diacode ou de
pavots blancs...... 1 cuill. à café.

A prendre à diverses reprises.

Le sous-nitrate de bismuth et le charbon agissent mieux en leur associant de l'amidon.

Mélange de craie contre la diarrhée cholérique (Pharmacop. anglaise).

♃ Craie préparée......... 10 gram.
Sucre blanc........... 10 —
Gomme arabique en poudre 5 —

Triturez. Une cuillerée toutes les heures.

Mélange du docteur Gendrin.

♃ Eau de cannelle orgée... 60 gram.
Sirop de coings........ 60 —
Sulfate d'alumine....... 15 —
Extrait thébaïque.....0,15 —

Une cuillerée à bouche dans un demi-verre d'eau froide, de demi-heure en demi-heure. Première et deuxième périodes.

Mélange de Hope.

♃ Acide nitreux.......... 4 gram.
Eau de menthe poivrée... ,30 —
Teinture d'iode........ 1,20

En prendre le quart toutes les trois ou quatre heures dans un peu de potage à l'orge. Première et deuxième périodes.

Mélange populaire anticholérique.

Versez dans une fiole :

Vin................ 120 gram.
Huile d'olives......... 30 —
Sirop simple.......... 30 —

Ajoutez le suc d'un citron.

Faites chauffer ce mélange et administrez-le tiède. La dose est de 60 grammes. A répéter dans la période algide.

Mélange salin (Bouchardat).

♃ Eau pure............. 1 litre.
Sel marin............. 10 gram.
Bicarbonate de soude..... 2 —
Noir animal lavé à l'acide
chlorhydrique et porphy-
risé.............. 20 —

Mêlez.

Administrez par demi-verrées toutes les cinq ou dix minutes, en agitant chaque fois. On peut en consommer quatre litres dans les vingt-quatre heures.

Le noir animal, en absorbant les matières putrides, favorise l'absorption de la dissolution saline.

Mélange stimulant (Kapeler).

♃ Teinture de poivre long.. 750 gram.
Camphre............. 90 —
Essence de térébenthine.. 180 —

Frictionner souvent avec de la flanelle imbibée de ce mélange, dans les cas de collapsus profond.

Miel de quinine (Petzold).

♃ Miel purifié......... 45 gram.
Sulfate de quinine..... 0,50 cent.
Alcool sulfurique...... 4 gram.

A prendre une cuillerée à café de deux heures en deux heures, après mélange exact, dans le cas de fièvre ou de choléra intermittents des enfants.

Ce miel, dit l'auteur, a encore un peu d'amertume. Néanmoins, les enfants le prennent généralement sans trop de répugnance.

Mixture acide contre les diarrhées et les dyssenteries rebelles (Malgaigne).

℞ Acide nitrique........... 2 gram.
   — sulfurique......... 2 —
   Eau distillée............ 1 litre.

Agiter le liquide et administrer une cuillerée le matin, une autre le soir et une troisième le lendemain matin. Attendre vingt-quatre heures l'effet du médicament, et recommencer s'il n'a pas eu l'effet attendu.

Mixture allemande.

℞ Décoction de salep.... 180 gram.
   Teinture d'opium..... de 5 à 15 goutt.
   Acide sulfurique...... de 2 à 15 gram.
   Sirop de sucre........ 60 gram.

Par cuillerées. Première et deuxième périodes.

Mixture anglo-indienne.

℞ Laudanum .... 50 goutt.
   Eau-de-vie............ 1 verre.
   Mêlez.

A prendre en une fois. Première et deuxième périodes.

Mixture du docteur Annesley.

℞ Mixture camphrée....... 45 gram.
   Ammoniaque liquide.... 35 goutt.
   Sirop d'éther sulfurique.. 8 gram.
   Mêlez.

A prendre par cuillerées de dix en dix minutes dans le collapsus.

Mixture anticholérique de Strogonoff.

℞ Teint. éthérée de valériane 4 gram.
   — de noix vomique.... 2 —
   Liqueur d'Hoffmann..... 4 —
   Teinture d'arnica....... 2 —
   Essence de menthe..... 1 —
   Teinture d'opium....... 3 —

A la dose de 15 à 25 gouttes et même à 30 et 40 gouttes, dans un petit verre de vin généreux, dans les cas de réfrigération et d'extinction du pouls.

Réitérer cette dose deux ou trois fois, de demi-heure en demi-heure, jusqu'à réaction.

Mixture anticholérique de Strogonoff. (Autre formule.)

℞ Teint. éthérée de valér.... 8 gram.
   — de noix vomique... 4 —
   Liqueur d'Hoffmann.... 8 —
   Teinture d'arnica...... 4 —
   Essence de menthe..... 2 —
   Teinture d'opium...... 6 —
   — d'aconit......... 12 —

M. s. a.

Cette mixture s'emploie comme la précédente dans les cas de réfrigération et d'extinction du pouls sous l'influence du choléra.

La dose est aussi de 15 à 20 ou 25 gouttes et même quelquefois 30 à 40 gouttes, dans un petit verre de vin généreux. On réitère cette dose deux ou trois fois de demi-heure en demi-heure jusqu'à ce que la réaction commence.

Mixture antidiarrhéique (Dvorjak, de Saint-Pétersbourg).

℞ Sel ammoniac.......... 8 gram.
   Camphre............. 0,60 —
   Mucil. de gomme arabique 32 —
   Eau commune......... 500 —

La valeur d'une cuillerée à bouche dans un petit verre, toutes les heures.

Première période, contre la diarrhée.

Mixture antinerveuse de Récamier.

℞ Eau de mélisse ou de tilleul. 100 gram.
   Sirop d'éther.......... 30 —
   Extrait de valériane...... 6 ou 8 —

On agite et l'on donne une cuillerée à soupe avant les repas, dans les cas d'anomalies nerveuses persistantes après le choléra.

Si l'éther ne réussit pas, on le remplace par le sirop de menthe.

Si la valériane ne réussit pas, on la remplace par la teinture de musc en y joignant même de l'extrait de quinquina.

Mixture pour arroser les cataplasmes.

℞ Ammoniaque liquide...... 4 gram.
   Huile essentielle de térébent. 32 —
   Mêlez.

Deuxième et troisième périodes.

Mixture chlorhydrique.

℞ Vin de quinquina ...... 100 gram.
   Sirop diacode.......... 30 —
   Esprit de sel fumant.... 1 —
   Mêlez.
   Par cuillerées.

Mixture contre les coliques (Josat).

℞ Thridace.............. 4 gram.
   Gouttes de Rousseau.... 8 goutt.
   Eau gommée.......... 250 gram.
   Amidon.............. 4 —
   Huile d'œillette .... 15 —
   F. s. a.
Cette mixture doit être administrée en lavements, en trois fois et à trois heures d'intervalle.

Mixture éthérée du docteur Rullier.

℞ Éther sulfurique....... 1 gram.
   Laudanum liquide...... 4 —
   Eau de tilleul...... } aa. 45 —
   — de menthe..... } 45 —
   Sirop simple........... 45 —
Par cuillerées toutes les demi - heures dans un quart de verre de décoction de pavots. Première et deuxième périodes.

Mixture de Flies.

℞ Alun .... 30 gram.
   Camphre .... 0,80 c.
   Sucre blanc........... 30 gram.
   Eau de mélisse .... 30 —
A prendre par cuillerées à bouche après chaque vomissement et chaque dévoiement.

Mixture du docteur Gendrin.

℞ Eau de cannelle orgée... 125 gram.
   Acétate d'ammoniaque... 30 —
   Extrait d'opium........ 0,3 —
   Sirop de sucre........ 60 —
Une cuillerée à bouche dans un verre d'infusion de tilleul chaude, toutes les demi - heures. Première et deuxième périodes.

Mixture du docteur Nergl.

℞ Protochlorure de fer..... 20 centigr.
   Musc................ 25 —
   Eau distillée.......... 60 gram.
   Sirop d'écorce d'orange... 30 gram.
   F. s. a. Contre la gastralgie, à la

dose d'une cuillerée à café toutes les heures.

Mixture indienne.

℞ Teinture d'opium.... } aa. 4 gram.
   Éther sulfurique .... }
   Eau-de-vie ou arrack.... 15 —
   Eau pure............. 30 —
Première période. Si cette mixture est rejetée, il faut la répéter, chaque fois, dix minutes après que le vomissement a cessé.

Mixture du docteur Kerr.

℞ Nitrate de peroxyde de fer. 8 goutt.
   Eau de tilleul......... 200 gram.
   Sirop................ 10 —
Une cuillerée dans la journée, contre la diarrhée chronique.

Mixture de Léchelle.

℞ Huile d'olive pure....... 40 gram.
   Rhum des Antilles...... 40 —
   Sucre en poudre....... 40 —
   Muscade en poudre...... 2 —
   Teinture de girofle...... 1 —
   Éther sulfurique....... 1 —
Mêlez et faites avaler en deux fois aux personnes robustes ou habituées à l'usage des liqueurs ; en trois fois, à demi-heure d'intervalle, aux personnes débiles. Dans la période algide.

Mixture lénitive du docteur Wolowski.

℞ Huile d'amandes douces.. 30 gram.
   Gomme arabique .... 8 —
   Eau de laurier-cerise.... 8 —
   — commune .... 180 —
M. s. a.
Par cuillerées, dans le choléra inflammatoire.

Mixture nitro-sulfurique allemande.

℞ Acide sulfurique à 1,845. 0,95 cent.
   — nitrique à 1,500.. 0,60 —
   Sucre .... 1,20 —
   Eau .... 2000 gr.
Pour 30 grammes de liquide à 1,035.
Une cuillerée à café toutes les demi-heures, dans quatre ou cinq cuillerées d'eau froide, dans la diarrhée prodromique.

Mixture au poivre cubèbe (Carquet).

℞ Poivre cubèbe.... ⎱ aa. 1 gram. 1/2.
   Poivre de Cayenne. ⎰
   Eau................ 60 grammes.
Dans la période algide. Cette dose peut être répétée.

Mixture pyrotartrique employée en Allemagne contre le choléra.

Parmi les préparations préconisées contre le choléra, les journaux allemands ont surtout vanté la *mixture pyrotartrique*, peu connue en France et en Angleterre. Elle a été répandue principalement d'après les observations du docteur Krugerhausen, de Gustrow, en Saxe. Les moyens anticholériques que ce médecin a reconnus les plus efficaces sont les deux formules suivantes :

N° 1.

℞ Mixture pyrotartrique..... 8 gram.
   Teinture d'opium simple... 2 —
   Mêlez.
Dose : environ 20 gouttes pour un adulte.

N° 2.

℞ Écorce de cascarille..... 60 centigr.
   Poudre aromatique..... 20 —
   Alun cru............. 10 —
   Opium brut........... 5 —
Pour une dose, dont on délivrera le nombre jugé nécessaire.

On trouve la *mixture pyrotartrique* formulée dans la pharmacopée de Saxe et dans celle de Schleswig-Holstein. Nous croyons que la première est celle qui jouit de plus d'autorité à Gustrow. Comme il existe quelque différence entre ces deux formules, nous les rapportons ici toutes deux.

Mixture pyrotartrique (1ʳᵉ Pharmacopée de Saxe, 1830.)

℞ Esprit d'angélique composé. 180 gr.
   Liqueur pyrotartrique rect.. 120 —
   Acide sulfurique.......... 15 —
   Mêlez.

(2° Pharmacopée de Schleswig-Holstein, 1831.)

℞ Esprit d'angélique composé. 360 gr.
   Liqueur pyrotartrique rect.. 249 —
   Acide sulfurique concentré.. 15 —
   Mêlez.
Clair, brunâtre ; pes. sp. 9,98.

Mixture de Scudamore.

℞ Carbonate de magnésie.. 5 gram.
   Eau de menthe poivrée.. 120 —
   Vinaigre de colchique... 15 —
   Sirop simple......... 15 —
Le docteur Malch l'a employée dans l'intention de rétablir la sécrétion de la bile.

Mixture stimulante du docteur Victor François, du Hainaut.

℞ Eau de fleurs d'oranger. ⎫
   — de tilleul........ ⎬ aa. 60 gram.
   — de camomille.... ⎭
   Acétate d'ammon. liquide. 12 —
   Laudanum liquide de Sydenham............. 2 —
   Éther sulfurique........ 4 —
   Mêlez.
Une cuillerée à café de quart d'heure en quart d'heure. Employée avec succès dans la période algide du choléra.

Mixture stimulante de Récamier.

℞ Sirop d'éther.......... 30 gram.
   Eau de menthe........ 100 —
   Extrait mou de quinquina. 8 —
M. s. a.
Une cuillerée à soupe d'heure en heure, puis de deux en deux heures, puis de trois en trois heures, en faisant précéder la mixture d'une ou de plusieurs cuillerées à soupe de bouillon de bœuf versé auparavant sur du pain grillé. Si l'estomac est très irritable, ajoutez laudanum 6 ou 8 gouttes.

Mixture stimulante de Récamier. — Autre formule.

℞ Eau de menthe........ 100 gram.
   Sirop d'éther.......... 30 —
   Teinture de musc....... 30 goutt.
   Extrait mou de quinquina. 8 gram.
   Mêlez.
Une cuillerée à soupe d'heure en heure ou de deux en deux heures, pour provoquer la réaction.

Mixture stimulante de Strohmeyer.

℞ Liqueur d'ammoniaque
  anisée...........
Teinture de valériane }parties égales.
  éthérée..........
Huile de menthe poivrée.

A la dose de 20 gouttes par heure dans la période algide la plus grande, pour déterminer la réaction.

Mixture stimulante de Wolfart.

℞ Liqueur d'ammoniaque anisée. 8 gr.
Teinture d'opium........... 30 —

À donner après un vomitif. Dans les première et deuxième périodes.

Mixture stimulante du docteur Wolowski.

℞ Infusion de fleurs de sureau. 180 gram.
Esprit de Mindérérus .... 15 —

Ou bien :

Ammoniaque liquide depuis 10 goutt. jusqu'à une dose proportionnée à l'âge du sujet.

Une cuillerée à bouche tous les quarts d'heure, dans la deuxième période; si les vomissements continuent, ajoutez : Laudanum de Sydenham, quantité proportionnée à leur intensité.

Moyen très simple de développer une abondante transpiration (Serre, d'Alais).

On prend un morceau de pierre à chaux la moitié plus grosse que le poing. On l'enveloppe dans un morceau de toile mouillée, qu'on a tordue un peu, afin que l'eau ne puisse couler. Par-dessus ce linge mouillé on place un autre linge sec en plusieurs doubles, et l'on attache en tout sens ce paquet afin qu'il ne se défasse pas. C'est là l'appareil calorificateur. On place dans le lit près du malade deux de ces boules, une de chaque côté au voisinage du tronc. Le linge sec extérieur permet ce voisinage. Bientôt il se développe une abondante chaleur humide par la combinaison de la pierre à chaux avec l'eau. Cette chaleur se répand dans le lit et détermine une transpiration abondante; l'effet de cet appareil se continue pendant deux heures au moins. Quand la sueur est développée, on peut faire retirer les paquets de chaux; celle-ci est réduite dans l'intérieur en poussière et se sépare du linge qui la renfermait. Ce moyen a toujours réussi à M. Serre pour développer la sueur sans l'aide d'aucune boisson, et sans charger le malade de couvertures.

O

Onguent contre les crampes (J. Guérin).

℞ Axonge................ 60 gram.
Cérat fortement opiacé... q. s.
(1 gramme 25 centigr. par 30 grammes d'axonge.)

En frictions sur les jambes dans les cas de crampes violentes.

Opiat anticholérique du docteur Sylva fils (de Bayonne).

℞ Charbon animal en poudre. 64 gram.

Poudre de tanaisie...... 15 —
Poudre de fougère mâle... 20 —
Chlorhydrate de morphine 1 décigr.
Huile volatile de semen
  contra .... 6 goutt.
Sirop de quinquina au vin
  de Lunel............ q. s.

F. s. a. À prendre en 15 ou 20 fois d'heure en heure.

P

Pilules d'acétate de plomb du docteur Graves, de Dublin.

℞ Acétate de plomb cristallisé. 2 gram.
Poudre de réglisse........ 30 cent.
Extrait gommeux d'opium. 8 —
Miel .... q. s.

Divisez en 18 pilules.

Contre la diarrhée et les vomissements; de demi-heure en demi-heure d'abord, puis à deux, quatre, six heures de distance.

Pilules anglaises antidiarrhéiques.

℞ Opium brut..........⎫
  Calomel à la vapeur... ⎬ aa. 10 cent.
  Poivre rouge ....⎭
  Strychnine............ 0,003 mill.

Divisez en deux pilules à prendre tout de suite, au début. Contre la diarrhée.

Pilules anticholériques indiennes.

℞ Calomel.............. 0,15 gram.
  Ipécacuanha. .... 0,10 —
  Aloès................ 0,15 —
  Opium............... 0,03 —

Faites une pilule.

On en donnera toutes les heures dans les cas où la première ou la deuxième période se prolonge.

Pilules anticholériques (Lecœur).

℞ Chlorure d'or.......⎫ aa. 5 centigr.
  Strychnine..........⎭
  Musc................ 5 décigr.
  Miel, savon ou sirop..... q. s.

M. s. a. et divisez en dix pilules, à prendre par intervalles variables de quart d'heure à une heure et même davantage, suivant l'intensité des phénomènes cholériques.

Pilules anticholériques de Récamier.

℞ Extrait aqueux thébaïque. 1 cent.
  Camphre............ 10 —
  Thridace............ q. s.

Pour une pilule.

A prendre une pilule de demi-heure en demi-heure. On s'arrête dès que l'effet narcotique est produit.

Par-dessus chaque dose on donne de l'infusion de camomille ou de menthe. Si l'on craint les vomissements, on peut envelopper ces pilules, soit dans de l'amidon mis en pâte en le délayant avec un peu d'eau, soit dans du sous-nitrate de bismuth également délayé.

Pilules antidyssentériques (Boudin).

℞ Ipécacuanha............ 3 décigr.
  Protochlorure de mercure. 3 cent.
  Extrait gommeux d'opium. 6 —

Faites trois pilules que le malade prendra d'heure en heure contre la diarrhée et la dyssenterie, surtout dans les pays chauds.

Cette préparation, qui renferme les mêmes éléments que celle du docteur Segond, en diffère cependant d'une manière notable sous le rapport de la proportion de chaque substance. Ainsi le calomel domine tellement dans les *pilules de Segond*, que les malades, après en avoir fait usage, sont ordinairement pris de salivation et d'autres accidents mercuriels, inconvénients que l'on évite avec la formule précédente.

Pilules antigastralgiques (Millet).

℞ Sous-nitrate de bismuth. . 8 gram.
  Poudre de rhubarbe..... 3 —
  Chlorhydrate de morphine. 18 cent.

Pour 36 pilules, dont on prendra deux matin et soir, une heure avant les repas. Dans la convalescence et dans les cas de gastralgie.

Pilules antiprodromiques (Haime).

℞ Sous-nitrate de bismuth. 1,20 centigr.
  Extrait aqueux d'opium. 0,20 —
  Sirop diacode, q. s. pour vingt-deux pilules, dont le malade doit prendre une toutes les heures, dans la cholérine.

Pilules astringentes du docteur Bricheteau.

℞ Extrait aqueux thébaïque. 0,20 gram.
  Conserve de roses...... 1,50 —

Pour 10 pilules.

Une toutes les deux heures dans la première période.

Pilules au calomel (Oliffe).

℞ Calomel.............. 50 centigr.
  Extrait d'opium........ 5 —
  Capsicum............ 50 —
  Huile de girofle, q. s. pour faire six pilules.

A prendre une pilule toutes les heures.

Pilules contre le choléra (Faivre).

℞ Bleu de Prusse........ 1 gram.
  Extrait de valériane..... 32 —

Pour 24 pilules, à prendre 3 par jour de six en six heures, suivies d'un verre d'infusion de valériane. Première et deuxième périodes.

Pilules contre les crampes (Lugol).

℞ Acétate de morphine..... 1 gram.
Conserve de roses........ q. s.
Faites 40 pilules.
De une à deux pilules aux malades atteints de crampes violentes.

Pilules contre la diarrhée.

℞ Thériaque............ 5 gram.
Poudre de Colombo..... 1 —
Extrait d'opium........ 20 —
Mêlez, et faites 12 pilules. Une matin et soir.

Pilules contre la diarrhée cholérique (Devilliers).

℞ Diascordium............ 8 gram.
Sous-nitrate de bismuth... 4 —
Faites trente-six pilules. A prendre une pilule toutes les heures ou toutes les demi-heures, suivant l'intensité de la diarrhée.
M. Devilliers assurait que l'emploi de ces pilules a constamment arrêté la diarrhée prodromique.

Pilules contre la diarrhée chronique et la dyssenterie (Malgaigne).

℞ Gomme-gutte......... 2 centigr.
Extrait gommeux d'opium. 5 —
Faites une pilule. On donnait à intervalles égaux trois à six de ces pilules dans les vingt-quatre heures.
Ces pilules ont été employées avec grand succès contre les dyssenteries dans le service de M. Malgaigne, à Saint-Louis. On peut les employer contre la diarrhée cholérique persistante.

Pilules d'émétique, de calomel et d'opium (Fearnley).

℞ Émétique............ 40 centigr.
Calomel............. 1 gramme.
Opium.............. 60 centigr.
F. s. a. 8 pilules à prendre une toutes les heures.
Dans les cas de choléra spasmodique.

Pilules à l'extrait de myrtille.

℞ Suc de baie d'airelle-myrtille. q. s.
Évaporez en consistance d'extrait.
F. s. a. des pilules de 20 centigrammes. On en administre de quatre à six par jour.

Pilules contre les gastralgies (Boudin).

℞ Extrait alcoolique de noix vomique récemment préparé...... 4 décigr.
Faites 16 pilules argentées.
On en prendra de 4 à 8, et même 16, dans la journée, mais graduellement, en commençant toujours par la dose la plus faible, et en évitant d'en prendre plusieurs à la fois. On obtient ainsi très souvent en très peu de jours la cure radicale de gastralgies rebelles à tous les moyens ordinaires. Il est à remarquer que les malades soumis à cette médication en éprouvent souvent des effets aphrodisiaques très prononcés. Convalescence.

Pilules contre les gastralgies (de la Rue).

℞ Extrait d'opium....... 20 cent.
Sous-sesqui-carbonate de
fer................. 60 —
Magnésie............. 120 —
Sirop de gomme........ q. s.
On fait s. a. 48 pilules. On en donne deux par jour : une le matin, deux heures avant le déjeuner ; la seconde trois heures après le dernier repas du soir. Convalescence.

Pilules indiennes.

℞ Asa-fœtida........ ⎫
Opium.......... ⎬ aa. 7 à 10 cent.
Poivre noir pulvérisé. ⎭
Pour une pilule.
Ces pilules doivent être brisées dans la bouche ou prises dans une cuillerée de tisane. On y revient toutes les demi-heures ou tous les trois quarts d'heure.
Ces pilules sont regardées comme un spécifique contre le choléra dans l'Inde.

Pilules narcotiques (Barthez et Rilliet).

℞ Extrait d'opium.... ⎫ aa . 20 cent.
— de belladone. ⎭
Thridace............. 30 —
Poudre de guimauve..... q. s.
F. s. a. 14 pilules.
On peut en prescrire 3 par jour, et l'on augmente successivement la dose. Dans des cas de diarrhée cholérique chez les enfants de dix ans.

Pilules de noix vomique (Nevins).

℞ Extrait alcoolique de
    noix vomique ....
Rhubarbe.......... } aa. 2 cent. 1/2
Pilules bleues.......
Sous-carbonate de fer.... 5 —
Opium............... 5 milligr.

Pour une pilule : 3 par jour.
Très utiles contre la diarrhée indolente.

Pilules opiacées du docteur Fabre.

℞ Extrait gommeux d'opium.. 1 gram.
Conserve de roses........ q. s.

Faites vingt pilules, à prendre une de
deux heures en deux heures ou d'heure en
heure, jusqu'à cessation des vomissements.
Première et deuxième périodes du choléra
sporadique.

Pilules persanes anticholériques.

℞ Calomel .... 0,40 gram.
Ipécacuanha.......... 0,30 —
Extrait d'opium .... 0,10 —

A diviser en six pilules; une toutes les
heures.

Pilules de strychnine de Jenkins.

℞ Strychnine........ 0,05 gram.

Faites douze pilules; à répéter tous les
quarts d'heure pendant la première
heure; toutes les demi-heures pendant les
deuxième et troisième, diminuant graduellement la dose jusqu'à ce que les
symptômes les plus violents aient disparu.

Pilules de tannin composées (Jourdain).

℞ Tannin................ 1 gram.
Acétate de morphine..... 1 décigr.
Émétique.............. 1 —

F. s. a. 20 pilules.
Contre la diarrhée, une à deux chaque
jour.

Pommade anodine (Bourge de Rollot).

℞ Cérat de Galien........ 40 gram.
Extrait de belladone..... 10 —
Acétate de morphine.... 20 cent.
Mêlez.
M. de Bourge emploie cette pommade en
frictions dans les cas de rhumatismes ar-
ticulaires, contre les douleurs musculaires
et les crampes du choléra.

**Pommade au chloroforme du docteur
Goupil.**

℞ Chloroforme pur......... 24 gram.
Cyanure de potassium.... 20 —
Axonge............... 100 —

Cire, q. s. pour donner la consistance
d'une pommade.

Ce topique doit rester vingt-quatre
heures sur le thorax et l'abdomen, étendu
sur du linge et recouvert d'un taffetas
gommé pour empêcher l'évaporation.
Contre les vomissements.

**Pommade avec l'urate d'ammoniaque
(Baur).**

℞ Urate d'ammoniaque... 2 à 4 gram.
Cérat............... 30 —

Employer d'heure en heure une cuillerée à café en onction sur les téguments
abdominaux. Dans le choléra européen.

**Potion d'aconit contre la dyssenterie
(Marbot).**

℞ Extrait alcoolique d'aconit. 10 cent.
Eau .... 100 gram.

Par cuillerées à bouche dans les vingt-
quatre heures. L'aconit supprime dans
les selles l'exhalation sanguine; il agit
avec énergie contre la sécrétion morbide,
en détruisant la réaction fébrile.

A employer dans la période de réaction
du choléra.

Potion anodine diffusible (Masuyer).

℞ Décoction de réglisse..... 120 gram.
Acétate d'ammoniaque... 15 —
Acétate de morphine..... 10 cent.

A prendre par cuillerées, à des intervalles de une, deux, trois, quatre et cinq
heures, suivant l'état du malade, au début des vomissements et des crampes.

Potion anticholérique (Baudelocque).

℞ Eau de menthe........ 90 gram.
Éther sulfurique....... 4 —
Acétate d'ammoniaque.. 4 à 8 —
Sirop simple......... 30 —

Par cuillerées de quart d'heure en quart
d'heure ou de demi-heure en demi-heure,
chez les enfants, dans la première période
du choléra.

Potion anticholérique (Conté de Levignac).

℞ Sulfate de quinine . . . . . .   2 gram.
  Iodure de fer . . . .   1 —
  Eau distillée . . . . 100 —
  Sirop de gomme . . . .   30 —

A prendre d'abord deux cuillerées à bouche, puis une cuillerée toutes les heures. Quand les accidents ont cessé et que la réaction est établie , on couvre la tête de compresses trempées dans de l'eau à la glace , et on donne de l'eau froide en petite quantité pour boisson.

Potions anticholériques (Desmartis).

N° 1.

℞ Eau de cannelle . . . . 120 gram.
  Sirop d'éther . . . .   30 —
  Acide cyanhydrique médicinal . . . .   2 —

N° 2.

℞ Eau de fleurs d'oranger . . 120 gram.
  Alcool de mélisse composé . . . .   30 —
  Sirop d'éther . . . . . . }
  — de morphine. } aa.   15 —
  Acide cyanhydrique médicinal . . . .   1 —

Une cuillerée toutes les deux heures, dans les première et deuxième périodes.

N° 3.

℞ Eau distillée . . . . 110 gram.
  Sirop de menthe . . . .   50 —
  Acétate d'ammoniaque . . .   2 —
  Extrait de jusquiame . . . . .   35 cent.
  Chloroforme . . . .   1 gram.
  Mêlez.

A prendre les trois premières cuillerées de demi-heure en demi-heure, et les suivantes d'heure en heure, dans le choléra algide.

Potion anticholérique (Duch. Duparc)

℞ Café à l'eau . . . . 100 gram.
  Sulfate de quinine . . . . . .   1 —
  Eau de Rabel . . . . 0,75 —
  Sucre . . . .   q. s.

Par cuillerées à bouche à intervalles plus ou moins rapprochés, suivant la gravité des cas.

M. Duparc attribue à cette potion une vertu prophylactique. Il y joint une boisson acidulée , la glace , des quarts de lavements d'eau de son, de pavot et d'amidon , des frictions stimulantes ou des cataplasmes sinapisés.

Potion anticholérique (Giraud).

℞ Eau distillée . . . . 120 gramm.
  Extrait de ratanhia . . . . . .   4 —
  Laudanum de Sydenham.   12 goutt.
  Sirop de coings . . . .   60 gram.
  Mêlez.

A prendre par cuillerées toutes les heures ou les demi-heures dans toutes les périodes et dans un lavement de son une cuillerée toutes les quatre heures.

Potions anticholériques indiennes.

1° ℞ Eau de riz . . . . 120 gram.
    Eau-de-vie ou arrack . . . .   12 —

A donner d'heure en heure dans les cas où la première et la deuxième périodes se prolongent.

2° ℞ Teinture d'opium. }
    Éther sulfurique . . . . } aa   2 gram.
    Vin d'ipécacuanha . . . . . .   15 —
    Eau . . . .   60 —
    Mêlez.

A prendre dans le cas où il n'y a point du tout de vomissement.

Potion anticholérique (Lecointe).

℞ Quinquina calysaya . . . . . .   15 gram.
  F. s. a. un décocté de 200 grammes.
  Ajoutez :

  Acide sulfurique dilué . . .   1 gram.
  Teinture de musc . . . .   1 —

Une à deux cuillerées à café par jour, suivant l'âge et la constitution, dans la période d'incubation, et à plus haute dose s'il y a tendance aux syncopes. Administrée aussi dans la convalescence si la diarrhée est sans complication. (*B. de thérap.*)

Potion anticholérique du docteur Lerminier.

℞ Acétate d'ammoniaque . . .   15 gram.
  Éther sulfurique . . . . . . }
  Laudanum liquide . . . . } aa. 8 —
  Eau de menthe poivrée . . . 375 —
  Sirop d'œillet . . . .   60 —

Par cuillerées à bouche d'heure en heure. Première et deuxième périodes.

Potion anticholérique au chloroforme (Vernois).

℞ Eau distillée de laitue... 120 gram.
 Chloroforme........... 10 goutt.
 Laudanum de Rousseau... 10 —
 Sirop d'éther.......... 12 gram.
Une cuillerée à bouche tous les quarts d'heure. Dès le début.

Potion anticyanique du docteur Moissenet.

℞ Chlorure de sodium..... 12 gram.
 Eau de menthe........ 125 —
 Sirop diacode......... 40 —
A prendre par cuillerées de demi-heure en demi-heure.

Potion anticyanique du docteur Worms.

℞ Décoction de guimauve... 150 gram.
 Acide azotique fumant... 4 —
 Eau de menthe........ 4 —
 Sirop simple.......... 30 —
A prendre par cuillerées à bouche, d'heure en heure, dans les cas les plus graves de cyanose et d'algidité. Très utile pour provoquer la réaction.

Potion antidiarrhéique (Récamier).

℞ Décoction d'arnica. 15, 20 à 30 gram.
 Cachou.............. 60 —
 Eau................. 125 —
Par cuillerées à soupe.
On peut ajouter :
 Extrait aqueux thébaïque. 5 cent.

Potion antidiarrhéique des Anglais.

℞ Mixture de craie (cretæ) (1). 90 gram.
 Laudanum de Sydenham.. 24 goutt.
 Teinture de cardamome .. 6 gram.
 Sirop de coings......... 24 —
 Mêlez.
Une grande cuillerée par heure, jusqu'à quatre. Dans la diarrhée au début.

Potion antidiarrhéique du docteur Caillard.

℞ Eau de mélisse........ 90 gram.
 Acétate d'ammoniaque... 60 —
 Laudanum de Sydenham. 12 —
 Sirop............... 90 —
Par demi-cuillerées à bouche. Première et deuxième périodes.

(1) Cette mixture n'est que de la craie préparée, suspendue à l'aide de sucre et de gomme dans de l'eau de cannelle.

Potion antidiarrhéique (Gouraud père).

℞ Eau de menthe distillée. 90 gram.
 Mucilage de salep...... 15 —
 Laudanum liquide..... 6 à 10 goutt.
Par cuillerées.

Potion antidiarrhéique (Perrochet).

℞ Eau distillée de laitue... 90 gram.
 — de menthe poivrée... 20 —
 Extrait de monésia...... 1 —
 Sirop d'acétate de morphine............... 30 —
F. s. a.
Une cuillerée à bouche toutes les heures dans les cas peu intenses, toutes les demi-heures dans les cas plus graves. Cinq ou six cuillerées ont toujours suffi pour arrêter la diarrhée prodromique.

Potion antidiarrhéique (Spielman).

℞ Ipécacuanha............ 8 gram.
 Eau................... 400 —
On partage l'eau en trois parties, et chacune d'elles sert à faire une décoction. La quantité totale du produit doit être de 200 grammes.
On y ajoute sirop de gomme. 60 gram.
On administre en trois fois, à trois heures d'intervalle, dans les dyssenteries et les diarrhées chroniques. C'est un médicament énergique d'une grande efficacité.

Potion antiémétique de Hope.

℞ Extrait aqueux de colombo. 4 gram.
 Mucilage de gomme arabique............... 60 —
 Eau distillée de cerises noires.............. 2 —
A prendre de quart d'heure en quart d'heure une cuillerée à café pendant la première heure, et de demi-heure en demi-heure pendant la deuxième heure.

Potion antiinflammatoire du docteur Wolowski.

℞ Salep .... 20 gram.
 Eau de laurier-cerise.... 8 —
 — commune........ 180 —
Faites bouillir le salep dans l'eau, et ajoutez l'eau de laurier-cerise.
Une cuillerée d'heure en heure. Dans le choléra inflammatoire.

Potion antiplastique (Scoutetten).

℞ Eau de gomme arabique lé-
    gère . . . .   80 gram.
Sirop de capillaire.   30   —
Oxyde blanc d'antimoine.   4   —
Eau de fleurs d'oranger. .   5   —

Une cuillerée de quart d'heure en quart
d'heure, en ayant soin d'agiter chaque fois
la fiole. Dans les périodes phlegmorrhagique et algide.

Potion antispasmodique (Louis).

℞ Laudanum de Sydenham.   4 gram.
Alcool.   60   —
Sirop. . . . .   q. s.

Cette potion doit être prise par cuillerées de demi-heure en demi-heure dans
les cas graves, c'est-à-dire lorsque les extrémités seront froides, et d'heure en
heure dans les cas contraires.

Potion antitétanique.

℞ Infusion très concentrée de fleurs d'ar-
    nica . . . .   100 gram.
Eau distillée de mélisse of-
    ficinale.   60   —
Musc. . . . .   60 cent.
Camphre. . . . .   4 gram.

Ajoutez, suivant l'état des organes urinaires :

Nitrate de potasse, 2,50, 3,50, ou 5 gr.
Le camphre est pulvérisé avec quelques
gouttes d'alcool, on ajoute le musc et un
peu de mucilage de gomme arabique ;
puis on fait dissoudre dans les liquides
ces substances et le nitrate de potasse.
— Dose : une cuillerée à bouche toutes
les heures. Contre les crampes.

      (*Pharmacopée de Madrid.*)

Potion antityphoïque (Manry).

℞ Eau de menthe.   180   —
Acétate d'ammoniaque. . .   4 gram.
Sirop d'éther.   60   —
Laudanum de Sydenham. .   2   —

Par cuillerées d'heure en heure dans la
période typhoïde.

Potion antivomitive (Bricheteau.)

℞ Eau de menthe . . . . . } aa. 60 gram.
  — de laitue . . . . . . }
Carbonate de potasse. .   2   —

Suc de limons. . . . .   1 cuill. à bouc.
Éther nitrique. . . . . . }
Laudanum. . . . . } aa. 15 goutt.
Sirop de sucre . . . .   30 gram.

Par cuillerées de demi-heure en demi-
heure. Contre les vomissements intenses
et opiniâtres.

Potion antivomitive (Goupil).

℞ Acide sulfurique dilué. . .   6 gram.
Cyanure de potassium. . .   1   —
Eau. . . . .   80 à 100 gr.

A prendre par cuillerées après chaque
vomissement.

**Potion antivomitive et antidiarrhéique
pour les enfants (Millet).**

℞ Eau de menthe. . . . .   20 gram.
  — de tilleul.   20   —
  — de laitue   20   —
Sous-nitrate de bismuth. . 1 à 2   —
Laudanum de Sydenham. . 2 à 4 goutt.
Sirop d'éther. . . . .   20 gram.

Par cuillerées dès que le pouls et la
chaleur sont revenus. Très utile contre
les vomissements et la diarrhée chez les
enfants.

Potion antivomitive (Oulmont).

℞ Sel marin. . . . . ,   12 gram.
Eau de gomme.   120   —

A prendre par cuillerées de demi-heure
en demi-heure. A réussi quelquefois à
arrêter les vomissements et à modifier la
diarrhée.

Potion antivomitive (Perdrix).

℞ Eau de laitue. . . . .   180 gram.
Sirop simple de grau- }
  de consoude. . . . . } aa. 45   —
  — de pavot. . . . . . }
Extrait de belladone. . . . .   20 cent.

Une cuillerée toutes les demi-heures.

Potion antivomitive du docteur Rostan.

℞ Carbonate de magnésie. . .   8 gram.
Acide nitrique.   2   —
Infusion de mélisse ou de
  camomille.   180   —

Par cuillerées. Contre les vomissements.
M. Rostan fait ajouter à cette potion ,
dans le cas de crampes violentes :

Extrait de jusquiame. . . . 0,10 gram.

Potion astringente de Dumas.

℞ Sulfate de fer......... 0,3 gram.
  Sang-dragon ...,...... 0,5 —
  Teinture de cannelle... 0,5 —
  Eau de Rabel......... 2,0 —
  Décocté de consoude... 150,0 —
  Sirop diacode........ 30,0 —
A prendre par cuillerées. Contre la diarrhée.

Potion astringente (Guilbert).

℞ Eau commune......... 100 gram.
  Sirop de ratanhia....... 32 —
  Eau de Rabel.......... 6 goutt.
Mêlez.
Par cuillerées contre les vomissements et la diarrhée.

Potion astringente (homœopathique).

℞ Acide phosphorique...... 3 cent.
  — nitrique .... 2 goutt.
Pour 1 litre d'eau distillée. Trois cuillerées par jour. Contre la diarrhée rebelle prodromique.

Potion astringente (P. de Mignot).

℞ Eau distillée de roses.... 60 gram.
  Sirop de cachou........ 30 —
  Tannin pur........... 0,60gr.
Par demi-cuillerées, d'heure en heure, dans les diarrhées séreuses.

On pourrait aussi bien ajouter le tannin au sirop de roses, de grande consoude, de monésia, de ratanhia et même de quinquina.

Potions du docteur Berton.

Nº 1.

℞ Bicarbonate de soude..... 8 gram.
  Eau distillée de menthe... 90 —

Nº 2.

℞ Eau distillée de menthe... 30 gram.
  Sirop d'écorces d'orange... 30 —
  Vin de Malaga.......... 60 —
  Sulfate de quinine....... 15 —
  Acide citrique .... 1 —
Addition facultative d'éther et de laudanum.
De cinq en cinq minutes une cuillerée de la potion nº 1, et aussitôt une cuillerée de la potion nº 2.

Potion du docteur Bouneau.

℞ Eau de menthe......... 60 gram.
  Sirop d'éther.......... 30 —
  Acétate d'ammoniaque.. 2 —
Par cuillerées à café, période algide; toutes les heures chez les enfants.

Potion de Bremer.

℞ Huile de cajeput........ ⎫
  Teinture de valériane éthé- ⎬ Parties
    rée................. ⎪ égales.
  Esprit de corne de cerf suc- ⎭
    ciné...............
A prendre par cuillerées à intervalles plus ou moins rapprochés, dans les première et deuxième périodes.

Potion du docteur Breschet.

℞ Infusion de menthe...... 125 gram.
  Sirop de quinquina...... 60 —
  Teinture de cannelle..... 2 —
  Acétate d'ammoniaque... 4 —
  Ether sulfurique........ 30 goutt.
Par cuillerées. Première et deuxième périodes.

Potion calmante (Guilbert).

℞ Eau distillée de laitue... 65 gram.
  — de menthe poivrée.... 8 —
  Sirop diacode.......... 65 —
Mêlez.
Par cuillerées au début.

Potion calmante de Sydenham.

℞ Eau de primevère....... 30 gram.
  Eau admirable......... 8 —
  Laudanum liquide....... 16 goutt.
Mêlez.
A prendre par cuillerées après les évacuations abondantes.

Potion avec le chloroforme (Brady).

℞ Huile de ricin......... 12 gram.
  Chloroforme.......... 6 goutt.
  Teinture d'opium....... 20 —
  Eau de menthe........ 45 gram.
En trois fois et tous les quarts d'heure, dans la première période du choléra.

Potion chloroformisée.

℞ Eau de laitue........ 100 gram.
  Chloroforme .... ⎫
  Laudanum de Rousseau. ⎬ aa. 10 goutt.
  Sirop d'éther......... 15 gram.
Par cuillerées.

Potion chlorhydrique.

24 Eau distillée alcoolisée .. 100 gram.
Teinture de colombo.... 20 —
— de quinquina... 10 —
— d'écorce d'orange 4 —
Acide chlorhydriq. fumant 1 gr. 50
Mêlez. — Une cuillerée à bouche, matin et soir, contre les vomissements.

Potion du docteur Clément.

24 Eau distil. de menthe poiv. 90 gram.
Sirop d'écorce d'orange... 30 —
Gomme arabique........ 8 —
Calomel à la vapeur..... 0,50 —
Agiter au moment de s'en servir, et donner toutes les deux heures une cuillerée en alternant avec une cuillerée à bouche de vin de Madère. Première et deuxième période.

Potion contre les coliques (Cuffer).

24 Sirop diacode......... 10 gram.
— de coings......... 20 —
Eau de menthe........ 40 —
— ordinaire......... 50 —
Mêlez.
A prendre en deux ou trois fois à un quart d'heure d'intervalle. Contre les crampes.

Potion composée (Lechelle).

24 Huile d'olives pure....)
Rhum des Antilles.... } aa. 40 gram.
Sucre en poudre ......)
Muscade en poudre..... 2 —
Teinture de girofle..... } aa. 1 —
Éther sulfurique...... }
Mêlez et faites avaler en deux fois aux personnes robustes ou habituées à l'usage des liqueurs, en trois fois par demi-heure d'intervalle aux personnes débiles, dans toutes les périodes.

Potion composée (P. de Mignot).

24 Eau distillée de tilleul.. } aa. 20 gram.
— de fl. d'oranger... }
Gomme arabique ...... 2 —
Sirop de roses rouges... } aa. 12 —
— de grande consoude }
Par demi-cuillerées toutes les heures, contre la diarrhée.

Potion composée (Em. Rousseau).

24 Huile d'amandes douces.. 45 gram.
Eau distillée.......... 90 —
Sirop de gomme....... 90 —
Gomme arabique pulvérisée............ 2 —
Camphre............. 2 —
A prendre toutes les demi-heures par cuillerées à bouche, ou tous les quarts d'heure par cuillerées à café.

Potion créosotée du docteur Aran.

24 Créosote............. 15 goutt.
Laudanum de Sydenham. 25 —
Potion gommeuse...... 125 gram.
A prendre par cuillerées, d'heure en heure, dans les première et deuxième périodes.

Potion créosotée (Beauregard).

24 Potion avec add. de créosote 15 goutt.
— Laudanum ...... 25 —
Contre les vomissements et le dévoiement, il fait prendre une potion dans laquelle il met 4 grammes de bismuth, et autant de diascordium.

Potion créosotée du docteur Weber pour les enfants.

24 Décoction de salep...... 90 gram.
Créosote............. 1 goutt.
Une cuillerée à café toutes les deux heures dans la première période du choléra.
Pour les adultes, la dose est d'une cuillerée à bouche toutes les deux heures, et l'on met deux gouttes de créosote dans 150 grammes de décoction de salep.

Potion de Dehaen, contre les vomissements spasmodiques.

24 Carbonate de chaux..... 2 gram.
Sirop de limon........ 30 —
Liqueur d'Hoffmann..... 12 goutt.
Laudanum de Sydenham. 18 —
Eau de menthe........ 30 gram.
— de mélisse........ 100 —
A prendre par cuillerées.

22

Potion de Dehaen, modifiée par le docteur Honoré.

℞ Carbonate de chaux..... 2 gram.
     Sirop de limon......... 30 —
     Liqueur d'Hoffmann..... 2 —
     Laudanum de Sydenham. 2 —
     Eau de menthe......... 30 —
     — de mélisse......... 100 —

Par cuillerées.

Potion diacodée du docteur Fabre.

℞ Sirop diacode......... 30 à 60 gr.
     Eau de fleurs d'oranger. 20 gouttes.
     Eau de laitue......... 120 gram.
     Éther sulfurique....... 5 gouttes.

Par cuillerées. Première et deuxième périodes du choléra sporadique.

Potion diaphorétique du docteur Lugol.

℞ Eau distillée de tilleul... 125 gram.
     Sirop d'œillet......... 60 —
     Esprit de Mindérérus.... 30 —
     Laudanum de Sydenham. 5 —
         (4 scrupules).
     Éther sulfurique (idem). . 5 —

Deux fortes cuillerées à bouche de deux en deux heures.

On peut remarquer que dans cette potion le laudanum entre dans une forte proportion, il agit surtout comme diaphorétique. Contre les crampes très aiguës.

Lugol faisait modifier la potion pour les malades qui entrent en convalescence ; l'eau de tilleul et le sirop d'œillet sont donnés à la même dose, mais on réduit de moitié celle de l'esprit de Mindérérus, du laudanum de Sydenham et de l'éther sulfurique.

Potion contre la diarrhée.

℞ Sirop de gomme....... 30 gram.
     Teinture de cachou..... 10 —
     Eau de cannelle. ..... 30 —
     — commune......... 90 —
     — de Rabel......... 2 —

A prendre en deux ou trois fois dans la journée, et plus souvent même dans la diarrhée cholérique.

Potion contre la diarrhée (Dorvault).—
Autre formule.

℞ Sirop de coings........ 30 gram.
     Teinture de cachou...... 10 —
     Eau de cannelle........ 30 —
     — pure............. 90 —
     Acide sulfurique alcooliq. 2 —
     Laudanum de Rousseau.. 10 goutt.

Cette potion est très efficace. On la prend en deux ou trois fois dans la journée.

Potion contre la diarrhée cholérique (Requin).

℞ Eau de tilleul......... 100 gram.
     Sirop d'opium......... 30 —
     Blanc d'œuf........... n° 2.

F. s. a.
A prendre par cuillerées à bouche dans le courant de la journée.

Potion diffusible (Mailly).

℞ Acétate d'ammoniaque... 12 gram.
     Infusion de menthe poivrée 150 —
     Sirop de sucre......... 30 —

A prendre par cuillerées, à intervalles plus ou moins rapprochés, dans le collapsus, suivant la prostration.

Potion diffusible du docteur Récamier.

℞ Infus. de menthe très forte. 4 cuill.
     — de sureau.......... 4 —
     Décoction de salep....... 4 —
     Acétate d'ammoniaque ... 16 gram.
     Laudanum de Sydenham.. 2,40 —
     Éther saturé de camphre.. 2,40 —

A employer dans les cas de vomissement et de diarrhée opiniâtres, dans la période bleue.

Potion diurétique (Desavenières).

℞ Extrait de laitue....... 8 gram.
     Teinture de digitale pour-
     prée. .... 30 goutt.
     Eau de feuilles d'oranger. 90 gram.
     Sirop d'asperges....... 30 —

Dès que les vomissements sont calmés, cette potion, donnée par cuillerées, ramène bientôt les urines, suivant l'auteur.

Potion de Dumartray.

℞ Eau de fleurs d'oranger.... 60 gram.
Eau-de-vie.............. 30 —
Laudanum de Sydenham.)
Éther sulfurique........) aa 0,20 c.
Par cuillerées dans le choléra algide.

Potion contre la dyssenterie (Haspel).

Calomel......... 1 à 2 grammes.
Ipécacuanha en pou-
dre.......... 6 déc. à 2 gr.
Laudanum....... 4 à 12 gouttes.
Potion gommeuse. 120 grammes.

F. s. a. Avant de donner au malade
cette potion, on agitera vivement la fiole.
A prendre en une seule ou en trois fois,
à une heure d'intervalle.

Potion éméto-cathartique du docteur Durand, de Lunel.

℞ Eau de tilleul.......... 60 gram.
Poudre d'ipécacuanha... 1 —
Sulfate de magnésie..... 20 —

A prendre en deux fois dans la période
algide; en aider l'action par de l'eau tiède
en abondance pendant les vomissements
provoqués.

Potion énergique du docteur Bernard, de Château-Salins.

℞ Infusion légère d'écorce
d'oranges.......... 64 gram.
Éther sulfurique........ 4 —
Acétate de morphine.... 20 cent.
En une seule fois dans la période algide.

Potion du docteur Fouquier.

℞ Acétate d'ammoniaque... 8 gram.
Eau de cannelle........ 30 —
Sirop simple.......... 30 —
Eau de laitue.......... 60 —

A prendre par cuillerées, dans la période
de collapsus.

Potion contre la gastralgie (Boudin).

℞ Strychnine.......... 3 cent.
Eau............... 120 gram.
Acide chlorhydrique..... 1 goutte.
Sirop de menthe....... 30 gram.

A prendre par cuillerée de deux en
deux heures.

Potion gommeuse stimulante (Andral).

℞ Acétate d'ammoniaque... 4 gram.
Sulfate de quinine...... 75 cent.
Éther sulfurique....... 20 goutt.
Camphre........... 1 gram.
Période algide, par cuillerées.

Potion de Greenhow.

℞ Infus. caryoph......... 180 gram.
Acide sulfurique dilué... 8 —
Teinture d'opium...... 30 goutt.
Sucre.............. 15 gram.

A prendre 30 grammes de six en six
heures, dès que les évacuations prennent
l'aspect de l'eau de riz.

Potion au haschich (Gastinel).

- Infusion chaude de camo-
mille.......... 96 gram.
Sirop simple......... 30 —
Teinture de haschischine. 40 goutt.

A prendre en une seule fois dans la
période algide.

Potion contre le hoquet persistant.

Le docteur Marage a publié une observation qui démontre que, lorsque le
hoquet nerveux a résisté à tous les moyens
que l'expérience recommande, le praticien se trouvera bien servi par la mixture
au chloroforme qu'il a imaginée à bout
de ressources et qui a merveilleusement
réussi; en voici la formule :

℞ Huile d'amandes douces.. 60 gram.
Chloroforme.......... 20 goutt.
Sirop diacode......... 30 gram.
— de menthe poivrée.. 12 —

A prendre par cuillerées à café toutes
les trois heures.

Potion du docteur Husson.

℞ Eau de menthe........ 150 gram.
Mucilage de gomme adrag. 30 —
Laudanum de Sydenham. 6 —
Éther.............. 4 —

A prendre une cuillerée d'heure en
heure. Première et deuxième périodes.

Potion indienne.

℞ Laudanum............. 80 goutt.
Eau-de-vie.......... 1 verre.
Huile de castor........ 2 cuill.

Ce mélange doit être pris en une seule

fois ou fractionné à de courts intervalles. Il est très usité au Bengale, au début du choléra.

Potion iodurée (Aran).

℞ Iodure de potassium..... 2 gram.
Sirop de groseilles...... 30 —
Eau pure............. 125 —
Par cuillerées. Première et deuxième périodes.

Potion d'iodure de potassium (Marchandier).

℞ Iodure de potassium..... 2 gram.
Eau pure............. 125 —
Sirop de groseilles...... 30 —
A donner par cuillerées à café toutes les minutes, dans la première période du choléra.

Potion de La Montagne.

℞ Acétate de potasse...... 4 gram.
Eau distillée.......... 120 —
Sirop de cachou........ 30 —
Eau de menthe..... } aa. 8 —
Eau de mélisse...... }
A prendre par cuillerées contre les évacuations abondantes.

Potions du docteur Lepetit, de Poitiers, contre le choléra. (Potions curatives.)

℞ Eau................. 115 gram.
Acide sulfurique dilué de la pharmacopée de Londres.............. 2 —

Ou bien :

℞ 1° Eau.............. 117 gram.
Acide sulfurique médicinal........... 35 cent.

Deux cuillerées à café de deux en deux heures, jusqu'à ce que les vomissements aient cessé; rapprocher les cuillerées si elles étaient rejetées. Diarrhées passives. Pour les enfants de trois à six mois.

℞ 2° Eau.............. 117 gram.
Acide sulfur. médicinal. 45 cent.
Ou bien :

℞ Eau................. 115 gram.
Acide sulfurique dilué de la pharmacopée de Londres. 2 g. 75.

Deux cuillerées à café toutes les deux heures jusqu'à cessation des vomissements; rapprocher les doses si elles sont rejetées. — Diarrhées passives.

Pour les *enfants de six mois à deux ans.*

℞ 3° Eau............. 230 gram.
Acide sulfurique médicinal............ 60 à 75 cent.

Ou bien :

℞ Eau................ 225 gram.
Acide sulfurique dilué de la pharmacopée de Londres........... 4 à 5 gram.

Deux cuillerées à bouche de deux en deux heures, tant que les vomissements persistent; rapprocher les doses si elles sont rejetées. — Diarrhées passives.

Pour les *enfants de deux à cinq ans.*

℞ 4° Eau............. 240 grammes.
Acide sulfurique médicinal de 75 centig. à 1 gram. 75 c.

Ou bien :

℞ Eau................ 225 gram.
Acide sulfurique dilué de la pharmacopée de Londres.......... 5 à 8 gram.

Deux cuillerées à bouche toutes les deux heures, jusqu'à la fin des vomissements; rapprocher les doses si elles sont rejetées. — Diarrhée passive.

Pour les *enfants de cinq à dix ans.*

℞ 5° Eau............. 250 gram.
Acide sulfurique médicinal de 1 gr. 15 ctig. à 1 gr. 75 c.

Ou bien :

℞ Eau................ 225 gram.
Acide sulfurique dilué de la pharmacopée de Londres 8 à 12 gr.

Deux cuillerées à bouche de deux en deux heures, contre les vomissements; rapprocher les doses si elles sont rejetées. — Diarrhées passives.

Pour les *enfants de dix à quinze ans.*

℞ 6° Eau.............. 250 gram.
Acide sulfurique médicinal de 1 gr. 75 ctig. à 2 gr. 15 c.

Ou bien :

℞ Eau................. 225 gram.
Acide sulfurique dilué de la
    pharmacop. de Londres. 12 à 16 gr.

Diarrhées passives.

Deux cuillerées à bouche, toutes les deux heures pour l'âge de quinze à vingt-cinq ans.

℞ 7° Eau............. 225 gram.
Acide sulfuriq. dilué
    de la pharmac. de
    Londres........ 16 à 20 gr.

Ou bien :

℞ Eau.............. 250 gram.
Acide sulfurique médi-
    cinal de 2 gr. 15 centig. à 2 gr. 75 c.

Deux cuillerées de deux en deux heures, pour l'âge de vingt-cinq ans et au-dessus, dans les diarrhées passives.

On édulcorera toutes les potions avec s. q. de sucre.

Potions du docteur Lepetit. (Potions préservatives.)

℞ 1° Eau.............. 115 gram.
Acide sulfuriq. dilué
    de la pharmacopée
    de Londres...... 1 gr. 25 c.

Ou bien :

℞ Eau................ 116 gram.
Acide sulfurique médici-
    nal............... 20 centigr.

Neuf cuillerées à café, trois le matin, trois à midi, trois le soir, pour les enfants de trois à six mois.

℞ 2° Eau............. 116 gram.
Acide sulfurique mé-
    dicinal......... 30 centigr.

Ou bien :

℞ Eau.............. 115 gram.
Acide sulfurique dilué
    de la pharmacopée de
    Londres......... 1 gr. 75 c.

Neuf cuillerées à café, dans la journée, pour les *enfants de six mois à deux ans.*

℞ 3° Eau............. 228 gram.
Acide sulfurique mé-
    dicinal......... 35 à 50 ctig.

Ou bien :

Eau............. 225 grammes.
Acide sulfuriq. dilué
    de la pharmacop.
    de Londres.... 2 à 3 gram.

Neuf cuillerées à bouche, dans la journée, chez les *enfants de deux à cinq ans.*

℞ 4° Eau............. 230 gram.
Acide sulfurique médi-
    cinal........... 65 centig.

Ou bien :

℞ Eau................ 225 gram.
Acide sulfurique dilué de
    la pharmacopée de Lon-
    dres............... 4 —

Neuf cuillerées à bouche, tous les jours, chez les *enfants de cinq à dix ans.*

℞ 5° Eau............. 240 gram.
Acide sulfurique médi-
    cinal........... 1 gr. 15 c.

Ou bien :

℞ Eau................ 225 gram.
Acide sulfurique dilué de
    la pharmacopée de Lon-
    dres............... 8 —

Neuf cuillerées à bouche tous les jours, chez les *enfants de dix à quinze ans.*

℞ 6° Eau............. 250 gram.
Acide sulfurique médi-
    cinal........... 1 gr. 75 c.

Ou bien :

℞ Eau................ 225 gram.
Acide sulfurique dilué de
    la pharmacopée de Lon-
    dres............... 12 gram.

Neuf cuillerées à bouche tous les jours, à l'*âge de quinze à vingt-cinq ans.*

℞ 7° Eau............. 250 gram.
Acide sulfurique médi-
    cinal........... 2 gr. 15 c.

Ou bien :

℞ Eau................ 225 gram.
Acide sulfurique dilué de
    la pharmacopée de Lon-
    dres............... 16 —

Neuf cuillerées par jour à l'*âge de vingt-cinq ans et au-dessus*.

Potion du docteur Lhuillier, médecin de l'Hôtel-Dieu d'Orléans.

℞ Eau de camomille........ 120 gram.
Sirop de fleurs d'oranger ⎰ aa. 30 —
   — diacode........ ⎱
Laudanum liquide........ 2 —

Par cuillerées d'heure en heure, première et deuxième périodes.

Potion au nitrate d'argent.

℞ Eau de tilleul.......... 60 gram.
Nitrate d'argent........ 2 cent.
Sirop simple.......... 20 gram.

Nous donnons cette formule employée dans la réaction contre les vomissements et la diarrhée, bien qu'en général on n'en ait pas obtenu de bons effets.

Potion au nitrate d'argent (Barth).

℞ Nitrate d'argent........ 5 centigr.
Eau distillée.......... 100 gram.
Sirop de sucre........ 20 —

Mêlez.
A prendre par cuillerées. Contre le choléra.
M. Barth administre en même temps des lavements avec 25 centigrammes de nitrate d'argent.

Potion au nitrate d'argent du docteur Greslou, de Chartres.

℞ Nitrate d'argent........ 20 cent.
Eau distillée.......... 100 gram.
Sirop de sucre........ 15 —

Une cuillerée de deux en deux heures. Au bout de quarante-huit heures, pendant lesquelles, malgré la soif des malades, l'ingestion d'aucune autre liquide n'est permise, les vomissements, la diarrhée, les crampes cessent entièrement; la réaction s'établit.

Potion nitrée du docteur Alibert.

℞ Infusion de pariétaire... 125 gram.
Nitrate de potasse...... 0,10 —

Par cuillerées d'heure en heure. Dans la convalescence.

Potion à l'acide nitreux (Kennedy).

℞ Acide nitreux.......... 12 gram.
Laudanum............ 8 —
Eau de menthe........ 180 —

A prendre par cuillerées à bouche toutes les deux ou trois heures, suivant l'urgence des symptômes, dans la période algide. Chaque cuillerée de la potion est prise dans trois cuillerées d'eau de menthe simple, et contient environ 15 gouttes de l'acide et 10 gouttes de laudanum. Si l'estomac ne la supporte pas la première fois, on attend un quart d'heure avant de la répéter.

Potion nitrique du docteur Worms.

℞ Décoction de guimauve... 150 gram.
Acide azotique fumant ⎰ aa. 4 —
Eau de menthe..... ⎱
Sirop simple........ 30 —

Une cuillerée à bouche d'heure en heure, dans le choléra algide grave.

Potion avec l'opium et le simarouba dans la dyssenterie des pays chauds (Le Marchand, de l'Ile de France).

Quand on a combattu les premiers symptômes par une application de sangsues à l'anus, par des bains, des fomentations, des lavements et des boissons émollientes, au quatrième ou au sixième jour on abandonne tous ces moyens pour faire usage de la *potion de simarouba opiacée* :

℞ Écorce de simarouba..... 4 gram.
Eau................. 360 —

Faites bouillir jusqu'à réduction de moitié, et ajoutez :

Laudanum de Sydenham. 35 cent.

F. s. a.

Tous les jours on augmente de 1 gram me la dose de simarouba, et l'on s'arrête à 8 grammes. Cette potion s'administre en deux fois, matin et soir. Un régime doux, composé de viande de poulet, d'œufs frais et de poisson, doit être observé. On donne pour boissons de l'eau ferrée et un peu de vin aux repas. Cette potion serait utile dans les convalescences du choléra quand la diarrhée persiste.

Potion orientale contre le choléra (Smyrne).

℞ Eau de tilleul.......... 120 gram.
Éther sulfurique........ 1 —
Laudanum............. 2 —
Sirop................. 30 —
Essence de menthe...... 4 goutt.

A prendre par cuillerées chaque demi-heure, dans la première période.
On y ajoute quelquefois :
Acétate d'ammoniaque... 1 gram.

Potion phosphorée (Gendrin).

℞ Sirop de gomme.... } aa. 30 gram.
Eau distillée....... }
Huile phosphorée aromatisée............. 20 goutt.
Gomme arabique....... 10 gram.

Une cuillerée à café toutes les dix minutes, dans la période cyanique avancée.

Potion au poivre cubèbe (Carguet).

℞ Poivre cubèbe..... }
Cannelle.......... } aa. 1,50 cent.
Poivre de Cayenne.. }
Eau froide........... 60 gram.

A prendre en une fois dans la période algide ; répéter la dose quand la première a été rejetée.

Potion préservative.

℞ Quinquina............. 15 gram.
F. s. a. un décocté de... 200 —
Ajoutez :
Acide sulfurique dilué.... 4 —

Une à deux cuillerées à café par jour dans la période d'incubation.

Potions du docteur Récamier.

1° ℞ Infusion de menthe, 10 cuill. à soupe
Crème de riz ou de salep liquide........... 2 cuill.
Laudanum liquide de Sydenham.......... 24 goutt.

Une cuillerée toutes les heures au début.

2° ℞ Laudanum de Sydenham. 10 goutt.
Mucilage de salep, de riz, de gomme arabique ou de gomme adraganthe. 4 cuill.
Eau de menthe....... 20 goutt.

A renouveler toutes les deux heures.

Potion salée (Aran).

℞ Sel marin............. 50 gram.
Véhicule (eau, potion gommeuse)........... 120 —

Par cuillerées, dans les cas les plus graves et le collapsus.

Potion au salicilite de potasse, par le docteur Desmartis fils (de Bordeaux).

℞ Eau de fleurs d'oranger.. 130 gram.
Salicilite de potasse.... 60 cent.
Mêlez.

Une cuillerée toutes les deux heures.

M. Desmartis dit avoir obtenu des résultats heureux de cette potion dans les attaques cholériformes et un cas de choléra algide. (*Presse médicale.*)

Potion saline (Moissenet).

℞ Chlorure de sodium..... 12 gram.
Eau de menthe........ 125 —
Sirop diacode........ 40 —

A prendre par cuillerées de demi-heure en demi-heure ; première et deuxième périodes.

Potion saline du docteur Oulmont.

℞ Chlorure de sodium.... 12 gram.
Eau de menthe........ 125 —
Sirop diacode........ 40 —

Une cuillerée à bouche de demi-heure en demi-heure dans les première et deuxième périodes.

Potion de sous-nitrate de bismuth contre la cholérine des enfants, par M. Mascarel.

℞ Sous-nitrate de bismuth . 1 gram.
Gomme adraganthe...... 1 —
Eau de laitue.......... 120 —
Sirop simple........... 30 —

Une demi-cuillerée d'heure en heure.

Potion stimulante.

℞ Essence de menthe...... 2 gram.
Dissolvez dans :
Alcool............... 10 —
Mêlez avec :
Sirop de gomme....... 100 —
Eau de cannelle....... 50 —

A prendre par cuillerées dans le choléra. Période algide.

Potion stimulante.

℞ Huile de cajeput....... 1 gram.
Éther sulfurique alcoolisé. 4 —
Eau de menthe........ 150 —
Sirop de fleurs d'oranger. 40 —
A prendre par cuillerées toutes les heures dans le choléra. Période algide.

Potions stimulantes (Briquet).

N° 1.

℞ Eau distillée de mélisse.. 60 gram.
Laudanum. .... 20 goutt.
Essence de menthe...... 3 —
Camphre. .... 50 cent.

N° 2.

℞ Eau distillée de mélisse
ou de tilleul........ 80 gram.
Éther............... 4 —

N° 3.

℞ Eau distillée de tilleul. 80 gram.
Ammoniaque pure.... 12 à 20 goutt.
Dans la période algide.

Potion stimulante anticholérique du docteur Desmartis fils, de Bordeaux.

℞ Eau distillée........ 110 gram.
Sirop de menthe..... 50 —
Acétate d'ammoniaque. 2 —
Extrait de jusquiame.. 0,35 cent.
Chloroforme........ 1 gram.
Mêlez.
A prendre les trois premières cuillerées de demi-heure en demi-heure et les suivantes d'heure en heure. Dans la période algide.

Potion stimulante de Dupuytren.

℞ Eau de menthe très légère. 250 gram.
Sous-acétate de plomb... 50 goutt.
Sirop de sucre......... 30 gram.
Une cuillerée à bouche toutes les heures. Première et deuxième périodes.

Potion stimulante (Durand, de Lunel).

℞ Eau distillée de menthe.. 100 gram.
Éther sulfurique....... 4 —
Acétate d'ammoniaque... 4 —
S'il y a de fortes crampes, on y ajoute :
Laudanum........... 1 gram.
A prendre par cuillerées d'heure en heure et soutenir l'excitation par l'élixir (voir ce mot, p. 313). Dans la période algide.

Potion stimulante (Gouraud père).

℞ Eau distillée de menthe
poivrée............ 90 gram.
Teinture de cannelle. ... 8 —
Sirop de sucre........ 32 —

Par cuillerées de quart d'heure en quart d'heure, dans la période algide.

Potion stimulante du docteur Moulin.

℞ Eau distillée d'angélique. 120 gram.
Acétate d'ammoniaque... 30 —
Alcool nitrique........ 4 —
Teinture de quinquina ⎫
Sirop d'écorces d'o- ⎬aa. 30 —
ranges........... ⎭

Une cuillerée à bouche tous les quarts d'heure, dans la période cyanique grave.

Potion au sulfate de quinine (Worms).

℞ Sulfate de quinine...... 1 gram.
Eau distillée de cannelle ou
de mélisse.......... 30 —
Eau................ 90 —

A prendre en une ou deux fois après la cessation des vomissements produits par la potion vomitive dans le choléra intermittent ou bilieux.

Potion au tannin du docteur Graefe (de Berlin).

℞ Acide tannique........ 2 à 4 gram.
Eau de cannelle....... 100 —
Mucilage de gomme arabique............. 100 —

Une cuillerée à bouche de demi-heure en demi-heure dans les choléras confirmés.

Potion avec le tannin (Graefe). (Autre formule.)

℞ Tannin............... 2 gram.
Eau spiritueuse de cannelle. 90 —
Mucilage de gomme arabique 90 —

Une grande cuillerée toutes les demi-heures. On diminue la fréquence des doses avec l'intensité des symptômes. Utile contre la diarrhée, le vomissement et la cyanose.

Potion au tannin du docteur Graëfe fils, de Berlin. — Autre formule.

℞ Tannin................ 2 à 3 gram.
 Eau mucilagineuse...... 90 —
 — de menthe......... 90 —
 Une cuillerée toutes les demi-heures.
Contre la diarrhée et les vomissements, dans la période cyanique.

Potion au tannin des médecins de Tours.

℞ Eau de laitue.......... 150 gram.
 Laudanum de Sydenham. 2 —
 Tannin.............. 1 —
 Sirop de coings........ 60 —
 Éther sulfurique....... 15 goutt.
 A prendre par cuillerées d'heure en heure dans la cholérine.

Potion tonique (Clément).

℞ Eau distillée de menthe.. 90 gram.
 Teinture de cannelle..... 15 —
 Sulfate de quinine....... 50 cent.
 Sirop d'écorce d'oranger.. 30 gram.
 Par cuillerées d'heure en heure dans la période algide.

Potion tonique (Dumérii).

℞ Eau de cannelle orgée. }
 Eau de menthe..... } aa 15 gram.
 Sirop d'éther......... 30 —
 Laudanum de Rousseau
 (1 scrupule)......... 1,20 c.
 Par cuillerées dans la période algide.

Potion tonique de Dupuytren.

℞ Vin généreux (de Madère). 125 gram.
 Extrait de ratanhia...... 2 —
 Laudanum de Sydenham. 20 à 30 gout.
 A prendre par cuillerées de demi-heure en demi-heure. Dans la période de collapsus.

Potion tonique (Kapeler).

℞ Camphre............. 2 gram.
 Acétate d'ammoniaque... 16 —
 Eau de menthe......... 90 —
 Éther.............. 8 —
 Sirop de sucre......... 30 —
 Une cuillerée de quart d'heure en quart d'heure dans les cas de collapsus profonds.

Potion tonique anticholérique.

℞ Quinquina............ 20 gram.
 F. s. a. un décocté de... 200 —
 Ajoutez :
 Acide sulfurique dilué... 1 gram.
 Teinture de cannelle..... 1 —
 Une à deux cuillerées à café par jour, suivant l'âge et la constitution. Dans la période algide.

Potion tonique (Pharmacopée de Berlin).

℞ Eau distillée.......... 120 gram.
 Essence d'anis ou de menthe 4 goutt.
 Ammoniaque.......... 10 —
 Alcool.............. 30 gram.
 Sirop de sucre......... 30 —
 Par cuillerées dans la période algide prolongée.

Potion contre les vomissements (Debreyne).

℞ Eau de laitue.......... 180 gram.
 Laudanum de Sydenham.. 10 goutt.
 Gomme arabique....... 15 gram.
 Sirop simple.......... 60 —
 Bicarbonate de soude.... 2 —
 Faites une potion à prendre dans l'espace de quarante-huit heures, environ une cuillerée toutes les deux heures.

Potion vomitive anticholérique (Spring).

℞ Racine d'ipécacuanha.... 2 gram.
 Faites infuser pendant un quart d'heure dans :
 Eau bouillante........ 100 gram.
 Passez et ajoutez :
 Poudre de racine d'ipéca-
 cuanha............ 2 —
 Eau de mélisse........ 60 —
 Éther acétique........ 10 goutt.
 Une cuillerée à bouche toutes les dix minutes jusqu'à effet ; première période.

Potion vomitive (Durand, de Lunel.)

℞ Ipécacuanha.......... 2 gram.
 Sulfate de soude ou de ma-
 gnésie............ 12 —
 Potion gommeuse....... q. s.
 Pour une potion de 100 grammes.
 A prendre en deux fois dans la première et la deuxième périodes.

Potion vomitive pour les enfants (Millet).

℞ Infusion de polygala.... 60 gram.
  Poudre d'ipécacuanha... 40 à 75 cent.
  Sirop d'ipécacuanha.... 20 gram.

A prendre en trois fois, à un quart d'heure d'intervalle, pour les enfants. Première période.

Potion vomitive du docteur Worms.

℞ Tartre stibié.......... 5 cent.
  Ipécacuanha.......... 1 gram.
  Eau .... 90 —

En prendre de suite les deux tiers, et si au bout de cinq ou six minutes, il n'y a pas eu d'effet, on donne ce qui reste. Dans la cholérine persistante ou le choléra intermittent.

Potion du docteur Wolowski.

℞ Eau de menthe poivrée... 45 gram.
  Laudanum de Sydenham. 10 goutt.
  Mucilage de salep....... 15 gram.
  M. s. l.

En une fois, à réitérer trois ou quatre fois dans la journée à trois heures de distance. Au début.

Poudre ammoniacale de Baum.

℞ Carbonate d'ammoniaque 25 à 40 cent.
  Gomme arabique...... q. s.

A prendre un paquet toutes les deux heures dans la période algide grave.

Poudre du docteur Annesley.

℞ Calomel (20 grains)..... 1 gram.
  Opium .... 0,10 —

A prendre toutes les deux ou trois heures. Première et deuxième périodes.

Poudre anticholérique (Manget).

℞ Sesquichlorure de carbone. 75 cent.

Divisez en trois paquets égaux.

A prendre à dix minutes d'intervalle dans une demi-cuillerée de sirop de gomme, dans la période algide; répéter jusqu'à la réaction, et jusqu'à trois fois en vingt-quatre heures.

Poudre antidiarrhéique anglaise.

℞ Poudre d'yeux d'écrevisses. 80 cent.
  Opium brut en poudre... 9 millig.
  M. f. s. a. une poudre.

En préparer douze, dont le malade prendra une toutes les heures, jusqu'à concurrence de six. Dans la première période. Diarrhée sans douleur, garderobes verdâtres très liquides, abondantes.

Poudre antidyssenterique du docteur Fave.

℞ Ecorce de chêne vert (écorce noire)............ 3 gram.
  Partie spongieuse de l'églantier............. 1 —
  Scille en poudre........ 2 décig.
  Vanille.............. 5 cent.
  Amidon............. 7 décig.
  Mêlez.

Trois à cinq grammes deux fois par jour, à prendre avec les aliments. Dans les diarrhées passives du choléra.

Poudre au bismuth (Th. Thompson).

℞ Trinitrate de bismuth.... 25 cent.
  Gomme arabique....... 15 —
  Magnésie............. 10 —

A prendre en une fois; répéter à des intervalles de quatre à six heures.

Cette poudre, employée avec succès dans la diarrhée des phthisiques, paraît à l'auteur devoir réussir dans la diarrhée cholérique.

Poudre composée du docteur Bordes (pour les adultes).

℞ Calomel............. 1,00 gram.
  Extrait d'opium sec.... 0,50 —
  Sucre.............. 2,00 —
  Mêlez exactement et faites 20 paquets.

A prendre toutes les cinq minutes, dans la période algide et les cas graves.

Poudre composée du docteur Bordes (pour les enfants).

℞ Calomel............. 0,40 gram.
  Extrait d'opium sec.... 0,05 —
  Sucre.............. 2,00 —

Triturez parfaitement et divisez en 40 paquets. On donne un paquet dans un peu d'eau sucrée froide, toutes les dix ou quinze minutes, suivant l'effet obtenu. Dans les cas désespérés.

Poudre composée de Braun.

℞ Castoreum.......... 10 à 15 cent.
Opium cru.......... 5 à 10 —
Poudre de racine d'i-
pécacuanha....... 1 —
Sucre blanc........ 1 gram.
Contre l'anxiété et l'insomnie qui persistent après le choléra.

Poudre composée de cannelle et de craie contre la diarrhée cholérique (Pharmacopée anglaise).

℞ Craie préparée........ 200 gram.
Cannelle............ 120 —
Racine de tormentille } aa 100 —
Gomme arabique.... }
Poivre long.......... 15 —
Pulvérisez séparément et mêlez.

Poudre composée de craie et d'opium (Pharmacopée anglaise).

℞ Poudre de craie composée. 200 gram.
Opium pur en poudre.... 5 —
Contre la diarrhée cholérique.

Poudre composée du docteur Mare.

℞ Extrait muqueux d'opium. 5 cent.
Poudre de gomme arabique. 10 —
Triturez pour obtenir la forme pulvérulente :
Poudre de racine de colombo 2 gram.
Sucre de menthe........ 4 —
Mêlez et divisez en six doses égales.
On donne dans un peu d'eau de deux en deux heures ou de trois en trois heures, selon l'intensité de la diarrhée cholérique.

Poudre Content.

℞ Sucre............... 500 gram.
Farine de riz.......... 1,000 —
Cacao............... 750 —
Cannelle............. 25 —
Girofle............. 10 —
Cardamome.......... 5 —
Baume du Pérou noir... 5 goutt.
F. s a.
Employée comme analeptique; convalescence.

Poudres de Davier.

℞ 1° Carbonate de soude... 15 gram.
Muriate de soude....... 1 —
Chlorate de potasse..... 30 cent.

A prendre toutes les demi-heures dans la période cyanique.

℞ 2° Carbonate de soude.. 2,00 gram.
Muriate de soude..... 1,20 —
Chlorate de potasse.... 0,30 —
A répéter toutes les demi-heures, dans le choléra algide.

Poudre de Fieldmann.

℞ Camphre............. 20 cent.
Racine de salep pulvérisée. 2 gram.
Racine d'ipéca. pulvérisée 15 cent.
Opium.............. 10 —
Magnésie............. 40 —
Huile de cajeput et de
menthe crispée....aa. 35 —
Mêlez.

Faites une poudre qu'on divise en 15 parties égales. On donne cette poudre jusqu'à ce qu'une prise soit gardée; les enfants de un à trois ans en prennent un tiers, de trois à huit ans un demi-paquet, période algide.

Poudre contre les flatuosités (Heim).

℞ Feuilles de séné........ 26 décig.
Menthe poivrée......... —
Semences de cinandre, de
chaque............. 15 gram.
Mêlez.
Faites une poudre. Une cuillerée à café, trois fois par jour.

Poudre purgative tempérante.

℞ Nitre............... 5 gram.
Emétique............. 5 cent.
Faites dissoudre dans un litre et demi de bouillon aux herbes. Boire par tasse jusqu'à effet purgatif suffisant.

Poudre purgative de Tissot.

℞ Jalap..............
Rhubarbe...........
Crème de tartre soluble. } aa. part. ég.
Séné ....
Faites une poudre homogène.
Dose : 2 à 6 grammes.
Cette poudre paraît être employée par les praticiens de quelques localités de la Normandie. Première période.

Poudres salines (Stevens).

℞ 1° Chlorure de sodium... 1,25 gram.
Bicarbonate de soude.... 2 —
Chlorate de potasse...... 35 cent.

Toutes les demi-heures ou toutes les heures, dans la période algide. Dans les cas graves, on porte la dose du chlorure de sodium à 4 grammes et même davantage.

℞ 2° Chlorure de sodium... 1 gram.
Bicarbonate de soude..... 2 gram.
Chlorate de potasse...... 20 cent.
A répéter aussi toutes les demi-heures.

℞ 3° Chlorure de sodium.. } aa. 1 gram.
Bicarbonate de soude... }
Chlorate de potasse.... 0,45 c.

Toutes les demi-heures ou toutes les heures, suivant la gravité de la maladie, dans les première et deuxième périodes.
Dans les cas graves, on porte aussi la dose du chlorure de sodium à 4 grammes et même davantage.

Poudre du docteur Searle.

℞ Opium............ } aa. 1 à 2 cent.
Emétique.......... }
Calomel.......... 5 cent.

A prendre quatre fois par jour, dans les première et deuxième périodes.

Prises au calomel du docteur Ayre, de Hull.

℞ Calomel........... 5 à 10 cent.
Laudanum......... 1 ou 2 goutt.

De cinq en cinq ou de dix en dix minutes, pendant plusieurs heures consécutives, en omettant parfois le laudanum. Dans le choléra algide.

Prises du docteur Corbin.

℞ Calomel............. 1 gram.
Teinture d'opium...... 60 goutt.
Huile de menthe poivrée. 20 —
A donner dès le début.

Prises purgatives strychniques (Ossieur).

℞ Strychnine........... 2 cent.
Sucre blanc.......... 1 gram.
Magnésie calcinée....... 4 —
Mêlez.

Divisez en 20 prises qui seront administrées d'heure en heure dans la diarrhée cholérique persistante non inflammatoire.

Punch du docteur Magendie.

N° 1.

℞ Infusion de camomille... 1 pinte.
Alcool............... 60 gram.
Sucre .... 120 —
Suc d'un citron.
Dans la période d'invasion.

N° 2.

℞ Thé de tilleul.......... 4 litr.
Suc de quatre citrons.
Alcool............... 500 gram.
Sucre .... 500 —
Un petit verre toutes les demi-heures. Dans la période d'invasion.

S

Sel de Seignette dans la lienterie chez de très jeunes enfants (Trousseau).

℞ Sel de Seignette..... 2 à 5 gram.
suivant l'âge de l'enfant.

Il est d'observation clinique que l'administration du sel de Seignette provoque, dans certains cas, une diarrhée assez abondante, tandis que, d'autres fois, elle supprime immédiatement la diarrhée, sans effet purgatif préalable. Dans les deux cas, soit médiatement, soit immédiatement, la lienterie s'arrête. Le sel de Seignette est d'ailleurs généralement pris sans difficulté, et son emploi est indiqué dans la diarrhée cholérique des enfants très jeunes.

Sel de Switon.

℞ Sulfate de magnésie..... 45 gram.
Émétique .... 3 cent.
Mêlez. Première période.

Sel, ou eau fondante de Switon.

Mélange ci-dessus.

Eau de fontaine........   1 litr.

Faites fondre, filtrez.

A prendre dans la matinée. Première période.

Sinapisme universel.

Quelques praticiens, et entre autres M. le docteur Brochin, ont employé ce moyen avec succès dans la période algide.

Versez dans un chaudron d'eau tiède (pour éviter l'évaporation du principe actif) :

Moutarde en poudre, en-
viron. ....   2 kilog.

de manière à lui donner la consistance d'un cataplasme. Etendez sur une couverture de laine et roulez le malade nu, de la tête aux pieds, dans cet immense sinapisme.

Sirop acétique composé contre le choléra (Lebâtard).

℞ Sirop de vinaigre........   45 gram.

Sirop diacode..........   32   —

Acétate d'ammoniaque....   15   —

Sirop de fleurs d'oranger...   32   —

On sucre avec ce sirop une tasse d'infusion de fleurs de sureau concentrée que l'on renouvelle tous les quarts d'heure. On revient à une seconde dose si la première a été rejetée par les vomissements. Sous l'influence de ce sirop, M. Lebâtard a vu dans plusieurs cas la chaleur revenir peu à peu sans transpiration, la face perdre son aspect bleuâtre, la langue devenir plus humide et plus chaude. Il ajoute toutefois qu'il faut y renoncer quand, à cette prostration effacée, succèdent des rêvasseries, de l'agitation et un peu de subdélirium, et y substituer les révulsifs aux extrémités d'abord, puis quelques sangsues ou à la base du crâne. (*Gazette médicale*, juin 1849.)

Sirop d'airelle-myrtille.

℞ Extrait d'airelle-myrtille...   5 gram.

Faites dissoudre dans très peu d'eau. Ajoutez :

Sirop bouillant ....   1 kilog.

Chaque cuillerée de ce sirop contient environ 1 décigramme d'extrait. On en prescrit de 2 à 6 cuillerées par jour.

M. Bergasse a rapporté l'observation d'une diarrhée chronique extrêmement grave, guérie par l'administration à l'intérieur de 30 grammes d'extrait d'airelle-myrtille administrés en substance.

Sirop d'aloès de Guillemin.

℞ Extrait aqueux d'aloès   4 à 5 gram.

Eau.............   500   —

Sucre blanc........   1000   —

Dissolvez l'extrait d'aloès dans l'eau ; faites fondre au bain-marie le sucre dans la solution d'aloès. Passez et conservez. 30 grammes de ce sirop (une cuillerée à bouche) contiennent 20 centigr. d'extrait d'aloès. Périodes phlegmorrhagique et algide, par cuillerées d'heure en heure.

Sirop antidyssentérique de noix de cyprès (Sylva).

℞ Noix de cyprès fraîches
concassées..........   250 gram.

Eau bouillante........   750   —

Sirop simple..........   1000   —

Alcool..............   60   —

Faites infuser les noix dans l'eau pendant vingt-quatre heures ; passez et filtrez l'infusion, ajoutez l'alcool et mêlez le tout au sirop réduit. Contre la diarrhée cholérique.

Sirop de chaux (Trousseau).

℞ Sirop de sucre........   1000 gram.

Chaux vive...........   10   —

Eau............   100   —

Délitez la chaux dans la quantité d'eau prescrite, ajoutez le mélange au sirop, faites bouillir pendant 10 minutes, filtrez au papier ; ajoutez au produit :

Sirop de sucre........   4000 gram.

On emploie ce sirop pour combattre les diarrhées chroniques rebelles et les diarrhées persistantes du choléra.

Sirop composé de Récamier.

1° ℞ Alcool nitrique (acide
nitrique dulcifié)....   8 gram.

Sirop de capillaire ou de
gomme...........   225   —

On emploie ce sirop à la température

qui plaît, et l'on en donne par gorgées un verre moyen de demi en demi-heure.

Si le malade vomit, on donne une cuillerée à café de purée d'amidon délayé à froid avant de faire boire.

2° ⨾ Sirop de capillaire.... 250 gram.
Alcool nitrique......... 16 —

Mêlez. s. a.

La dose, dans un grand verre d'eau, est d'abord de sept petites cuillerées à café, de manière à donner une acidité prononcée à la boisson.

Récamier attribuait une grande puissance à cette médication.

Sirop contre les gastralgies (Padioleau).

⨾ Sirop de fleurs d'oranger. 100 gram.
Extrait aqueux d'opium.. 15 cent.
— d'aconit .... 10 —

On fait dissoudre dans un mortier et dans quelques gouttes d'eau de fleurs d'oranger, les extraits ; on les mêle intimement.

On prend une cuillerée à café de ce sirop deux fois par jour immédiatement après le repas. Sous l'influence de ce sirop, M. Padioleau a vu quelquefois survenir un léger narcotisme qui s'est promptement dissipé, et il a réussi le plus souvent à calmer et même à guérir entièrement des gastralgies qui avaient résisté longtemps à toute espèce de traitement.

On pourrait l'employer dans les prodromes et la convalescence du choléra.

Sirop de salicaire (Meurdefroy et Martin).

⨾ Sommités fleuries de salicaire............. 150 gram.
Eau q. s. pour colature.. 250 —

Mêlez à 1 kilogramme de sirop de sucre que vous aurez fait réduire à 750 grammes. Employé contre les diarrhées, les dyssenteries, et comme fébrifuge.

La salicaire est une plante indigène qui a été jadis très employée et qui est complétement abandonnée aujourd'hui. Les essais entrepris par MM. Stanislas Martin et Meurdefroy doivent engager les praticiens à en renouveler l'emploi.

Sirop de sorbes (Sauvan).

Pr. sorbes qui n'ont pas encore atteint leur parfaite maturité, et alors qu'elles sont jaunes d'un côté et rouges de l'autre ; pilez-les dans un mortier approprié, et exprimez-en le suc à la presse.

A 1000 grammes de suc de sorbes ainsi obtenu, ajoutez 1750 grammes de sucre ; faites fondre au bain-marie, et passez à travers une étamine. Le sirop qu'on obtient est presque incolore ; il a un goût agréable. On peut l'employer comme le sirop de coings, et pour édulcorer les tisanes dans le choléra.

Sirop de tannin (P. de Mignot).

⨾ Sirop de cachou...... ⎫
— d'extrait de ratanhia. ⎬ aa. 125 gr.
— de tolu........... ⎪
— de fleurs d'oranger.. ⎭
Tannin pur......... 4 —

Mêlez. s. a.

Le sucre tempère l'astringence du tannin, et toutes les fois qu'on administre le tannin contre la diarrhée, il est fort essentiel de l'unir à cette substance.

Sirop tonique et somnifère (Offret).

⨾ Sirop de gomme arabique. 60 gram.
— de coquelicot..... ⎫
— diacode......... ⎬ aa. 30 gram.
— d'ipécacuanha..... ⎪
— de quinquina..... ⎭
— de fleurs d'oranger.. 15 gram.
Eau de laurier-cerise.... 4 —
F. s. a. tonique et légèrement somnifère. Prodromes du choléra.

Solution anticomateuse (Worms).

⨾ Alcool camphré...... 150 gram.
Ammoniaque liquide... 20 à 25 —
Infusion d'arnica .... 100 —

Dans laquelle on fera dissoudre :

Chlorhydrate d'ammoniaque........... 45 gram.

M. Worms assure avoir retiré d'excellents effets de l'application sur la tête d'une compresse imbibée de cette solution. Contre les accidents comateux.

Solution de Pearson.

Solution contenant, par once == 30 grammes d'eau distillée, 1 grain = 5 centigrammes d'arséniate de soude cristallisé.

M. D'A. — 20 à 60 gouttes dans la journée, dans un véhicule mucilagineux.

Mêmes propriétés que l'arséniate de soude. Dans le collapsus.

Solution de protoxyde d'azote (Serullas).

℞ Sirop simple............. 60 gram.
Solution de protoxyde d'azote 2 litr.

On en peut faire prendre en quelques heures de 3 à 4 litres dans la période algide.

Solution saline du docteur Makintosh.

℞ Carbonate de potasse... 2,40 gram.
Muriate de soude...... 8 —
Eau commune........ 2500 —

Pour injection dans les veines des cholériques algides.

Solution stibiée de Hierlander.

℞ Tartre stibié....... 40 à 60 cent.
Eau distillée....... 250 gram.

A prendre une à deux et trois cuillerées à bouche tous les quarts d'heure ou toutes les demi-heures. Première et deuxième période.

Sparadrap d'opium (Schaeufelle).

Les mouches d'opium qu'on prescrit quelquefois pour combattre les névralgies présentant quelques inconvénients, M. Schaeufelle propose de les remplacer par la préparation suivante : on étend sur une planchette, au moyen de petits clous, du taffetas noir, serré et épais ; on applique sur ce taffetas, à l'aide d'un pinceau, trois couches d'extrait gommeux d'opium, auquel on a ajouté un sixième de poudre fine de gomme arabique et suffisante quantité d'eau pour donner à l'extrait la densité d'un sirop très cuit. On conserve ce taffetas dans un endroit sec. Contre les crampes.

Spécifique contre le choléra.

℞ Iodhydrate de potasse... 90 cent.
Eau de fontaine........ 60 —

A prendre en deux doses à un quart d'heure d'intervalle ; après chaque dose, prendre une tasse de café préparé à la turque ; répéter le médicament toutes les heures jusqu'à cessation complète des vomissements et de la diarrhée.

Spécifique du Nord.

℞ Racine d'angélique..
— de gentiane.....
— d'aunée........ aa. 16 gram.
— de roseau odorant.
Écorces de simarouba..... 10 —

On concasse ces substances, on les fait macérer pendant huit jours dans un litre de bon genièvre de grains, après quoi l'on filtre et l'on conserve dans des bouteilles bien bouchées. Les grandes personnes en prennent un verre à liqueur dès que les vomissements et les crampes se déclarent, et les enfants les deux tiers d'un verre.

T

Teinture alcoolique de myrtille.

℞ Baies récentes d'airelle-myrtille........... 100 gram.
Eau-de-vie........... 1 litre.

Faites macérer quinze jours.
Dose : un petit verre à liqueur.

Teinture aloétique composée (drogue amère).

℞ Aloès succotrin en poudre. 500 gram.
Myrrhe...........
Mastic........... aa. 250 —
Benjoin..........
Racine de colombo en poudre..........
Racine de gentiane.. aa. 120 —
— d'angélique....
Safran............. 60 —

Faites macérer pendant sept à huit jours dans :

Eau-de-vie ordinaire... 18000 gram.
Passez, ajoutez :
Eau-de-vie de genièvre.. 6000 —
Filtrez et conservez.
10 à 40 grammes dans une potion appropriée. Dès le début du choléra asiatique.

Teinture aromatique (Guilbert).

℞ Poivre de la Jamaïque en poudre (*myr-
thus pimenta*) . . . . 64 gram.
Eau-de-vie de France. . . . 1 litr.

Faites infuser à froid pendant deux
jours, et filtrez.

Cet élixir porte le nom d'élixir vitrio-
lique (Buchan); l'eau qu'on fait avec cet
élixir a eu du succès en 1832, selon
M. Guilbert. On ne doit ajouter du sucre
qu'au moment de la boire.

Teinture de Guarana.

℞ Guarana . . . . 100 gram.
Alcool à 85° . . . . 400 —

F. s. a. une teinture alcoolique, dose
10 à 20 grammes dans une potion ou une
tisane appropriée dans les cas de dyspepsie, de diarrhée chronique, de dyssenterie.

Teinture de la Sœur de charité.

℞ Racine d'angélique. . .
— de *calamus aro-
maticus* de la Ja-
maïque, si on peut aa. 32 gram.
en avoir . . . .
— de grande aunée
— de gentiane . . . .

Mettez macérer dans un litre d'eau-de-
vie de genièvre pendant trois ou quatre
jours, puis tirez à clair.

Un verre à liqueur, dans la période algide; répétez la dose après une demi-
heure si la réaction ne se fait pas sentir.

Thé de bœuf (Beneke).

Dans la convalescence du choléra. Voici
comment on le prépare :

On prend une livre de bœuf entièrement
maigre et sans mélange d'os ; on le hache
menu comme de la chair à saucisse ou à
boulettes, puis on y ajoute son poids d'eau
froide et l'on fait chauffer jusqu'à ébullition. Quand le liquide a bouilli vivement
pendant une minute ou deux, on le passe
avec expression dans une serviette qui re-
tient l'albumine coagulée et la fibrine devenue dure comme la corne. Vous avez
alors le meilleur bouillon que puisse jamais donner une livre de viande, et le
plus agréable si vous y mettez du sel et
autres assaisonnements d'usage avec un
peu de caramel ou d'oignon brûlé pour
lui donner de la couleur. M. Beneke dit
avoir fait un fréquent usage de ce thé,
qu'il ne saurait trop recommander, tant
l'expérience lui en a démontré les avantages. Il l'a administré à des scrofuleux
et à des phthisiques, spécialement dans
les cas où les fonctions digestives étaient
dérangées, soit par une dyspepsie, soit par
des ulcérations, etc. Il l'a donné dans la
dernière période du typhus; chez les malades affectés d'inflammation du tissu cellulaire et qui s'épuisent rapidement sous
l'influence des grandes suppurations consécutives à cette inflammation. Rien n'est
plus propre à compenser les pertes éprouvées par ces malades que le thé de bœuf.
Il l'a prescrit finalement dans beaucoup
de circonstances qui demandaient une
bonne alimentation, et en général les
convalescents de maladies douloureuses et
longues en ont tiré les bénéfices les moins
douteux. On conçoit, du reste, qu'une
substance qui renferme toutes les parties
constitutives de la viande, tant inorgani-
ques qu'organiques, et qui n'exige aucun
effort de l'estomac pour que le travail de
réparation s'accomplisse, doit l'emporter
sur tous les autres aliments azotés.

Thé d'herbes de Fieldmann.

℞ Infusion d'herbe de jacée
— de menthe poivr.
— de fleurs de til- Parties
leul . . . . égales.
— de camomille . .
— de sureau . . . . .

A prendre pour boisson dans les première et deuxième périodes.

Tisane anticholérique (Aran).

℞ Bicarbonate de soude . . . . . 20 gram.
Dans 1 litre d'eau de chiendent.
Dans la période algide.

Tisane ou infusion antidiarrhéique (Bonnard).

℞ Ansérine . . . . 8 gram.
Eau . . . . 1 litr.
Faire bouillir dix minutes.

On peut augmenter la dose de l'ansérine jusqu'à 15 grammes. A réussi dans
plusieurs cas de diarrhée rebelle.

Tisanes astringentes (P. de Mignot).

1° ℞ Pétales de roses rouges. 4 gram.
Grande consoude....
Riz torréfié......... } aa. 15 gram.
Eau................. 1 lit. 1/2.
Faites bouillir jusqu'à réduction d'un tiers, passez et ajoutez :

Sirop de cachou.....
 diacode....... } aa. 15 gram.

Cette tisane, très astringente, doit être réservée pour les cas où toute irritation fébrile a cessé ; un quart de tasse tiède toutes les trois heures.

2° ℞ Riz torréfié. ...... 60 gram.
Faites bouillir jusqu'à réduction d'un tiers dans :

Eau. .... 1500 gram.
Ajoutez, sur la fin de l'ébullition :
Roses rouges......... 15 gram.
Laissez reposer dix minutes ; passez et ajoutez :

Gomme arabique. ...... 12 gram.
Sirop de sulfate ou de chlor-
 hydrate de morphine.. 30 —
Dans la diarrhée tendant à devenir chronique ; un quart de tasse tiède toutes les trois heures seulement.

Tisane au bismuth du docteur Biett.

℞ Infusion de tilleul....... 125 gram.
Toutes les demi-heures une cuillerée, dans laquelle on fait fondre :
Sous-nitrate de bismuth... 10 cent.
Contre les crampes.

Tisane de capricum (Juy-Gauthier).

℞ Capricum en poudre.... 2 cuill. à café
Infuser dans eau bouill. 1 verre.

A prendre en une dose au début du choléra.

Tisane au citron, et au ratanhia, du docteur Rayer.

℞ Décoction de ratanhia..... 1 litr.
Suc de citron............ n° 2.
A prendre par petites tasses d'heure en heure. Contre la diarrhée.

Tisane contre la diarrhée du docteur Wolowski.

℞ Arnica.............. 30 à 60 gram.
Eau bouillante........ 250 —

On laisse infuser pendant une demi-heure.
Une cuillerée à bouche toutes les heures.

Tisane du docteur Gouré.

℞ Acide nitrique......
 — sulfurique.... } aa. 2 gram.
Eau distillée. .... 1 litre.

Agiter le liquide pendant au moins une demi-heure, et administrer une cuillerée le matin, une autre le soir, et une troisième le lendemain matin.

Tisane du docteur Magendie.

℞ Camomille............ 4 litr.
Acétate d'ammoniaque... 60 gram.
Teinture d'écorce de citron 60 —
Sucre .... 500 —
Pour boisson. Dans la période d'invasion.

Tisanes narcotico-astringentes et aromatiques (Guilbert).

Nº 1.

℞ Feuilles de ronces..... 1 poignée.
Fleurs de roses rouges. 1 pincée.
Faites infuser dans un litre d'eau bouillante ; tirez à clair et ajoutez :

Eau de Rabel......... 20 goutt.
Sirop diacode......... 32 gram.

Nº 2.

℞ Fleurs de coquelicot..
Feuilles d'oranger... } aa. 1 poignée.
Pour un litre d'eau bouillante.
Mêlez.
Préparez comme du thé, c'est-à-dire par infusion.
Cette tisane suffit pour arrêter le dévoiement le plus fort, s'il n'y a pas affection cérébrale ; mais il faut faire diète et précéder par l'application d'un cataplasme sinapisé.

Tisane stimulante du docteur Lerminier.

℞ Eau-de-vie............ 8 gram.
Ammoniaque liquide..... 24 goutt.
Infusion de menthe et de
 feuilles d'oranger..... 1 litr.
Sirop de valériane....... 60 gram.
Pour boisson par petites tasses. Première et deuxième période.

23

Trochisques du docteur Graperon (Orient).

♃ Nitre................. 1 partie.
Soufre................. 4 —

Réduire en poudre, faire fondre et couler dans des cornets de papier, d'où ce mélange sort, quand il est refroidi, sous forme de trochisques. On les fait de 32 grammes chaque.

On les allume par la pointe et l'on en brûle un par toise (cube) d'air dans les appartements qu'on veut désinfecter. On ferme les portes et les fenêtres, et l'on suspend dans la chambre les effets contaminés. — Chaque trochisque revient à un centime. — Nous devons cette formule à M. le docteur Alex. Mayer.

V

Vin éthéré (Petit, de Corbeil).

♃ Vin de Malaga ou de Madère 120 gram.
Sirop d'éther.......... 45 —
Éther sulfurique .... 2 —
Par cuillerées, dans le choléra algide.

Vin fébrifuge (de quinquina).

♃ Quinquina calysaya..... 100 gram.
Écorce d'angusture vraie. 10 —
Concassez les deux écorces, versez dessus :
Alcool à 21°.......... 200 gram.
Laissez en contact, dans un vase fermé, pendant vingt-quatre heures. Ajoutez :
Vin blanc de Bourgogne
acide.............. 1000 gram.
Faites macérer pendant un mois, en agitant de temps en temps ; tirez à clair, Dose : 60 à 120 gram. comme fébrifuge ; 10 à 50 gram. comme tonique.

Vin du docteur Magendie.

♃ Vin chaud............ 2 litr.
Teinture alcoolique de cannelle.............. 60 gram.
Sucre.............. 375 —
Dans la période de réaction.

Vin de Malaga diacodé du docteur Honoré.

♃ Vin de Malaga........ 180 gram.
Sirop diacode......... 30 —
Une cuillerée d'heure en heure pour la nuit. Deuxième et troisième périodes.
Par cuillerées. Première et deuxième période.

Vin stomachique (Deschamps).

♃ Calamus aromaticus pulvérisé............. 25 gram.
Camomille romaine..... 25 —
Genièvre (baies de)..... 25 —

Quassia amara pulvérisée. 25 gram.
Quinquina jaune pulvérisé.............. 25 —
Vin alcoolisé et sucré... 1500 —
Laissez macérer pendant huit jours, pressez et filtrez.
30 grammes, ou la dose à prendre en une fois, représentent le macéré de 50 grammes de chacune des substances médicamenteuses qui entrent dans la formule. Convalescence.

Vinaigre d'opium (gouttes noires).

♃ Opium en poudre grossière. 248 gram.
Muscade   idem...... 46 —
Safran................ 15 —
Sucre .... 372 —
Acide acétique dilué..... q. s.

Faites digérer l'opium, la muscade et le safran dans 700 grammes d'acide acétique dilué au bain de sable, à une douce chaleur, pendant quarante-huit heures, et passez. Faites digérer le résidu avec une égale quantité d'acide acétique dilué de la même manière, pendant vingt-quatre heures ; versez le tout dans un appareil à déplacement, et versez de nouveau la liqueur filtrée dans l'appareil, à mesure qu'elle passe, jusqu'à ce qu'elle sorte parfaitement claire. Lorsque la filtration est terminée, versez peu à peu de l'acide acétique dilué sur le résidu qui est resté dans l'appareil, jusqu'à ce que vous ayez 1400 grammes de liquide filtré ; enfin, ajoutez le sucre, et évaporez au bain-marie jusqu'à réduction de 1500 grammes.
Dans ce mode de préparation, on peut remplacer l'acide acétique dilué par le vinaigre distillé.

(Pharmacopée des États-Unis.)

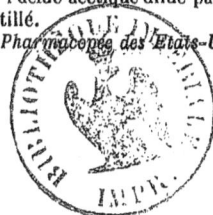

TABLE DES AUTEURS

CITÉS DANS CET OUVRAGE.

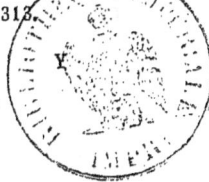

FIN DE LA TABLE DES AUTEURS.

TABLE ALPHABÉTIQUE

DU FORMULAIRE ET DES MÉDICAMENTS

EMPLOYÉS

DANS LE TRAITEMENT DU CHOLÉRA-MORBUS.

A.

Absinthe (eau-de-vie d'), 313.
Acétate d'ammoniaq. (V. ce mot.)
Acétate de morphine. (V. ce mot et opium.)
Acétate de plomb, 318, 329, 344.
Acide acétique, 199, 324.
— arsénieux, 323.
— azotique fumant, 334.
— carbonique, 199.
— chlorhydrique, 199, 337.
— fluorique, 199.
— nitreux, 321, 325.
— nitrique, 326, 335, 3.55.
— phosphorique, 336.
— prussique(cyanhydrique), 200, 310.
— sulfurique, 200, 313, 318, 321, 325, 326, 333, 339, 340, 341, 345, 353.
— tartrique, 313.
Aconit, 332.
Acore vraie, 313.
Acupuncture, 201.
Affusions. (V. les mots bains et froid.) 203.
Ail, 201, 322, 323.
Airelle myrtille, 332, 350, 352.
Alcali volatil. (V. ammoniaque.)
Alcool, 312.
— camphré, 321.
— nitrique, 310, 344, 349.
— rectifié, 323.
— vulnéraire, 322.

Alcoolat de Fioraventi (V. baume)
Alcoolé de cannabine. (V. cannabine et hàschich.) 310.
Aloès, 203, 313, 315, 349, 352.
Alun, 327, 328.
Amandes (émulsion d'), 204, 310.
Amidon, 204, 319, 320, 346.
Ammoniaque (acétate, carbonate, chlorhydrate). 204, 311, 313, 321, 332, 333, 336, 338, 344, 545, 546, 550, 553.
— liquide, 206, 321, 322, 323, 326, 354.
Angélique, 313, 328, 344, 351.
Ansérine, 353. (V. Potentille.)
Antimoine (oxyde blanc d') 335.
Armatures (Burq), 207.
Arnica, 209, 316, 317, 321, 334, 335, 354.
Arrack, 333.
Asa fœtida, 320, 331.
Asperges, 338.
Aunée, 313, 351.
Azote (protoxyde d'), 210, 351.

B

Bains chauds de vapeurs humides, 210.
— tièdes, 212.
— de calorique et de vapeurs sèches, 212.
— avec appareil à thermomètre, 213.

24

FIN DE LA TABLE ALPHABÉTIQUE DU FORMULAIRE.

TABLE DES MATIÈRES.

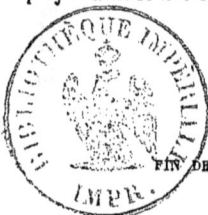

FIN DE LA TABLE DES MATIÈRES.

CATALOGUE

DES

LIVRES DE FONDS ET EN NOMBRE

QUI SE TROUVENT A LA LIBRAIRIE MÉDICALE

DE

GERMER BAILLIÈRE,

RUE DE L'ÉCOLE-DE-MÉDECINE, 17, A PARIS.

A LONDRES et à NEW-YORK, chez H. BAILLIÈRE.

A MADRID, chez CH. BAILLY-BAILLIÈRE, libraire, calle del Principe, 11.

---

6 fr. *par an pour toute la France.* — **8 fr.** *pour l'Étranger.*

RÉPERTOIRE DE PHARMACIE,

RECUEIL PRATIQUE

Publié par M. BOUCHARDAT,

Professeur d'hygiène à la Faculté de médecine de Paris,
membre de l'Académie nationale de médecine et de la Société nationale d'agriculture,
Pharmacien en chef de l'Hôtel-Dieu de Paris.

Dixième année

COMMENCÉE LE 1er JUILLET 1853.

Conditions de la Souscription.

Le *Répertoire de Pharmacie* a commencé en juillet 1844. Il paraît du 5 au 20 de chaque mois, par livraison de 32 pages, formant à la fin de l'année un volume de 400 pages environ. Chaque année, jusqu'à la huitième, adressée *franco*, se vend séparément **5 francs**; les autres années sont de **6 francs.**

Les lettres, paquets, manuscrits et renouvellements d'abonnement doivent être adressés *franco* au bureau du journal.

Toute demande d'abonnement non accompagnée du montant de l'abonnement sera regardée comme *nulle*.

On ne peut s'abonner qu'à partir du 1er juillet de chaque année, en envoyant, par lettre *affranchie*, un bon de 6 fr. sur la poste ou sur une maison de Paris, à l'ordre de M. Germer BAILLIÈRE, libraire, rue de l'École-de-Médecine, 17. — On s'abonne également, sans aucune augmentation de prix, par l'entremise des Droguistes de Paris, des Libraires et des Messageries.

Collection du Répertoire de Pharmacie.

Les neuf premiers volumes du *Répertoire de Pharmacie* sont en vente au bureau du journal. Le prix de chacun de ces volumes est de 5 fr. — MM. les nouveaux Souscripteurs qui adresseront *franco* un bon de 52 fr. sur la poste ou sur une maison de Paris, à l'ordre de M. Germer BAILLIÈRE, pour la collection du journal et l'abonnement à l'année courante, recevront, *sans frais en France*, les neuf premiers volumes.

1

BIBLIOTHÈQUE DE L'ÉTUDIANT EN MÉDECINE.

COLLECTION DE RÉSUMÉS POUR LA PRÉPARATION AUX EXAMENS DU DOCTORAT
EN MÉDECINE, DU GRADE D'OFFICIER DE SANTÉ,
ET AUX CONCOURS D'ÉLÈVES EXTERNES ET INTERNES DES HÔPITAUX.

PREMIER EXAMEN.

Nouveau Traité élémentaire d'anatomie descriptive et de **préparations anatomiques**, par M. le docteur JAMAIN, ancien interne des hôpitaux de Paris, etc., suivi d'un Précis d'embryologie , par M. VERNEUIL , prosecteur de la Faculté de médecine de Paris, etc., 1 vol. grand in-18, avec 146 figures dans le texte. 1855. 12 fr.

Manuel de physiologie de l'homme et des principaux vertebrés, répondant à toutes les questions physiologiques du programme des examens de fin d'année, par M. BÉRAUD , prosecteur de l'amphithéâtre des hôpitaux de Paris, avec des notes par M. CH. ROBIN, agrégé de la Faculté de médecine de Paris. 1855, 1 vol. gr. in-18. 8 fr.

Manuel d'anatomie chirurgicale, générale et topographique, par M. VELPEAU, professeur de clinique chirurgicale à la Faculté de médecine de Paris, etc. 1857. 1 vol. in-18 de 622 pages. 6 fr.

Manuel d'anatomie générale, histologie et organogénie de l'homme, ouvrage contenant un résumé de tous les travaux faits en France, en Allemagne et en Angleterre, sur la structure, les propriétés, les analyses chimiques, l'examen microscopique, et le développement des liquides et des solides, par M. le docteur MARCHESSAUX. 1844. 1 vol. grand in-18 de 420 pag. 5 fr. 50 c.

DEUXIÈME ET CINQUIÈME EXAMENS.

Nouveaux principes de chirurgie. Éléments de zoonomie, d'anatomie et de physiologie, d'hygiène, de pathologie générale et chirurgicale, de matière médicale et de médecine opératoire, par M. le docteur LEGOUAS, 6e édit., 1856. 1 vol. in-8. 5 fr. 50 c.

Manuel pratique de percussion et d'auscultation, par M. le docteur ANDRY, ancien chef de clinique médicale de la Charité. 1845. 1 vol. grand in-18. 5 fr. 50 c.

Manuel de petite chirurgie, contenant les pansements, les bandages, les appareils de fractures, les pessaires, les bandages herniaires, les ponctions, la vaccination, les incisions, la saignée, les ventouses, le phlegmon, les abcès, les plaies, les brûlures, les ulcères, le cathétérisme, l'extraction des dents, les agents anesthésiques, etc.,

par M. le docteur JAMAIN. 2e édition entièrement refondue. 1855. 1 vol. gr. in-18, avec 189 figures. 6 fr.

Manuel de pathologie et de clinique chirurgicales, par M. le docteur JAMAIN, ancien interne des hôpitaux de Paris. 1854, 1 fort vol. gr. in-18. (Sous presse.)

Manuel de médecine opératoire, fondée sur l'anatomie normale et l'anatomie pathologique, par M. le docteur MALGAIGNE, professeur de médecine opératoire à la Faculté de médecine de Paris, chirurgien des hôpitaux de Paris. 1854. 6e édition. 1 vol. grand in-18. 7 fr.

Manuel de pathologie et de clinique médicales, par M. le docteur TARDIEU, agrégé de la Faculté de médecine de Paris, médecin des hôpitaux de Paris. 1848. 1 fort vol. grand in-18 de 750 pages. 6 fr.

TROISIÈME EXAMEN.

Physique, avec ses principales applications. 1 vol. grand in-18 avec 230 fig. intercalées dans le texte. 3e édit., 1851. 4 fr. 50 c.

Chimie, avec ses principales applications. 1 vol. grand in-18 de 600 pages, avec 64 fig. 1848. 3e édition. 5 fr. 50 c.

Histoire naturelle, contenant la zoologie,

la botanique, la minéralogie et la géologie. 2 vol. grand in-18, avec 508 fig. intercalées dans le texte. 1844. 7 fr.

Atlas de botanique, composé de 21 planches représentant 56 plantes , pour servir de complément à l'histoire naturelle de M. Bouchardat. fig. n. 2 fr. 50; fig. col. 5 fr.

Ces quatre volumes sont faits par M. BOUCHARDAT, professeur d'hygiène à la Faculté de médecine de Paris, pharmacien en chef de l'Hôtel-Dieu, membre de l'Académie nationale de médecine.

QUATRIÈME EXAMEN.

Manuel pratique de médecine légale, par M. le docteur BAYARD , médecin-expert près les tribunaux de Paris. 1844. 1 vol. grand in-18. 5 fr. 50 c.

Manuel d'hygiène publique et privée, par M. le docteur FOY, pharmacien en chef

de l'hôpital Saint-Louis. 1845. 1 vol. grand in-18. 4 fr. 50 c.

Manuel de matière médicale , de thérapeutique comparée et de pharmacie, par M. le docteur BOUCHARDAT, professeur d'hygiène à la Faculté de médecine de Paris. 1846, 1 fort vol. grand in-18. 7 fr.

CINQUIÈME EXAMEN.

Manuel des accouchements et des maladies des femmes grosses et accouchées, contenant les soins à donner aux nouveau-nés, par M. le docteur JACQUEMIER, ancien interne de la maison d'ac-

couchements de Paris. 1846. 2 vol. grand in-18 de 1,520 pages, avec 63 fig. intercalées dans le texte. 9 fr.

(Pour la clinique médicale et chirurgicale, **voir les Manuels du deuxième Examen.**)

DICTIONNAIRE

DES

DICTIONNAIRES DE MÉDECINE

FRANÇAIS ET ÉTRANGERS,

OU

TRAITÉ COMPLET DE MÉDECINE
ET DE CHIRURGIE PRATIQUES, DE THÉRAPEUTIQUE, DE MATIÈRE MÉDICALE,
DE TOXICOLOGIE ET DE MÉDECINE LÉGALE, ETC., ETC.,

CONTENANT

L'ANALYSE DES MEILLEURS ARTICLES QUI ONT PARU JUSQU'A CE JOUR
DANS LES DIFFÉRENTS DICTIONNAIRES
ET LES TRAITÉS SPÉCIAUX LES PLUS IMPORTANTS ;

Ouvrage destiné à remplacer tous les autres Dictionnaires et Traités
de Médecine et de Chirurgie, etc.,

Par une Société de médecins,

SOUS LA DIRECTION DE M. LE DOCTEUR FABRE,

Rédacteur en chef de la GAZETTE DES HÔPITAUX.

1850 - 1851. — 9 forts volumes in-8 imprimés sur deux colonnes, y compris
un VOLUME SUPPLÉMENTAIRE rédigé en 1851. — Prix : 45 fr.

AVIS DE L'ÉDITEUR.

Tous les exemplaires portant le millésime de 1850 ne sont pas seulement
modifiés dans la couverture et le titre ; *cinquante-trois articles* importants,
disséminés dans les huit volumes, et formant un total de 440 pages, ont été ou
refaits en entier, ou remaniés, ou augmentés, afin d'être mis au courant de la
science. Tels sont :

TOME I.

*Absorption, Accouchements, Aliments,
Apoplexie, Avortement provoqué, Auscultation, Bassin, Bec-de-lièvre.*

TOME II.

*Bile, Biliaires (voies), Bilieuse (fièvre), Cal,
Cancer, Choléra, Chorée.*

TOME III.

Coude, Delirium tremens, Embaumement.

TOME IV.

*Face, Foie, Fracture, Gangrène, Gastrique
(embarras), Hémorrhoïdes, Hernie (anus
contre nature).*

TOME V.

*Incision, Iris, Mâchoire (luxation de la),
Magnésie, Main, Manganèse, Méningite
tuberculeuse, Méphitisme.*

TOME VI.

*OEil, Os, Ostéite, Pelvimètre, Pharynx,
Prostate, Pupille artificielle, Ramollissement cérébral, Rate.*

TOME VII.

*Rectum, Scrofules, Sinus, Tendons, Thy-
roïde (corps) et Crétinisme, Tibia, Tibiales
(ligature des artères).*

TOME VIII.

*Tronc, Varices, Vessie (fistules vésico-va-
ginales).*

Plusieurs articles indispensables manquaient à ce *Dictionnaire* : pour le
compléter et pour le tenir au niveau du progrès médical, nous nous sommes
décidé à publier, sous la direction de M. A. TARDIEU, UN VOLUME SUPPLÉ-
MENTAIRE.

SUPPLÉMENT AU DICTIONNAIRE

DES

DICTIONNAIRES DE MÉDECINE

RÉDIGÉ

PAR UNE SOCIÉTÉ DE PROFESSEURS ET D'AGRÉGÉS
DE LA FACULTÉ DE MÉDECINE, DE MÉDECINS, DE CHIRURGIENS,
DE PHARMACIENS EN CHEF ET D'ANCIENS
INTERNES DES HÔPITAUX DE PARIS ;

SOUS LA DIRECTION

DE M. AMB. TARDIEU,

Agrégé de la Faculté de médecine de Paris, médecin des hôpitaux, etc.

1851. 1 vol. in-8 de 944 pag. — Se vend séparément, 9 fr.

Noms des Auteurs et des Articles de ce Supplément.

Adet de Roseville, D.-M.-P. — *Hydrothérapie.*

Barthez, méd. des hôpit. de Paris. — *Enfance (maladies de l').*

Bayard, D.-M.-P., rédact. des Ann. d'hygiène et de médecine légale. — *Putréfaction, Taches* et *Viabilité.*

Becquerel, agrégé de la Faculté de médecine, médecin des hôpitaux de Paris, et **Rodier,** D.-M.-P. — *Sang, Tubercules.*

Becquet, ancien interne lauréat des hôpit. de Paris. — *Céphalalgie, Convalescence, Flux, Priapisme, Révulsion, Satyriasis.*

Béhier, agrégé à la Faculté de médecine, médecin des hôpitaux de Paris. — *Maladie.*

Bernard (Cl.), D.-M.-P., professeur suppléant au Collège de France, et **De Chaniac,** D.-M.-P. — *Digestion.*

Brierre de Boismont, D.-M.-P., directeur d'un établissement d'aliénés. — *Interdiction, Paralysie progressive, Stupidité, Suicide.*

Bouchardat, professeur d'hygiène à la Faculté de médecine de Paris, membre de l'Académie imp. de médecine.— *Chloroforme.*

Boudin, médecin en chef des hôpitaux militaires. — *Ambulance, Chauffage et Réfrigération, Fièvre intermittente, Méningite cérébro-spinale, Recrutement militaire.*

Carrière, D.-M.-P., collaborateur de la Gazette médicale. — *Médecin.*

Durand-Fardel, ancien interne lauréat des hôpitaux de Paris, correspondant de l'Académie impériale de médecine, médecin inspecteur des eaux de Hauterive-les-Vichy. — *Age, Calculs biliaires, Coliques (séméiotique), Contagion, Diabète, Dyspepsie, Étiologie, Fièvre éphémère, Habitations, Kinésithérapie, Magnétisme, Pellagre, Purulente (infection), Pus, Quarantaine, Suspension et Strangulation.*

Fermond, pharm. en chef de la Salpêtrière. — *Désinfectants.*

Foy, pharmacien en chef de l'hôpital Saint-Louis. — *Collodion, Formuler (art de), Gutta-percha, Haschisch, Poids et mesures, Ventilation.*

Gavarret, professeur de physique à la Faculté de médecine de Paris. — *Air.*

Gillette, médecin de la Salpêtrière. — *Vieillards (maladies des).*

Gosselin, agrégé et chef des travaux anatomiques de la Faculté de médecine, chirurgien des hôpitaux de Paris.—*Anesthésiques (agents).*

Hillairet, médecin des hôpitaux de Paris. — *Pouls, Pronostic.*

Jacquemier, D.-M.-P., ancien interne de la Maternité. — *Génération, Menstruation, Nourrice, OEuf humain.*

Jamain, D.-M.-P., ancien interne des hôpitaux de Paris. — *Axillaire (région), Articulations (contusions et plaies des), Compression et Dilatation, Pansements, Rotule, Sternum.*

Latour (Amédée), rédacteur en chef de l'Union médicale. — *Consultation, Honoraires des médecins.*

Livois, D.-M.-P., ancien interne des hôpitaux de Paris. — *Ascarides, Échinocoque, Inhumation, Mort, Tœnia.*

Nélaton, professeur de clinique chirurgicale à la Faculté de médecine de Paris. — *Axillaire (région), Os (anévrisme et cancer des).*

Place, D.-M.-P. — *Phrénologie.*

Phillips (de Liège), membre de l'Académie de médecine de Belgique. — *Urinaires (maladies des voies).*

Requin, professeur de pathologie médicale à la Faculté de médecine de Paris, médecin de l'Hôtel-Dieu. — *Cirrhose, Homœopathie.*

Robert, agrégé de la Faculté de médecine de Paris, chirurgien de l'hôpital de Beaujon, et **Verneuil,** prosecteur à la Faculté de médecine de Paris. — *Aine.*

Robin, agrégé de la Faculté de médecine de Paris. — *Microscope, Ostéogénie.*

Sandras, agrégé de la Faculté de médecine de Paris, médecin de l'hôpital Beaujon. — *Délire.*

Tardieu, agrégé à la Faculté de médecine, médecin des hôpitaux de Paris. — *Identité, Ivresse, Ivrognerie, Submersion, Superfétation, Survie.*

Voillemier, agrégé à la Faculté de médecine, chirurgien des hôpitaux de Paris. — *Opérations.*

LIVRES DE FONDS ET EN NOMBRE.

COURS
DE
PATHOLOGIE INTERNE,
PROFESSÉ A LA FACULTÉ DE MÉDECINE DE PARIS,
Par M. G. ANDRAL,
Professeur à ladite Faculté, membre de l'Académie impériale de médecine et de l'Académie des Sciences, médecin de l'hôpital de la Charité, etc.

RECUEILLI ET PUBLIÉ

Par M. le docteur Amédée LATOUR,
Rédacteur en chef de l'*Union médicale*.

1848, 2ᵉ édition, 3 vol. in-8 de 2076 pages. — Prix : 18 fr.

ACTES de la Société médicale des hôpitaux de Paris, 1850-52. 2 fascicules. 5 fr. On vend séparément le 2ᵉ fascicule, 1852.   2 fr. 50 c.

ADET DE ROSEVILLE. Hydrothérapie. 1851. in-8.   1 fr. 25 c.

AIMÉ, BOUCHARDAT ET FERMOND. Manuel complet du baccalauréat ès-sciences, rédigé d'après le programme de l'Université du 7 septembre 1852, contenant la physique, la chimie, la zoologie, la botanique et la géologie ; 4ᵉ édit. 1854. 1 vol. grand in-18, avec 381 fig.   7 fr.

AMUSSAT. Leçons sur les rétentions d'urine causées par les rétrécissements de l'urètre, et sur les maladies de la glande prostate, publiées par le docteur PETIT, de l'île de Ré. 1852, 1 vol. in-8, fig.   4 fr. 50 c.

AMUSSAT (Alph.). De l'emploi de l'eau en chirurgie (*Thèse de doctorat*). 1850. In-4.   2 fr.

ANNALES du magnétisme animal. Juillet 1814 à décembre 1816. 8 vol. in-8.   30 fr.

ANNALES DE THÉRAPEUTIQUE médicale et chirurgicale, et de toxicologie, publiées par M. le docteur Rognetta. Avril 1843 à mars 1849. 6 vol. in-4, br.   25 fr.

ANDRIEUX (de Brioude) ET LUBANSKI. Annales d'obstétrique, des maladies des femmes et des enfants. 1842-1843, 3 vol. in-8, fig.   12 fr.

ANDRY. Manuel pratique de percussion et d'auscultation. 1845, 1 vol. grand in-18 de 536 pages.   3 fr. 50 c.

ARAN. Manuel pratique des maladies du cœur et des gros vaisseaux. 1842. 1 vol. in-18.   3 fr. 50 c.

BARON. Recherches, observations et expériences sur les développements naturel et artificiel des maladies tuberculeuses, etc.; traduit de l'anglais par M. V. BOIVIN. Paris, 1825, 1 vol. in-8, avec fig. col.   7 fr. 50 c.

TRAITÉ DE LA SCIENCE MÉDICALE

(HISTOIRE ET DOGMES),

COMPRENANT :

1° Un précis de méthodologie ou de médecine préparatoire ;
2° Un résumé analytique de l'histoire de la médecine, suivi de notices historiques et critiques sur les Écoles de Cos, d'Alexandrie, de Salerne, de Paris, de Montpellier, de Strasbourg ;
3° Un exposé des principes de la science médicale, renfermant les *éléments de la pathologie générale* ;

Par le Docteur T.-C.-E. Édouard AUBER,

1855. 1 fort vol. in-8. . . . . 8 fr.

AUBER (Édouard). Traité de philosophie médicale, ou Exposition des vérités générales et fondamentales de la médecine. 1841, 1 vol. in-8, br. 6 fr.
AUBER (Éd.). Hygiène des femmes nerveuses, ou Conseils aux femmes pour les époques critiques de leur vie. 1844, 2ᵉ édit., 1 vol. gr. in-18. 5 fr. 50 c.
BAUDELOCQUE. Principes sur l'art des accouchements, par demandes et par réponses, en faveur des élèves sages-femmes; 7ᵉ édition, revue et corrigée. 1838, 1 vol. in-12, avec 50 fig. 7 fr. 50 c.
Le même ouvrage avec le MANUEL DES SAGES-FEMMES, de M. le professeur Moreau, destiné à servir de *complément aux principes d'accouchements de Baudelocque.* 1839, 2 vol. in-12, fig. 9 fr.
BAUDELOCQUE. L'art des accouchements. 8ᵉ édition, 1844, 2 vol. in-8, de 1,340 pag., avec 17 pl. 18 fr.
BARTHÉLEMY. Syphilis. Poëme en trois chants avec des notes par le docteur Giraudeau de Saint-Gervais. 1848, 1 vol. in-18. 4 fr.
BAUDENS. Clinique des plaies d'armes à feu. 1836, 1 vol. in-8. 7 fr. 50 c.
BAUDENS. Des règles à suivre dans l'emploi du chloroforme. 1853. 1 fr. 25
BAUDENS. Mémoire sur les solutions de continuité de la rotule, description d'un appareil curatif nouveau pour le traitement des fractures transversales. 1853. 1 fr. 25
BAUDENS. De l'entorse du pied et de son traitement curatif. 1852. in-8. 1 fr. 50
BAUDENS. Nouvelle méthode des amputations. 1ᵉʳ mémoire, *amputation tibio-tarsienne.* 1842, in-8, fig. 2 fr. 50
BELHOMME. Considérations sur l'appréciation de la folie, sa localisation et son traitement. 1834-1848, 5 Mémoires in-8, br. 15 fr.
BELHOMME. Essai sur l'idiotie, propositions sur l'éducation des idiots, mise en rapport avec leur degré d'intelligence. 1824-1843, in-8, br. 2 fr.

TRAITÉ CLINIQUE ET PRATIQUE

DES

MALADIES DES ENFANTS,

Par MM. les docteurs BARTHEZ et RILLIET,

Anciens internes lauréats de l'hôpital des Enfants malades de Paris, etc.

1853. — 3 vol. in-8, 2ᵉ édition très augmentée. — 24 fr.

TRAITÉ

DE

CHIMIE PATHOLOGIQUE

APPLIQUÉE A LA MÉDECINE PRATIQUE,

Par MM. les docteurs BECQUEREL et RODIER.

1854. — 1 vol. in-8. — 7 fr.

BECQUEREL. Recherches sur la méningite des enfants. 1838, in-8. 2 fr.

BERTRAND. Traité du somnambulisme et des différentes modifications qu'il présente. 1825, 1 vol. in-8. 7 fr.

BÉRARD (A.). Mémoire sur le rapport qui existe entre la direction des conduits nourriciers des os longs et l'ordre suivant lequel les épiphyses se soudent avec le corps de l'os. 1854, in-8. 1 fr. 25 c.

— Mémoire sur la staphyloraphie, in-8. 1 fr. 25 c.

— Traitement des varices par le caustique de Vienne, in-8. 1 fr. 25 c.

— Mémoire sur le traitement des tumeurs érectiles. 1841, in-8. 1 fr. 50 c.

— Diagnostic différentiel des tumeurs du sein. 1842, in-8, br. 3 fr. 50 c.

— Maladies de la glande parotide et de la région parotidienne, opérations que ces maladies réclament. 1841, 1 vol. in-8, 4 pl. 4 fr. 50 c.

— Des causes qui retardent ou empêchent la consolidation des fractures et des moyens de l'obtenir. (Concours de pathologie externe).1855, in-4. 2 fr. 50 c.

— De la luxation spontanée de l'occipital sur l'atlas, et de l'atlas sur l'axis (Thèse du doctorat). 1829, in-4. 2 fr. 50 c.

— Mémoire sur l'emploi de l'eau froide comme antiphlogistique dans le traitement des maladies chirurgicales. 1834, in-8. 1 fr. 50 c.

BÉRAUD. Manuel de physiologie de l'homme et des principaux vertébrés, répondant à toutes les questions physiologiques du programme des examens de fin d'année, avec des notes par M. ROBIN, agrégé de la Faculté de médecine de Paris. 1855. 1 vol. gr. in-18. 8 fr.

BIOGRAPHIE MÉDICALE, faisant suite au Dictionnaire des sciences médicales, publiée par M. Panckoucke. 7 vol. in-8. 30 fr.

BLANDIN. De l'autoplastie, ou Restauration des parties du corps qui ont été détruites, à la faveur d'un emprunt fait à d'autres parties plus ou moins éloignées. Paris, 1856, 1 vol. in-8. 4 fr. 50 c.

BLANDIN. Atlas d'anatomie topographique, ou d'anatomie des régions du corps humain, considérée dans ses rapports avec la chirurgie et la médecine opératoire. 1834, 20 pl. in-fol. 12 fr.

BLATIN ET NIVET. Traité des maladies des femmes, qui déterminent des flueurs blanches, des leucorrhées, etc. 1842, 1 vol. in-8. 7 fr.

BLAUD. L'art médical, ou les Vrais moyens de parvenir en médecine. Poëme. 1845, 1 vol. in-8 de 250 pag. 3 fr. 50 c.

BOBIERRE (Adolp.). Traité de manipulations chimiques, description raisonnée de toutes les opérations chimiques et des appareils dont elles réclament l'emploi. 1844. 1 vol. in-8 de 493 pages avec 175 fig. 6 fr.

BONAMY. Études sur les effets physiologiques et thérapeutiques du tartre stibié (*couronné par le Bulletin thérapeutique*), 1848, in-8. 3 fr. 50 c.

BIBLIOTHÈQUE ENTOMOLOGIQUE

CONTENANT

1º **Centurie d'insectes par Kirby** ; — 2º **OEuvres entomologiques de Eschscholtz.**
3º **Insectes de Java par Mac Leay** ;
4º **Bulletin de la Société impériale des naturalistes de Moscou.**

1852, 2 vol. in-8, 17 planches coloriées et 7 planches noires. — 20 fr.

BOUCHARDAT. Formulaire vétérinaire, contenant le mode d'action, l'emploi et les doses des médicaments simples et composés, prescrits aux animaux domestiques par les médecins vétérinaires français et étrangers, et suivi d'un mémorial thérapeutique. 1849, 1 vol. in-18. 3 fr. 50 c.

BOUCHARDAT. Nouveau Formulaire magistral, précédé d'une notice sur les hôpitaux de Paris, de généralités sur l'art de formuler, suivi d'un Précis sur les eaux minérales naturelles et artificielles, d'un Mémorial thérapeutique, de notions sur l'emploi des contre-poisons, et sur les secours à donner aux empoisonnés et aux asphyxiés. 1853, 6ᵉ édit., 1 vol. in-18, br. 3 fr. 50 c.

BOUCHARDAT. Manuel de matière médicale, de thérapeutique comparée et de pharmacie. 1846, 1 vol. grand in-18 de 924 pages. 7 fr.

BOUCHARDAT. De l'alimentation insuffisante (Thèse de concours pour la chaire d'hygiène). 1852, in-8, br. 2 fr. 50 c.

BOUCHARDAT. Opuscules d'économie rurale, contenant les engrais, la betterave, les tubercules de dalhia, les vignes et les vins, le lait, le pain, les boissons, l'alucite, la digestion et les maladies des vers à soie, les sucres, l'influence des eaux potables sur le goître, etc. 1851, 1 vol. in-8. 3 fr. 50 c.

BOUCHARDAT. Annuaire de thérapeutique, de matière médicale, de pharmacie et de toxicologie pour 1841 à 1854, contenant le résumé des travaux thérapeutiques et toxicologiques publiés de 1840 à 1853, et les formules des médicaments nouveaux, suivi de Mémoires sur le diabète sucré ; sur une maladie nouvelle, *l'hippurie ;* sur les iodures d'iodhydrates d'alcalis végétaux ; sur la digestion ; sur les contre-poisons du sublimé corrosif, du plomb, du cuivre et de l'arsenic ; sur les cas rares de chimie pathologique ; sur l'action des poisons et de substances diverses sur les plantes et les poissons ; sur les principaux contre-poisons et sur la thérapeutique des empoisonnements ; sur les affections syphilitiques ; sur la thérapeutique du choléra ; observations sur l'affaiblissement de la vue coïncidant avec des maladies dans lesquelles la nature de l'urine est modifiée ; sur la pathogénie et la thérapeutique du rhumatisme articulaire aigu ; sur le traitement de la phthisie et du rachitisme par l'huile de foie de morue. 14 vol. gr. in-32. Prix de chaque, 1 fr. 25 c.

BOUCHARDAT. Recherches sur la végétation, appliquées à l'agriculture. 1846, 1 vol. gr. in-18 de 200 pages. 2 fr.

BOUCHARDAT. Supplément à l'Annuaire de thérapeutique, etc., pour 1846, contenant des Mémoires : 1º sur les fermentations ; 2º sur la digestion de substances sucrées et féculentes et sur les fonctions du pancréas, par MM. BOUCHARDAT et SANDRAS ; 3º sur le diabète sucré ou glucosurie ; 4º sur les moyens de déterminer la présence et la quantité de sucre dans les urines ; 5º sur le pain de gluten ; 6º sur la nature et le traitement physiologique de la phthisie. 1 vol. grand in-32. 1 fr. 25 c.

TRAITÉ

SUR

LES MALADIES CHRONIQUES

QUI ONT LEUR SIÉGE

DANS LES ORGANES DE L'APPAREIL RESPIRATOIRE,

TELLES QUE

La phthisie pulmonaire, les diverses affections des poumons et des plèvres,
la phthisie laryngée et trachéale, la bronchite chronique, le rhume,
le catarrhe pulmonaire, l'hémoptysie, l'asthme, l'aphonie, les dyspnées nerveuses, etc.

PAR J. BRICHETEAU,

Médecin de l'hôpital Necker,
Membre de l'Académie impériale de médecine, etc.

1852. 1 vol. in-8 de 664 pages. — Prix : 8 fr.

BOUCHARDAT, FERMOND et AIMÉ. Manuel complet du baccalauréat ès-
sciences. 1854, 1 vol. gr. in-18, avec 381 fig., 4ᵉ édit.   7 fr.

BOUCHER (d'Amiens). Recherches sur la structure des organes de l'homme
et des animaux les plus connus. 1848, 1 vol. in-8, avec 104 fig.   6 fr.

BULLETINS

DE LA

SOCIÉTÉ ANATOMIQUE DE PARIS,

Rédigés par

MM. Barth, Béhier, Bell, Bérard, Bourdon, Broca, Becquerel, Bur-
guière, de Castelnau, Chassaignac, Cazalis, Contour, Cruveilhier,
Debrou, Demarquay, Demeaux, Denonvilliers, Denucé, Depaul,
Depuisaye, Desormeaux, Deville, Diday, Durand-Fardel, Fauvel,
Fiaux, Figuière, Forget, Foucher, Gaubric, Giraldès, Gosselin,
Guéneau de Mussy, Hardy, Hérard, Houel, Jamain, Landouzy,
Lenoir, Leudet, Livois, Maisonneuve, Mailliot, Maréchal, Marotte,
Mercier, Moret, Moutard-Martin, Nivet, Oulmont, Pigné, Poumet,
Prestat, Rendu, Richard, Rogée, Royer-Collard, Sestier, Sonnié,
A. Tardieu, Tavignot, Thibault, Valleix, Verneuil, Vigla.

1826 à 1853. — 28 vol. in-18. — 144 fr.

Ces Bulletins renferment le recueil d'anatomie pathologique le plus complet
qui existe; on y trouve l'exposé de tous les cas intéressants observés depuis
vingt-huit ans dans tous les Hôpitaux de Paris : tous les faits ayant été discutés
au sein de la Société, offrent un degré d'authenticité qu'on chercherait en vain
dans d'autres recueils.

Ces Bulletins paraissent chaque mois, par cahier de 32 pages. Le prix de
l'abonnement annuel est de 6 fr. pour Paris et 7 fr. 50 c. pour les départements.

Il existe quelques années séparées qu'on peut e procurer à raison de 3 fr.
les huit premières et les autres à 6 fr. chacune.

DES HALLUCINATIONS

ou

HISTOIRE RAISONNÉE DES APPARITIONS, DES VISIONS, DES SONGES,
DE L'EXTASE, DU MAGNÉTISME ET DU SOMNAMBULISME,

PAR M. BRIERRE DE BOISMONT,

Docteur en médecine de la Faculté de Paris, directeur d'une maison d'aliénés, etc.

1852. Deuxième édition très augmentée, 1 vol. in-8. — Prix : 6 fr.

BRIERRE DE BOISMONT. De l'ennui (*tœdium vitœ*). 1850, in-8. 1 fr. 50 c.

BRIERRE DE BOISMONT. De l'interdiction des aliénés et de l'état de la jurisprudence en matière de testament dans l'imputation de démence, avec des
observations de M. ISAMBERT, conseil. à la Cour de cassation. 1852, in-8. 2 fr.

BRIERRE DE BOISMONT. Histoire du suicide, considérée dans ses rapports avec
la statistique, la médecine et la philosophie. 1854, 1 vol. in-8. (*Sous presse.*)

BRIERRE DE BOISMONT. Du délire aigu observé dans les établissements
d'aliénés. 1845, in-4, br. 3 fr. 50 c.

BRACHET. Traité complet de l'hypochondrie. 1844, 1 vol. in-8. 9 fr.

BRERA. Traité des maladies vermineuses, précédé de l'Histoire naturelle des
vers. 1804, 1 vol. in-8, avec 5 pl. 5 fr. 50 c.

BOURDIN. Traitement des affections cancéreuses. Indications et contre-indi-
cations de l'opération dans le traitement du cancer. 1844, in-8. 1 fr. 50 c.

BOURDET (Eug.). Causeries médicales avec mon client. 1852. 1 vol. in-18. 4 fr.

BOYER (Lucien). Discussion clinique sur quelques observations de hernie
étranglée. 1849, in-8. 1 fr. 25 c.

BOYER (Lucien). Des diathèses au point de vue chirurgical. 1847, in-8. 2 fr.

BOYER (Lucien). Recherches sur l'opération du strabisme. 1842-1844, 1 vol.
in-8, avec 12 pl. représentant 44 fig. noires. 7 fr. — Fig. coloriées. 10 fr.

BROC. Essai sur les races humaines considérées sous les rapports anatomique
et philosophique. 1856, 1 vol. in-8, avec 11 fig. 5 fr. 50

BROUSSAIS (F.-J.-V.). Recherches sur la fièvre hectique, considérée dé-
pendante d'une lésion d'action des différents systèmes, sans vice organique.
Paris, 1803, in-8, br. 2 fr.

BURQ. Métallothérapie. Traitement des maladies nerveuses par les applications
métalliques. 1853, in-8, fig. 1 fr. 50

CAHAGNET. Du traitement des maladies, ou Étude sur les propriétés médicinales de 150 plantes les plus connues et les plus usuelles, par l'extatique
Adèle Maginot. Exposition des diverses méthodes de magnétisation. 1851
1 vol. in-18. 2 fr. 50 c.

CAHAGNET. Lumière des morts, ou Études magnétiques philosophiques et
spiritualistes. 1851, 1 vol. in-12. 5 fr.

CAHAGNET. Magie magnétique, ou Traité historique et pratique de fascinations,
de miroirs cabalistiques, d'apports, de suspensions, de pactes, de charmes
des vents, de convulsions, de possessions, d'envoutements, de sortiléges, de
magie de la parole, de correspondances sympathiques et de néocomanie.
1854. 1 vol. gr. in-18, br. 7 fr.

PHYSIOLOGIE,
MÉDECINE ET MÉTAPHYSIQUE
DU MAGNÉTISME;

Par J. CHARPIGNON,
Docteur en médecine de la Faculté de Paris, médecin à Orléans.

1848. — 1 volume in-8 de 480 pages. — Prix : 6 fr.

CAHAGNET. Arcanes de la vie future dévoilés, où l'existence, la forme, les occupations de l'âme après sa séparation du corps sont prouvées par plusieurs années d'expérience au moyen de huit *Somnambules extatiques*, qui ont eu 80 perceptions de 36 personnes de diverses conditions, décédées à différentes époques, leurs signalements, conversations, renseignements. Preuves irrécusables de leur existence au Monde spirituel. 1848-1854, 3 vol. gr. in-18.   15 fr.

On vend séparément le 3e volume. 1854, 1 vol. gr. in-18, br.   5 fr.

CAHAGNET. Lettres odiques-magnétiques du chevalier Reichenbach, traduit de l'allemand. 1 vol. in-18. 1855.   1 fr. 50

CAMPARDON. De la couperose. 1847, in-8, br.   1 fr. 25 c.

CANQUOIN. Traitement du cancer, excluant toute opération par l'instrument tranchant, suivi des modifications apportées dans le traitement des ulcères de l'utérus, et d'observations nombreuses. 2e édit. 1858, 1 vol. in-8.   6 fr.

CARRON DU VILLARDS. Recherches médico-chirurgicales sur l'opération de la cataracte, les moyens de la rendre plus sûre, et sur l'inutilité des moyens médicaux pour la guérir sans opération. 2e édit. considérablement augmentée. 1857, 1 vol. in-8 de 440 p., avec 55 fig.   7 fr.

CARRON DU VILLARDS. Guide pratique pour l'exploration méthodique et symptomatologique de l'œil et de ses annexes. 1856, in-8.   4 fr.

CATTELOUP. Recherches sur la dyssenterie du nord de l'Afrique. 1851, in-8, br.   2 fr. 50 c.

CAZALIS. Du pouls dans les maladies, des indications qui résultent de ses modifications. 1844, in-4, br.   2 fr.

CHARDEL. Esquisse de la nature humaine, expliquée par le magnétisme animal; précédée d'un aperçu du système général de l'univers, et contenant l'explication du somnambulisme magnétique et de tous les phénomènes du magnétisme animal. 1826, 1 vol. in-8.   5 fr.

CHARDEL. Essai de psychologie physiologique, ou Explication des relations de l'âme avec le corps, prouvées par le magnétisme animal; 3e édit. avec un appendice : *Notions puisées dans les phénomènes du somnambulisme lucide et les révélations de Swedenborg sur le mystère de l'incarnation des âmes et sur leur état pendant la vie et après la mort.* 1844, 1 vol. in-8. 6 fr.

CHARMEIL. Recherches sur les métastases, suivies de nouvelles expériences sur la génération des os. 1821. 1 vol. in-8 avec 17 fig.   6 fr.

CHAUSSIER. Considérations sur les convulsions qui attaquent les femmes enceintes. 2e édit., 1824, in-8, br.   1 fr. 25 c.

CHAUSSIER. Considérations sur les soins qu'il convient de donner aux femmes pendant le travail ordinaire de l'accouchement. 1824, in-8.   1 fr. 25 c.

TRAITÉ THÉORIQUE ET PRATIQUE

DES

MALADIES DES YEUX,

Par M. le docteur DESMARRES,

Professeur de clinique ophthalmologique.

1854. 2ᵉ édit., 2 forts vol. in-8, avec figures. (*Sous presse.*)

DESMARRES. Mémoire sur une méthode d'employer le nitrate d'argent dans quelques ophthalmies. 1842, in-8. 2 fr.

CHOMEL. Leçons de clinique médicale, faites à l'Hôtel-Dieu de Paris, recueillies et publiées sous ses yeux par MM. les docteurs GENEST, REQUIN et SESTIER. 1834-1840, 3 vol. in-8. 21 fr.

CHOPART. Traité des maladies des voies urinaires; nouvelle édition, augmentée de notes et d'un mémoire sur les pierres de la vessie et sur la lithotomie, par FÉLIX PASCAL, D. M. P. Paris, 1830, 2 vol. in-8, br. 7 fr.

CLARK. Traité de la consomption pulmonaire, comprenant des recherches sur les causes, la nature et le traitement des maladies tuberculeuses et scrofuleuses; traduit de l'anglais par H. LEBEAU. 1837, 1 vol. in-8. 6 fr.

CLAUDET. Recherches sur la théorie des principaux phénomènes de photographie dans le procédé du Daguerréotype. 1850, in-8, avec 8 fig. 75 c.

CLAUDET. Nouvelles recherches sur la différence entre les foyers visuels et photogéniques, et sur leur constante variation. Description du dynactinomètre, du focimètre, etc., instruments pour mesurer l'intensité des rayons photogéniques, et pour comparer la puissance d'action des objectifs, *deuxième mémoire*. 1851, in-8. 1 fr. 50 c.

COTTEREAU. Des altérations de l'urine et des moyens physiques et chimiques pour les reconnaître. 1850, in-8. 1 fr. 50

COTTEREAU. Des altérations et des falsifications du vin et des moyens physiques et chimiques employés pour les reconnaître. 1851, in-8, br. 1 fr. 50

CROCQ. Traité des tumeurs blanches des articulations. 1853, 1 vol. in-8 de 744 pages, avec 24 fig. 8 fr.

CLOQUET (H.). Traité complet de l'anatomie de l'homme, comparée dans ses points les plus importants à celle des animaux, et considérée sous le double rapport de l'histologie et de la morphologie. 1 vol. in-4, 100 pl. 40 fr.

CLOQUET (H.). Osphrésiologie, ou Traité des odeurs, du sens et des organes de l'olfaction, avec l'histoire détaillée des maladies du nez et des fosses nasales. 2ᵉ édit. 1821. 1 fort vol. in-8. 8 fr.

CLOQUET (J.). Mémoire sur la membrane pupillaire et sur la formation du petit cercle artériel de l'iris. 1818, in-8, br. 1 fr. 25 c.

CLOQUET (J.). De l'influence des efforts sur les organes renfermés dans la cavité thoracique. 1820, in-8, br. 1 fr. 25 c.

COMBE (George). Traité complet de phrénologie; traduit de l'anglais par le docteur LEBEAU. 2 forts vol. in-8, avec fig. 1844. 17 fr.

CORNAZ. Des abnormités congéniales des yeux et de leurs annexes. 1848, in-8. 3 fr. 50 c.

COSTE ET DELPECH. Recherches sur la génération des mammifères, suivies de recherches sur la formation des embryons. 1834, 1 vol. in-4, fig. 12 fr.

MÉDECINE LÉGALE,

THÉORIQUE ET PRATIQUE,

Par M. Alphonse DEVERGIE,

Médecin de l'hôpital Saint-Louis, agrégé de la Faculté de médecine de Paris, etc.

Avec le texte et l'interprétation des lois relatives à la médecine légale,

REVUS ET ANNOTÉS

PAR M. DEHAUSSY DE ROBÉCOURT,

Conseiller à la Cour de cassation.

1852. 3ᵉ édition augmentée, 3 vol. in-8. — Prix : 23 fr.

COSTER. Manuel de médecine pratique basée sur l'expérience, suivi de deux tableaux synoptiques des empoisonnements. 1837, 1 vol. in-18. 3 fr. 50 c.

COSTES. Histoire critique et philosophique de la *doctrine physiologique*. 1849. 1 vol. in-8. 6 fr.

COULON. Recherches et considérations médicales sur l'acide hydrocyanique, son radical, ses composés et ses antidotes. 1819, 1 vol. in-8. 3 fr. 50 c.

DEBOUT. Recueil de 27 planches pour faciliter l'étude et la pratique des accouchements, accompagné d'un texte explicatif. 1 vol. in-fol., cart. 20 fr.

CHRISTOPHE. Exposition de la doctrine des impondérables, ou médecine transcendante et analytique. 1852, 1 vol. in-8. 3 fr. 50 c.

DE CANDOLLE. Organographie végétale, ou Description raisonnée des organes des plantes. 2 vol. in-8, avec 60 pl. représentant 422 fig. 12 fr.

DEGUISE, DUPUY et LEURET. Recherches et expériences sur les effets de l'acétate de morphine. 1824, in-8. 1 fr. 50 c.

DELARROQUE. Recherches sur les maladies abdominales qui simulent, provoquent ou entretiennent des maladies de poitrine. 1838, 1 vol. in-8. 6 fr.

DELEAU. L'ouïe et la parole rendues à Honoré Trezel, sourd-muet de naissance, avec un rapport à l'Académie des sciences. 1825, in-8. 1 fr. 50 c.

DELEAU. Recherches pratiques sur les maladies de l'oreille et sur le développement de l'ouïe et de la parole chez les sourds-muets. *Maladies de l'oreille moyenne.* 1838, 1 vol. in-8, fig. 8 fr.

DELEUZE. Instruction pratique sur le magnétisme animal. Nouvelle édition, précédée d'une notice historique sur la vie et les ouvrages de l'auteur et suivie d'une lettre d'un médecin étranger. 1853. 1 vol. in-12. 3 fr. 50 c.

DELEUZE. Histoire critique du magnétisme animal. 2ᵉ édit., 1819, 2 vol. in-8. 9 fr.

DELEUZE. Mémoire sur la faculté de prévision, avec des notes et des pièces justificatives, et avec une certaine quantité d'exemples de prévisions recueillis chez les anciens et les modernes. 1836, in-8, br. 2 fr. 50 c.

DE MOLÉON. Rapport sur les travaux du conseil de salubrité de la ville de Paris, de 1802 à 1840 ; 1828 à 1841. 2 vol. in-8. 16 fr.

DENEUX. Mémoire sur les bouts de sein, ou mamelons artificiels, et les biberons. 1833, in-8, br. 1 fr. 50 c.

DENEUX. Observation sur une tumeur fibreuse de l'utérus expulsée dans le vagin après un avortement au terme de quatre mois, et prise pour l'arrière-faix. 1829, in-4, fig. 1 fr. 25 c.

DENEUX. Essai sur les propriétés de la matrice. 1818, in-8. 1 fr. 25 c.

DENEUX. Causes de l'accouchement spontané. 1823, in-8, br. 1 fr. 25 c.

MANUEL

DE L'ÉTUDIANT MAGNÉTISEUR,

OU

NOUVELLE INSTRUCTION PRATIQUE SUR LE MAGNÉTISME,

Fondée sur 30 années d'expérience et d'observations,

Par M. le baron DU POTET,

1851, 2ᵉ édition, 1 vol. grand in-18, avec 2 fig. — Prix : 3 fr. 50 c.

DU POTET. Essai sur l'enseignement philosophique du magnétisme. 1845,
1 vol. in-8.   5 fr.

DU POTET. Le magnétisme opposé à la médecine. Mémoire pour servir à
l'histoire du magnétisme en France et en Angleterre. 1840, 1 vol. in-8. 6 fr.

DU POTET. Cours de magnétisme en sept leçons, 3ᵉ édition considérablement
augmentée 1 vol. in-8, br., 1854.   6 fr. 50

DENMAN et BLAKE. Manuel de l'accoucheur, ou Aphorismes sur l'application et l'emploi du forceps et du levier, sur les accouchements contre
nature, et sur ceux qui sont accompagnés d'hémorrhagie et de convulsions,
sur la péritonite puerpérale, trad. de l'anglais. 1824. 1 vol. in-18. 3 fr. 50 c.

DESCHAMPS (d'Avallon). Art de formuler. 1854, 1 vol. gr. in-18. (*Sous presse.*)

DESPRÈS. Des divisions congéniales des lèvres, de la voûte et du voile du
palais. 1842, in-8, br.   2 fr.

DESPINE père. De l'emploi du magnétisme animal, des eaux minérales, etc.,
dans le traitement des maladies nerveuses, avec une observation très curieuse
de guérison de névropathie. 1840, 1 vol. in-8.   7 fr.

DESPRETZ. Traité élémentaire de physique (*ouvrage adopté par le conseil de
l'instruction publique* pour l'enseignement dans les établissements de l'Université). 1856, 4ᵉ édit. 1 fort vol. in-8, et 17 pl., br.   10 fr.

DEZEIMERIS. Lettres sur l'histoire de la médecine et sur la nécessité de
l'enseignement de cette science, suivies de fragments sur l'histoire de la
chirurgie, *amputation, bronchotomie, anévrismes, fractures en général.*
1838, 1 vol. in-8.   7 fr.

DOROSZKO. Recherches sur l'homœopathie. 1859. 1 vol. in-8.   6 fr.

DRAPIEZ. Dictionnaire classique des sciences naturelles, contenant un choix
des meilleurs articles puisés dans tous les dictionnaires qui ont traité des
sciences ; augmenté des travaux et découvertes effectués depuis leur publication. 10 vol. grand in-8, imprimés à deux colonnes (contenant la matière
de 72 volumes in-8), ornés de 200 planches en taille-douce et coloriées.
Bruxelles, 1837 à 1845.   150 fr.

LEÇONS ORALES

DE CLINIQUE CHIRURGICALE,

FAITES A L'HOTEL-DIEU DE PARIS,

PAR LE BARON DUPUYTREN,

Chirurgien en chef:

RECUEILLIES ET PUBLIÉES

Par MM. les docteurs BRIERRE DE BOISMONT et MARX.

Seconde édition entièrement refondue, 1839.

6 vol. in-8. — Prix : 36 fr.

TRAITÉ CLINIQUE ET PRATIQUE
DES MALADIES DES VIEILLARDS
PAR M. DURAND-FARDEL,

Docteur en médecine de la Faculté de Paris, ancien interne de la Salpêtrière, membre correspondant
et lauréat de l'Académie impériale de médecine, etc.

1854. — 1 vol. in-8 de 928 pages. — 9 fr.

DURAND-FARDEL. Traité du ramollissement du cerveau. 1843, 1 vol.
in-8. 7 fr.

DURAND-FARDEL. Des eaux de Vichy, considérées sous les rapports clinique
et thérapeutique, spécialement dans les maladies des organes de la digestion
et dans le traitement de la goutte. 1851, 1 vol. in-8. 3 fr. 50 c.

DUBOIS. Matière médicale indigène, ou Histoire des plantes médicinales qui
croissent spontanément en France et en Belgique (ouvrage couronné par la
Société de médecine de Marseille, en réponse à cette question : *Des ressources que la flore médicale indigène présente aux médecins de campagne?*) 1848. 1 vol. in-8. 7 fr.

DUBOIS (d'Amiens). Philosophie médicale; Examen des doctrines de Cabanis
et de Gall. 1845. 1 vol. in-8, br. 5 fr.

DUPARCQUE. Traité des maladies de la matrice; par F. DUPARCQUE, docteur
en médecine, ancien interne des hôpitaux de Paris. 1839, 2 vol. in-8,
2e édition. 12 fr.

DUBOUCHET. Maladies des voies urinaires et des organes de la génération,
contenant les rétentions d'urine, les rétrécissements de l'urètre, les maladies
de la glande prostate, de la vessie, des testicules, des vésicules séminales et
des conduits spermatiques, des reins et des uretères; la stérilité et l'impuis-
sance; le diabète sucré ou glucosurie; la gravelle et les calculs de la vessie.
10e édit., 1851, 1 vol. in-8. 5 fr.

DUPEAU. Lettres physiologiques et morales sur le magnétisme animal, contenant l'exposé critique des expériences les plus récentes et une nouvelle
théorie sur les causes, les phénomènes et les applications à la médecine.
1826, 1 vol. in-8, br. 3 fr. 50 c.

DURINGE. De l'homœopathie, ses avantages et ses dangers. 1834, 1 vol. in-8,
4 fr. 50 c.

ETOC-DEMAZY. Recherches statistiques sur le suicide, appliquées à l'hygiène
publique et à la médecine légale. 1844. 1 vol. in-8. 4 fr. 50 c.

MANUEL PRATIQUE
DE PHRÉNOLOGIE,
OU PHYSIOLOGIE DU CERVEAU,
D'APRÈS LES DOCTRINES DE GALL, SPURZHEIM, COMBE, ETC.,

Par M. le docteur J. FOSSATI,
Président de la Société phrénologique de Paris.

1845. 1 vol. gr. in-18 de 624 pages, avec 45 portraits et figures. — 6 fr.

TRAITÉ DE MATIÈRE MÉDICALE

ET DE

THÉRAPEUTIQUE,

APPLIQUÉE A CHAQUE MALADIE EN PARTICULIER.

Par M. le docteur FOY,
Pharmacien en chef de l'hôpital Saint-Louis.

2 vol. in-8, de 1,456 pages. — Prix : 14 fr.

FOY. Choléra-morbus. Premiers secours à donner aux cholériques avant l'arrivée du médecin. 1849, 1 vol. in-18.   1 fr. 25 c.

FOY. Formulaire des médecins praticiens, contenant : 1° les formules des hôpitaux civils et militaires, français et étrangers ; 2° l'examen et l'interrogation des malades ; 3° un mémorial raisonné de thérapeutique ; 4° les secours à donner aux empoisonnés et aux asphyxiés ; 5° la classification des médicaments, d'après leurs effets thérapeutiques ; 6° un tableau des substances incompatibles ; 7° l'art de formuler. 4° édition, augmentée d'un supplément pour les médicaments nouveaux et les formules nouvelles, et d'une table alphabétique des auteurs et des matières. 1844. 1 vol. in-18. 3 fr. 50 c.

FOY. Manuel d'hygiène publique et privée, ou Histoire des moyens propres à conserver la santé et à perfectionner le physique et le moral de l'homme. 1845, 1 vol. grand in-18.   4 fr. 50 c.

FOY. Manuel des plantes médicinales. 1854, 1 vol. gr. in-18. (*Sous presse*).

FABRE. Le magnétisme animal, satire ; 3° édit. 1838, in-4.   75 c.

FAURE. Observations sur l'iris, sur les pupilles artificielles et sur la kératonyxis. 1819, in-8.   1 fr. 50 c.

FAVROT. Études sur les maladies des femmes, qu'on observe le plus fréquemment dans la pratique. 1840, 1 vol. in-8.   6 fr.

FERMOND. Mémoire sur la conservation et la reproduction des sangsues. 1851, in-8, br.   1 fr. 25 c.

FERRUS. Des prisonniers, de l'emprisonnement et des prisons. 1850. 1 vol. in-8.   7 fr.

FERRUS. De l'expatriation pénitentiaire pour faire suite à l'ouvrage précédent. 1855, 1 vol. in-8.   5 fr.

FILHOS. De la cautérisation du col de l'utérus avec le caustique solidifié de potasse et de chaux. 1847, in-8.   1 fr. 50 c.

FLORIO. Description historique, théorique et pratique de l'ophthalmie purulente, observée de 1835 à 1839 dans l'hôpital militaire de Saint-Pétersbourg. 1841, 1 vol. in-8, avec 22 fig. col.   6 fr.

FLOURENS. Cours sur la génération, l'ovologie et l'embryologie, fait en 1836 au Muséum d'histoire naturelle, recueilli et publié par M. Deschamps, aide-naturaliste au Muséum. 1 vol. in-4, avec 10 pl.   6 fr.

FOTHERGILL. Remarques sur l'hydrocéphale interne, ou hydropisie des ventricules du cerveau, trad. de l'anglais. 1807, in-8.   1 fr. 25 c.

FOURCROY. Entomologia parisiensis, sive Catalogus insectorum quæ in agro parisiensi reperiuntur. 1785, in-18, br.   3 fr.

TRAITÉ PRATIQUE

DU

MAGNÉTISME ET DU SOMNAMBULISME,

OU

RÉSUMÉ DE TOUS LES PRINCIPES ET PROCÉDÉS DU MAGNÉTISME,

Avec la théorie et la définition du somnambulisme,
la description du caractère et des facultés des somnambules, et les règles de leur direction,

PAR M. AUBIN GAUTHIER.

1845. Un volume in-8 de 766 pages. — Prix : 7 fr.

GAUTHIER (Aubin). Histoire du somnambulisme chez tous les peuples, sous les noms divers d'*extase*, *songes*, *oracles*, et *visions*; examen des doctrines théoriques et philosophiques de l'antiquité et des temps modernes, sur ses causes, ses effets, ses abus, ses avantages, et l'utilité de son concours avec la médecine. 1842, 2 vol. in-8. 10 fr.

FOURCAULT. Nouveaux principes de physiologie, ou Lois de l'organisme considérées dans leurs rapports avec les lois physiques et chimiques. 1844, 2 vol. in-8, br. 12 fr.

FOURCAULT. Causes générales des maladies chroniques, spécialement de la phthisie pulmonaire, et moyens de les prévenir. 1844, 1 vol. in-8. 7 fr.

FOISSAC. Rapports et discussions de l'Académie royale de médecine sur le magnétisme animal. 1833, 1 vol. in-8. 7 fr. 50 c.

FOVILLE. Déformation du crâne résultant de la méthode la plus générale de couvrir la tête des enfants. 1834, in-8 de 74 pag., avec 12 fig. 2 fr. 50 c.

GAIRAL. Amputation partielle de la main. 1833, in-8, fig. 1 fr. 25 c.

GAIRAL. Du strabisme. 1840, in-8, br. 2 fr. 50 c.

GAIRAL. Recherches sur la surdité, considérée sous le rapport de ses causes et de son traitement, et méthode nouvelle pour la cautérisation de la trompe d'Eustache. 1836, in-8. 1 fr. 50 c.

GAMA. Proposition d'un projet de loi pour la création : 1° d'un directeur des hôpitaux militaires avec ses divisions et dépendances; 2° d'un nouveau corps des médecins militaires. 1846, 1 vol. in-8. 4 fr. 50 c.

GAMA. Traité des plaies de tête et de l'encéphalite, principalement de celle qui leur est consécutive; ouvrage dans lequel sont discutées plusieurs questions relatives aux fonctions du système nerveux en général. 2e édition, augmentée. 1835, 1 vol. in-8. 8 fr.

GAUDET. Recherches sur l'usage et les effets hygiéniques et thérapeutiques des bains de mer. 3e édit., 1844, 1 vol. in-8. 6 fr.

GAUSSAIL. De la fièvre typhoïde, de sa nature et de son traitement. Paris, 1839, in-8, br. 3 fr. 50 c.

GAY-LUSSAC. Cours de chimie professé à la Faculté des sciences. Histoire des sels, la chimie végétale et animale. 1833, 2 vol. in-8. 15 fr.

GELEZ. Histoire générale des membranes séreuses et synoviales des bourses muqueuses, des kystes, sous le rapport de leur structure, de leurs fonctions, de leurs affections et de leur traitement. 1845, 1 vol. in-8. 6 fr.

GELY. Recherches sur l'emploi d'un nouveau procédé de suture contre les divisions de l'intestin, et sur la possibilité de l'adossement de cet organe avec lui-même dans certaines blessures. 1844, in-8, avec 21 fig. 2 fr. 50 c.

COURS THÉORIQUE ET CLINIQUE

DE

PATHOLOGIE INTERNE

ET DE

THÉRAPIE MÉDICALE,

Par GINTRAC,

Professeur de Clinique interne et Directeur de l'École de Médecine de Bordeaux, etc.

1853. 3 vol. gr. in-8, de 2,250 pages. — Prix : 21 fr.

GINTRAC. Mémoires et observations de médecine clinique et d'anatomie pathologique. Bordeaux, 1830, 1 vol. in-8, fig. **4 fr.**

GINTRAC. Observations et recherches sur la cyanose ou maladie bleue. Paris, 1824, 1 vol. in-8. **4 fr.**

GINTRAC. De l'influence de l'hérédité sur la production de la surexcitation nerveuse, sur les maladies qui en résultent, et des moyens de les guérir (ouvrage couronné par l'Académie royale de médecine, extrait du tome XI de ses mémoires). 1845, in-4. **4 fr. 50 c.**

GINTRAC (Henri). Essai sur les tumeurs solides intra-thoraciques. 1845, in-4, br. **1 fr. 50 c.**

GINTRAC (Henri). Études sur les effets thérapeutiques du tartre stibié à haute dose (Mémoire couronné par l'Académie nationale de médecine). 1851, 1 vol. in-8. **5 fr. 50 c.**

GENDRIN. De l'influence des âges sur les maladies. (Thèse de concours pour la chaire de pathologie interne). 1840, in-8. **2 fr.**

GENDRIN. Histoire anatomique des inflammations. 1826, 2 vol. in-8, br. 16 fr.

GENDRIN. Traité philosophique de médecine pratique. 3 vol. in-8. **21 fr.**

GEOFFROY-SAINT-HILAIRE. Histoire naturelle des mammifères, comprenant quelques vues préliminaires de l'histoire naturelle, et l'histoire des singes, des makis, des chauves-souris et de la taupe. 1834, 1 vol. in-8. 8 fr.

GEORGII. Kinésithérapie, ou Traitement des maladies par le mouvement, d'après le système de Ling, et suivi d'un abrégé de l'éducation physique des enfants. 1847, in-8, br. **2 fr.**

GIBERT. Manuel des maladies vénériennes. 1857, 1 vol. gr. in-18. **6 fr.**

GIRAUDEAU DE SAINT-GERVAIS. Guide pratique pour l'étude et le traitement des maladies de la peau. 1842. 1 vol. in-8, avec 50 fig. col. **6 fr.**

GIRAUDEAU DE SAINT-GERVAIS. Traité des maladies syphilitiques, ou Étude comparée des principales méthodes qui ont été mises en usage pour guérir les affections vénériennes, suivi de réflexions pratiques sur les dangers du mercure et sur l'insuffisance des antiphlogistiques, avec des considérations sur la prostitution. 2e édition, 1841, 1 vol. in-8, avec 25 fig. col. **6 fr.**

GODINE. Éléments d'hygiène vétérinaire, suivis de recherches sur la morve, le cornage, la pousse et la cautérisation. 1815. 1 vol. in-8. **3 fr. 50 c.**

GOHIER. Mémoire sur un nouvel appareil pour le traitement des fractures du col du fémur. 1853, in-8, avec 14 fig. **1 fr. 50 c.**

GOYRAND. Mémoire sur la fracture par contre-coup de l'extrémité inférieure du radius. 1836, in-8, avec 14 fig. **1 fr. 50 c.**

GRODDECK. De la maladie démocratique, nouvelle espèce de folie, traduit de l'allemand. 1850, in-8, de 64 pag. **1 fr. 25 c.**

MANUEL
DE MÉDECINE PRATIQUE,
Fruit d'une Expérience de 50 ans;
SUIVI DE CONSIDÉRATIONS PRATIQUES
SUR LA SAIGNÉE, L'OPIUM ET LES VOMITIFS,
Par C.-G. HUFELAND,
Premier médecin du roi de Prusse.

Traduit de l'allemand par A.-J.-L. JOURDAN,
Membre de l'Académie nationale de médecine.

2e *édition corrigée et augmentée d'un Mémoire sur les Fièvres nerveuses.*
1848. 1 vol. in-8 de 750 pag. — Prix : 8 fr.

GUÉPIN. Études d'oculistique, contenant l'application de la méthode abortive au traitement de toutes les ophthalmies aiguës, les contusions de l'œil, les taches de la cornée, l'iris, etc. 1845, 1 vol. in-8, fig.　　　3 fr. 50

GUERBOIS. Des complications des plaies après les opérations, contenant le tétanos, la commotion, la douleur, la phlébite, l'érysipèle. 1836, in-8. 2 fr. 50 c.

GUILLOT (Nathalis). La lésion, la maladie (*Concours de pathologie médicale*). 1851, in-8.　　　2 fr. 50 c.

GUISLAIN (J.). Traité sur l'aliénation mentale et sur les hospices des aliénés (ouvrage couronné par la Commission de surveillance médicale du Nord-Hollande). Amsterdam, 1826, 2 vol. in-8, avec 12 pl.　　　30 fr.

HALLER. Auctarium ad elementa physiologiæ corporis humani. Lausannæ, 1782, 4 fascicules in-4.　　　15 fr.

HAMILTON. Observations sur les avantages et l'emploi des purgatifs dans plusieurs maladies, traduit de l'anglais par le docteur LAFISSE. 1825, 1 vol. in-8, br.　　　3 fr. 50 c.

HAXO. Fécondation artificielle et éclosion des œufs de poissons, suivi de réflexions sur l'ichthyogénie. 1853, in-8, br.　　　2 fr. 50

HÉBERT. Des substances alimentaires et des moyens d'en régler le choix et l'usage pour conserver la santé, pour favoriser la guérison des maladies de longue durée, et pour tirer parti de l'influence que l'alimentation peut exercer sur le caractère, l'intelligence, les passions, etc. 1842, 1 vol. in-8.　　　5 fr.

HENRY. Manuel d'analyse chimique des eaux minérales médicinales et destinées à l'économie domestique. 1825. 1 vol. in-8.　　　3 fr. 50 c.

HERNANDEZ. Essai sur le typhus, ou sur les fièvres maligne, putride, bilieuse, muqueuse, jaune, la peste, etc. 1816, 1 vol. in-8.　　　6 fr.

HILDENBRAND. Manuel de clinique médicale, ou Principes de clinique interne, trad. du latin et augmenté d'une préface, de notes historiques, critiques, dogmatiques et pratiques, par M. G. DUPRÉ, professeur de la Faculté de médecine de Montpellier. 1849, 1 vol. in-12.　　　3 fr. 50 c.

HIPPOCRATE. Aphorismes, comprenant le serment, les maximes d'hygiène et de pathologie, les pronostics, la diététique, la thérapeutique et la gynécologie, tirés des documents de la Bibliothèque du roi, par MM. QUÉNOT et WAHU, médecins des hôpitaux militaires de Paris. 1843, 1 vol. in-32, br. 1 fr. 50 c.

IMBERT. Traité pratique des maladies des femmes, par F. IMBERT, ex-chirurgien en chef de la Charité de Lyon. 1840, 1 vol. in-8.　　　6 fr.

MANUEL DES ACCOUCHEMENTS,

ET DES MALADIES

DES FEMMES GROSSES ET ACCOUCHÉES,

contenant

LES SOINS A DONNER AUX NOUVEAUX-NÉS;

Par M. le docteur JACQUEMIER,

Ancien interne de la maison d'accouchement de Paris.

1846. 2 vol. gr. in-18 de 1,520 pag., avec 63 fig. dans le texte. — Prix : 9 fr.

JACQUEMIER. Développement de l'œuf humain. 1851, in-8.   1 fr. 25 c.
JACQUEMIER. Voyez NAEGELÉ.
JARJAVAY. De l'influence des efforts sur la production des maladies chirurgicales. 1847, in-8 de 72 pages.   2 fr.
JOBERT (de Lamballe). Traité théorique et pratique des maladies chirurgicales du canal intestinal. 1829, 2 vol. in-8.   12 fr.
JOBERT (de Lamballe). Plaies d'armes à feu, mémoire sur la cautérisation, et description du spéculum à bascule. 1833, 1 vol. in-8, avec 2 fig. 7 fr. 50 c.
JOSAT. De la mort et de ses caractères : nécessité de réviser la législation des décès pour prévenir les inhumations précipitées; ouvrage entrepris sous les auspices du gouvernement et couronné par l'Institut. 1854, 1 vol. in-8. 7 fr.
JULIA DE FONTENELLE. Recherches médico-légales sur l'incertitude des signes de la mort, les dangers d'inhumations précipitées, les moyens de constater les décès et de rappeler à la vie ceux qui sont en état de mort apparente. 1834, 1 vol. in-8.   3 fr. 50 c.
LACROIX (É.). Des érysipèles. 1847, in-4, br.   1 fr. 50 c.
LACROIX (E.). Antéversion et rétroversion de l'utérus. 1844, in-8. 3 fr. 50 c.
LACROIX (E.). Plaies pénétrantes des articulations. 1839, in-4, br.   2 fr.
LAFONT-GOUZI. Du magnétisme animal, considéré sous le rapport de l'hygiène, de la médecine légale et de la thérapeutique. 1839, in-8, br.   3 fr.
LAFONTAINE. L'art de magnétiser, ou le Magnétisme animal, considéré dans ses rapports avec la théorie, la pratique, et son emploi thérapeutique. 1852. 2ᵉ édit., 1 vol. in-8, fig.   5 fr.
LATERRADE. Code expliqué des pharmaciens, ou Commentaire sur les lois et la jurisprudence en matière pharmaceutique. 1834, 1 vol. in-18. 3 fr. 50 c.

NOUVEAU TRAITÉ ÉLÉMENTAIRE

D'ANATOMIE DESCRIPTIVE

ET DE PRÉPARATIONS ANATOMIQUES,

Par A. JAMAIN,

Docteur en médecine de la Faculté de Paris, ancien interne des hôpitaux, membre de la Société anatomique, etc.

SUIVI

D'UN PRÉCIS D'EMBRYOLOGIE

PAR M. VERNEUIL,

Agrégé et Prosecteur de la Faculté de médecine de Paris, etc.

1853, 1 vol. gr. in-18 de 900 pages, avec 146 fig. dans le texte. Prix : 12 fr.

ARCHIVES D'OPHTHALMOLOGIE

COMPRENANT

LES TRAVAUX LES PLUS IMPORTANTS SUR L'ANATOMIE, LA PHYSIOLOGIE, LA
PATHOLOGIE, LA THÉRAPEUTIQUE ET L'HYGIÈNE DE L'APPAREIL DE LA VISION,

Par le docteur JAMAIN,

Ancien interne des Hôpitaux de Paris, membre de la Société anatomique, etc.

Ce journal paraît depuis le 15 juillet 1853, par numéro mensuel de 3 ou
4 feuilles in-8, et forme à la fin de l'année 2 vol. in-8. Prix de l'abonnement d'une année : pour Paris, 15 fr.; pour les départements, 17 fr. ; pour
l'étranger.   18 fr.

JAMAIN. Manuel de petite chirurgie, contenant les pansements, les bandages,
    les appareils de fractures, les pessaires, les bandages herniaires, les ponc-
    tions, la vaccination, les incisions, la saignée, les ventouses, le phlegmon,
    les abcès, les plaies, les brûlures, les ulcères, le cathétérisme, l'extraction
    des dents, les agents anesthésiques. 1853, 1 vol. gr. in-18 avec 189 fig. 6 fr.
JAMAIN. Manuel de pathologie et de clinique chirurgicales. 1854. 1 vol. grand
    in-18 (*Sous presse.*).
JAMAIN. De l'extrophie ou Extroversion de la vessie. (Thèse de doctorat.)
    1845, in-4, br.   1 fr. 50 c.
JAMAIN ET WAHU. Annuaire de médecine et de chirurgie pratiques pour
    1854; résumé des travaux pratiques les plus importants publiés en France et
    à l'étranger pendant 1853. 1 vol. gr. in-32.   1 fr. 25 c.
— Le même pour 1855, 1 vol. gr. in-32.   1 fr. 25 c.
JAMAIN. De l'hématocèle du scrotum (concours de l'agrégation). 1853, in-8,
    br.   2 fr. 50
LEFÈVRE. De l'asthme, recherches sur la nature, les causes et le traitement
    de cette maladie. 1847, in-8.   2 fr. 50
LE MAGNÉTISME traduit en Cour d'assises. Acquittement. Remarquable plai-
    doirie de Me Ch. Ledru. 1845, in 8, br.   2 fr. 50 c.
LANDOUZY. Traité complet de l'hystérie (ouvrage couronné par l'Académie
    royale de médecine). 1846, 1 vol. in-8.   7 fr.
LARTIGUE. De l'angine de poitrine (ouvrage couronné par la Société royale
    de médecine de Bordeaux). 1846, 1 vol. in-12.   2 fr. 50 c.
LARTIGUE. Du traitement de la goutte par les pilules de Lartigue, et de leur
    emploi dans le rhumatisme. 1850, 1 vol. in-18.   1 fr. 50 c.
LATOUR (Amédée). Du traitement préservatif et curatif de la phthisie pul-
    monaire. 1840, in-8, br.   3 fr.
LAUGIER. Des cals difformes et des opérations qu'ils réclament (thèse de
    concours). 1841, in-8, fig., br.   2 fr. 50 c.
LEGOUAS. Nouveaux principes de chirurgie, ou Éléments de zoonomie, d'ana-
    tomie et de physiologie, d'hygiène, de pathologie générale, de pathologie
    chirurgicale, de matière médicale et de médecine opératoire. 6e édit. 1836.
    1 vol. in-8.   3 fr. 50 c.
LEGRAND. De l'analogie et des différences entre les tubercules et les scro-
    fules. 1849, 1 vol. in-8.   5 fr.
— De l'action des préparations d'or sur notre économie et plus spécialement
    sur les organes de la digestion et de la nutrition. 1849, in-8, br.   2 fr.

TRAITÉ PRATIQUE

DES

MALADIES DE L'OREILLE,

PAR M. LE DOCTEUR KRAMER ;

TRADUIT DE L'ALLEMAND, AVEC DES NOTES,

Par M. le docteur MÉNIÈRE,

Médecin de l'institution nationale des Sourds-Muets de Paris.

1848. 1 vol. in-8 de 544 pages, avec 5 fig. — 7 fr.

LEMBERT. Essai sur la méthode endermique (lu à l'Académie royale des sciences). Paris, 1828, in-8, br.   2 fr.

LEPELLETIER (de la Sarthe). Traité de l'érysipèle et des différentes variétés qu'il peut offrir ; renfermant toutes les opinions des auteurs sur cette maladie, etc. 1856, 1 vol. in-8.   4 fr. 50 c.

LEPELLETIER (de la Sarthe). Des hémorrhoïdes et de la chute du rectum. Paris, 1854, 1 vol. in-8.   5 fr. 50 c.

LEPELLETIER (de la Sarthe). Traité complet sur la maladie scrofuleuse et les différentes variétés qu'elle peut offrir. 1850, 1 vol. in-8, br.   7 fr.

LEPELLETIER (de la Sarthe). De l'emploi du tartre stibié à haute dose, dans le traitement des maladies en général, dans celui de la pneumonie et du rhumatisme en particulier. 1855, in-8.   5 fr. 50 c.

LEREBOURS. Avis aux mères qui veulent nourrir leurs enfants. 5e édition corrigée. An VII, 1 vol. in-18.   1 fr. 50 c.

LEURET et LASSAIGNE. Recherches physiologiques et chimiques pour servir à l'histoire de la digestion. 1825, 1 vol. in-8.   5 fr. 50 c.

LÉVEILLÉ. Histoire de la folie des ivrognes. 1850. 1 vol. in-8.   6 fr.

LISFRANC. Maladies de l'utérus, d'après les leçons cliniques faites à l'hôpital de la Pitié, par M. le Docteur PAULY. Paris, 1856, 1 vol. in-8, br.   6 fr.

LIPPI (Regulus). Illustrazioni fisiologiche e patologiche del systema linfatico chilifero mediante la scoperta di un gran numero di communicazioni di esso col venoso. 1825, 1 vol. in-4 et atlas de fig. in-fol.   22 fr.

LOUBERT (abbé). Le magnétisme et le somnambulisme devant les Corps savants, la Cour de Rome et les Théologiens. 1844. 1 vol. in-8.   7 fr.

LUBANSKI. Études pratiques sur l'hydrothérapie, d'après les observations recueillies à l'établissement de Pont-à-Mousson. 1847, 1 fort vol. in-8.   6 fr.

LUSARDI. Ophthalmie contagieuse. 1831, in-8.   2 fr. 50 c.

— Essai physiolog. sur l'iris, la rétine et les nerfs de l'œil. 1831, in-8. 2 fr. 50 c.

MACARIO. Traitement moral de la folie. 1843, in-4.   1 fr. 50 c.

MAGENDIE. Formulaire pour la préparation et l'emploi de plusieurs nouveaux médicaments. 1836. 9e édit. 1 vol. in-12, br.   5 fr. 50 c.

MAHON. Médecine légale et police médicale, avec des notes par FAUTREL. 1811, 5 vol. in-8, br.   7 fr.

MAISONABE. Orthopédie clinique sur les difformités dans l'espèce humaine, accompagnée de mémoires, 1834, 2 vol. in-8, fig.   14 fr.

MAISONNEUVE. Des opérations applicables aux maladies de l'ovaire (Concours de médecine opératoire). 1850, in-4.   5 fr. 50 c.

MALATIER. Du médecin de la folie et de la société. 1847, in-4, br. 4 fr. 50 c.

TRAITÉ COMPLET

DE L'ART DU DENTISTE,

D'APRÈS L'ÉTAT ACTUEL DES CONNAISSANCES,

PAR F. MAURY,

Dentiste de l'Ecole polytechnique,

3ᵉ édition mise au courant de la science, avec des notes, par P. GRESSET.

1841, 1 vol. in-8 et atlas in-8 de 42 planches représentant 407 fig. Prix 12 fr.

MALGAIGNE. Du traitement des grands emphysèmes traumatiques. 1842, in-8, br. 1 fr.

MALGAIGNE. Mémoire sur un nouveau moyen de prévenir l'inflammation après les grandes lésions traumatiques, et spécialement après les opérations chirurgicales. 1841, in-8, br. 1 fr. 50 c.

MALGAIGNE. Ponction dans l'hydrocéphale chronique. 1840, in-8, br. 50 c.

MALGAIGNE. Recherches historiques et pratiques sur les appareils dans le traitement des fractures. 1841, in-8, br. 5 fr.

MALGAIGNE. Mémoire sur la détermination des diverses espèces de luxations de la rotule, leurs signes et leur traitement. 1836, in-8. 2 fr.

MALGAIGNE. Études statistiques sur les luxations. 1841, in-8. 1 fr. 25 c.

MALGAIGNE. De quelques dangers du traitement ordinaire des fractures du col du fémur. 1841, in-8. 75 c.

MALGAIGNE. Recherches statistiques sur la fréquence des hernies. 1840, in-8, br., fig. 2 fr.

MALGAIGNE. Des tumeurs du cordon spermatique (thèse de concours de clinique chirurgicale). 1848. in-8. 2 fr. 50 c.

MALGAIGNE. Manuel de médecine opératoire fondée sur l'anatomie normale et l'anatomie pathologique. 1854. 6ᵉ édit., 1 vol. gr. in-18. 7 fr.

MALGAIGNE. Lettres sur l'histoire de la chirurgie, suivies des études sur l'anatomie et la physiologie d'Homère. 1842, in-8. 3 fr. 50

MANEC. Anatomie analytique, nerf grand sympathique; feuille gr. in-fol., dessinée par Jacob. 1836, 3ᵉ éd., fig. noir. 6 fr. 50 c. Fig. col. 13 fr.

MANEC. Recherches anatomico-pathologiques sur la hernie crurale. Paris, 1826, in-4, fig. br. 2 fr. 50 c.

DE LA GUÉRISON

DE

LA SURDI-MUTITÉ

ET DE

L'ÉDUCATION DES SOURDS-MUETS,

Exposé de la discussion qui a eu lieu à l'Académie impériale de médecine, avec notes critiques, réflexions, additions et un résumé général,

PAR P. MENIÈRE,

Médecin de l'Institution impériale des Sourds-Muets de Paris, Agrégé de la Faculté de médecine, etc.

1853. — 1 vol. in-8. — 5 francs.

MENIÈRE. Traité des maladies de l'oreille. (Voy. KRAMER).

ATLAS DE **60** PLANCHES

SUR

L'ART DES ACCOUCHEMENTS,

PAR F.-J. MOREAU,

Professeur d'accouchements, des maladies des femmes et des enfants à la Faculté
de médecine de Paris, médecin de la maison d'accouchement (Maternité).

Ces planches, exécutées d'après nature, par M. EMILE BEAU, sur les préparations anatomiques du docteur JACQUEMIER, ancien interne de la maison d'accouchement de Paris, sont destinées à servir de complément à tous les Traités d'accouchements.

NOUVEAU TIRAGE.

PRIX DE L'ATLAS COMPLET ET CARTONNÉ :

Avec fig. noires, 25 fr. | Avec fig. coloriées, 60 fr.

Le même Atlas, avec le *Traité pratique des accouchements*, de M. le professeur MOREAU. 2 vol. in-8, fig. noires, 30 fr., et fig. color., 65 fr.

On vend séparément :

TRAITÉ PRATIQUE DES ACCOUCHEMENTS,

Par M. le professeur MOREAU,

Suivi : 1° De considérations sur les perforations du périnée et sur le passage de l'enfant à travers cette partie;

2° D'une observation très curieuse sur un cas d'accouchement difficile par la présence d'une tumeur dans l'excavation du bassin. 1841, 2 vol. in-8.   8 fr·

MOREAU. Novisimas demostraciones acerca del arte de LOS PARTOS. Obra que sirve de complemento a todo los tratados de partos, y que contiene 60 hermosas laminas en folio, con un testo explicativo. *Traduccion Castellana* por D. ANTONIO SANCHEZ DE BUSTAMENTE. 1846, figures noires.   60 fr.
Fig. coloriées.   120 fr.

MOREAU. Manuel des sages-femmes, contenant la saignée, l'application des ventouses, la vaccine, la description et l'usage des instruments relatifs aux accouchements avec des notes sur plusieurs parties des accouchements (*pour servir de complément aux Principes d'accouchements* de Baudelocque). 1859. 1 vol. in-12, avec fig.   2 fr.

MOREAU (Alexis). Des grossesses extra-utérines (concours d'agrégation), 1853, in-8, br.   3 fr.

MARTIN (Ferdinand). Essai sur les appareils prothétiques des membres inférieurs. 1850. 1 vol. in-8, avec 28 planches.   5 fr.

MARTIN ET FOLEY. De l'acclimatement et de la colonisation en Algérie au point de vue de la statistique. 1848, in-8.   1 fr. 25 c.

MARTIN ET FOLEY. Histoire statistique de la colonisation algérienne au point de vue du peuplement et de l'hygiène. 1851, 1 vol. in-8.   6 fr.

MARTIN (V). Manuel d'hygiène à l'usage des Européens qui viennent s'établir en Algérie. 1847, 1 vol. in-8.   3 fr. 50 c.

MARTINET. Traité élémentaire de thérapeutique médicale, suivi d'un Formulaire, etc. 1 vol. in-8. 1857.   6 fr.

ÉLÉMENTS

DE PATHOLOGIE CHIRURGICALE,

Par A. NÉLATON,

Professeur de clinique chirurgicale à la Faculté de médecine de Paris.

1844-54. 3 volumes in-8. — Prix : 22 fr.

Le tome *troisième* se vend séparément 6 fr.

NÉLATON. Parallèle des divers modes opératoires dans le traitement de la cataracte (Thèse de concours pour la chaire d'opérations) ; 1850, in-8. 2 fr. 50 c.

NÉLATON. De l'influence de la position dans les maladies chirurgicales (*Concours de clinique chirurg.*). 1851, in-8, br. 2 fr. 50 c.

MARTINET. Manuel de clinique médicale, contenant la manière d'observer en médecine ; 3ᵉ édition. 1837, 1 vol. in-18, br. 4 fr. 50 c.

MAUNOURY et SALMON. Manuel de l'art des accouchements, précédé d'une description abrégée des fonctions et des organes du corps humain, et suivi d'un exposé sommaire des opérations de petite chirurgie les plus usitées, *à l'usage des élèves sages-femmes qui suivent les cours départementaux*. 1850, 1 vol. in-8, avec 32 fig. 7 fr.

MÉDECINE, CHIRURGIE ET PHARMACIE DES PAUVRES, contenant les premiers secours à donner aux empoisonnés et aux asphyxiés, et les remèdes faciles à préparer et peu chers pour le traitement de toutes les maladies. Nouvelle édition refondue. 1859, 1 vol. grand in-18. 2 fr. 50 c.

MÉRAT. Nouvelle flore des environs de Paris, suivant la méthode naturelle, avec l'indication des vertus des plantes usitées en médecine. 4ᵉ édit. 1836. 2 vol. in-18. 7 fr.

MÉRAT. Traité de la colique métallique, vulgairement appelée colique des peintres, des plombiers, de Poitou, etc. 2ᵉ édit. 1812. 1 vol. in-8. 3 fr. 50 c.

MESMER. Mémoires et Aphorismes sur le magnétisme animal, suivis des procédés d'ESLON. Nouvelle édition avec des notes, par J.-J.-A. RICARD. 1846, 1 vol. in-18, br. 2 fr. 50 c.

MICHON. Des tumeurs synoviales de la partie inférieure de l'avant-bras, de la face palmaire du poignet et de la main (*Concours de clinique chirurg.*). 1851, 1 vol. in-8, 13 fig. 3 fr. 50 c.

MITSCHERLICH. Éléments de chimie ; traduit de l'allemand sur la dernière édition, par L. VALÉRIUS. 1840, 3 vol. in-8. 18 fr.

MOST. La Guérison de l'épilepsie, par un nouveau procédé puissant, efficace et peu coûteux, appuyée par de nombreux exemples rapportés, traduit de l'allemand. 1825, in-8, br. 2 fr.

MOULINIÉ. Considérations cliniques sur les engorgements. 1840, in-8. 2 fr.

MOREL. Traité théorique et pratique des maladies mentales considérées dans leur nature, leur traitement et dans leur rapport avec la médecine légale des aliénés. 1852. 2 vol. in-8, fig., br. 16 fr.

MUNARET. Du médecin des villes et du médecin de campagne, mœurs et science. 2ᵉ édition. 1840, 1 vol. gr. in-18. 3 fr. 50 c.

TRAITÉ
D'ANATOMIE MÉDICO-CHIRURGICALE
ET TOPOGRAPHIQUE,
Considérée spécialement dans ses applications
à la pathologie, à la médecine légale, à l'obstétricie et à la médecine opératoire,
PAR M. PÉTREQUIN,
Chirurgien en chef de l'Hôtel-Dieu de Lyon.

1844, 1 vol. in-8 de 828 pages. — Prix : 8 fr.

PÉTREQUIN. Mélanges de chirurgie, ou Histoire médico-chirurgicale de l'Hôtel-Dieu de Lyon, depuis sa fondation jusqu'à nos jours, avec l'histoire spéciale de la syphilis dans cet hospice; 1845, 1 vol. in-8. 4 fr. 50 c.

PÉTREQUIN. Clinique chirurgicale de Lyon (compte rendu). 1850, in-8. 2 fr. 25

PÉTREQUIN. Recherches sur l'action des eaux minérales d'Aix en Savoie dans les maladies des yeux. 1852, in-8. 1 fr. 50

PÉTREQUIN. De la taille et de la lithotritie; recherches sur l'étiologie et le traitement des principaux accidents. 1852, in-8. 2 fr.

NAEGELÉ. Manuel d'accouchements à l'usage des élèves sages-femmes, nouvelle traduction de l'allemand sur la dernière édition, par M. le docteur SCHLESINGER-RAHIER, augmentée et annotée par M. le docteur JACQUEMIER, ancien interne de la maison d'accouchements de Paris, suivi d'un appendice contenant la *saignée*, les *ventouses* et la *vaccine*, et d'un QUESTIONNAIRE complet. (Ouvrage placé, par décision ministérielle, au rang des livres classiques des élèves sages-femmes de la Maternité de Paris.) 1 vol. gr. in-18 de 558 pages avec 45 figures intercalées dans le texte. 4 fr. 50 c.

OLIVIER (Joseph). Traité du magnétisme, suivi des paroles d'un somnambule et d'un recueil de traitements magnétiques. 1854. 1 vol. in-8. 6 fr.

OLLIVIER (d'Angers). Traité des maladies de la moelle épinière, contenant l'histoire anatomique, physiologique et pathologique de ce centre nerveux chez l'homme. 3e édit. 1837. 2 vol. in-8 avec 27 fig. 7 fr.

OTTERBURG. Lettres sur les ulcérations de la matrice (métroelkoses), et leur traitement. 1839, in-8. 2 fr.

PAJOT. Des lésions traumatiques que le fœtus peut éprouver pendant l'accouchement (*conc. d'agrégation*). 1855, in-8, br. 3 fr.

PARCHAPPE. Recherches sur l'encéphale, sa structure, ses fonctions et ses maladies. *Premier mémoire*, volume de la tête et de l'encéphale chez l'homme. *Deuxième mémoire*, altérations de l'encéphale dans l'aliénation mentale. 1836-38, 2 vol. in-8. 7 fr.
Le second Mémoire se vend séparément. 3 fr. 50 c.

PASTA (de Bergame). Traité des pertes de sang chez les femmes enceintes, et des accidents relatifs aux flux de l'utérus qui succèdent à l'accouchement; traduit de l'italien. Paris, an VIII, 2 vol. in-8, br. 9 fr.

PAULY. Maladies de l'utérus d'après les leçons cliniques de M. Lisfranc faites à l'hôpital de la Pitié. 1836, 1 vol. in-8, br. 6 fr.

PAYAN (d'Aix). Mémoire sur l'ergot de seigle, son action thérapeutique et son emploi médical. 1841, in-8, br. 2 fr.

PAYAN. Essai thérapeutique sur l'iode, ou Applications de la médication iodée ou iodurée au traitement des maladies. 1851, 1 vol. in-8. 5 fr.

MALADIES DES FEMMES.
Des Ulcérations et des Ulcères du col de la Matrice
ET DE LEUR TRAITEMENT,
Par F.-L. PICHARD,
Médecin de la Faculté de Paris, etc.

1848. 1 vol. gr. in-8 de 500 pag. avec 27 fig. 8 fr.

PAYEN et CHEVALLIER. Traité élémentaire des réactifs, leurs préparations, leurs emplois spéciaux, et leurs applications à l'analyse ; 3ᵉ édit., augmentée d'un supplément contenant les nouvelles recherches faites : 1° sur l'arsenic, à l'aide de l'appareil de Marsh ; 2° sur l'antimoine ; 3° sur le plomb ; 4° sur le cuivre ; 5° sur le sang ; 6° sur le sperme. 3 vol. in-8, de 1,250 pages avec 79 fig. 1841.　　　　　　　　　　　　　　　　　　9 fr.

PELLETAN. Traité élémentaire de physique générale et médicale, par P. PELLETAN, professeur de physique à la Faculté de médecine de Paris. 3ᵉ édition, 1838, 2 vol. in-8, avec fig.　　　　　　　　　14 fr.

PERCY. Manuel du chirurgien d'armée, ou Instruction de chirurgie militaire sur le traitement des plaies d'armes à feu, avec la méthode d'extraire de ces plaies les corps étrangers. 1830, in-12, fig., br.　　　2 fr. 50 c.

PERCY. Pyrotechnie chirurgicale, ou l'Art d'appliquer le feu en chirurgie. Paris, 1811, in-12, fig., br.　　　　　　　　3 fr.

PERSON. Éléments de physique, par le docteur PERSON, agrégé de la Faculté de médecine de Paris, agrégé de l'Université, professeur de physique à la Faculté des Sciences de Besançon, etc. 1836-1841, 2 vol. in-8 de 1210 pages avec atlas in-4 de 675 fig.　　　　　　　　12 fr.

PÉTETIN. Électricité animale, prouvée par la découverte des phénomènes physiques et moraux de la catalepsie hystérique et de ses variétés, et par les bons effets de l'électricité artificielle dans le traitement de ces maladies. 1808, 1 vol. in-8.　　　　　　　　　　　　　6 fr.

PETIT (de Maurienne). Mémoire sur le traitement de l'aliénation mentale. 1843, in-8, de 114 pages, br.　　　　　　　　3 fr.

PETIT. Recherches statistiques sur l'étiologie du suicide. 1850, in-4.　2 fr.

PHILLIPS. Dilatation des rétrécissements de l'urètre. 1852, in-8, fig.　1 fr.

PIGEAIRE. De l'électricité animale, ou du Magnétisme vital et de ses rapports avec la physique, la physiologie et la médecine. 1839, 1 vol. in-8. 3 fr. 50 c.

PIGNÉ. Annales de l'anatomie et de la physiologie pathologiques. 1846, 1 vol. grand in-8 de 290 pages, avec 55 figures représentant des pièces d'anatomie pathologique du musée Dupytren.　　　　　　　7 fr.

PIORRY. Irritation encéphalique des enfants. 1823, in-8, br.　2 fr. 50 c.

PIORRY. Clinique médicale des hôpitaux de la Pitié et de la Salpêtrière, contenant le compte rendu de la clinique de la Faculté de médecine de Paris. 1835, 1 vol. in-8.　　　　　　　　　　　6 fr.

PIORRY. Du procédé opératoire à suivre dans l'exploration des organes par la percussion médiate, accompagné de mémoires sur la circulation, les pertes de sang, le sérum du sang, la respiration, l'asphyxie, la strangulation, la submersion, la langue considérée sous le rapport du diagnostic, l'abstinence, la migraine, etc. 1835, 1 fort vol. in-8.　　　　　6 fr.

MÉDECINE DE L'EXPÉRIENCE,

Fruit de 30 années de pratique,

PAR LE DOCTEUR RADEMACHER.

TRADUIT DE L'ALLEMAND SUR LA DERNIÈRE ÉDITION

Par M. le Docteur SCHLESINGER-RAHIER.

1854. — 1 vol. in-8. *(Sous presse.)*

POINTE. Histoire topographique et médicale du grand Hôtel-Dieu de Lyon, dans laquelle sont traitées la plupart des questions qui se rattachent à l'organisation des hôpitaux en général. 1842, 1 vol. grand in-8. 7 fr. 50 c.

POINTE. Hygiène des colléges (autorisé par le conseil de l'Université). 1846, 1 vol. in-18. 4 fr. 50 c.

POUGENS. Dictionnaire de médecine et de chirurgie pratiques, mis à la portée des gens du monde, ou Moyens les plus simples, et les mieux éprouvés, de traiter toutes les infirmités humaines, et contenant les conseils pour conserver la santé, les divers préjugés., et un millier de faits curieux ou d'anecdotes de médecin. 2e édit., 1820, 4 vol. in-8. 24 fr.

PUYSÉGUR. Mémoire pour servir à l'histoire et à l'établissement du magnétisme animal. 3e édition. 1820, 1 vol. in-8. 6 fr.

RÉCAMIER. Recherches sur le traitement du cancer par la compression méthodique simple et combinée, et sur l'histoire générale de la même maladie; suivies de notes : 1° sur les forces et la dynamétrie vitales; 2° sur l'inflammation et l'état fébrile. 1829, 2 vol. in-8, avec 20 fig. 12 fr.

RIBES DE MONTPELLIER. De l'anatomie pathologique considérée dans ses rapports avec la science des maladies. 1834, 2 vol. in-8. 12 fr.

RICARD. Physiologie et hygiène du magnétiseur, régime diététique du magnétisé; Mémoires et aphorismes de Mesmer, avec des notes. 1844, 1 vol. grand in-18 de 456 pag. 5 fr. 50 c.

RICARD. Lettres d'un magnétiseur. 1843, in-18. 2 fr.

RIGOT. *Anatomie des régions du cheval*, considérée spécialement dans ses rapports avec la chirurgie et la médecine opératoire. 1828, 1 vol. in-fol., avec 6 belles planches, cart. 6 fr.

RIVALLIÉ. Traitement du cancer et des affections scrofuleuses par l'acide nitrique solidifié, suivi de considérations pratiques sur l'emploi de l'alun dans le pansement des plaies. 1850. 1 vol. in-8, avec 5 fig. 4 fr. 50 c.

RIVIÈRE. Éléments de géologie pure et appliquée, ou résumé d'un cours de géologie descriptive, industrielle et comparative. 1859. 1 vol. in-8 de 700 p., avec 230 fig. 7 fr.

ROBERT (A.). Des anévrismes de la région sus-claviculaire. (Thèse de concours pour la chaire de clinique chirurgicale), par M. ROBERT, chirurgien de l'hôpital Beaujon. 1842, in-8, de 134 pag., avec 1 pl. 3 fr.

ROBERT (A.). Des affections granuleuses, ulcéreuses et carcinomateuses du col de l'utérus. 1848, 1 vol. in-8, avec 6 fig. coloriées. 3 fr. 50 c.

ROBERT (A.). Des amputations partielles et de la désarticulation du pied (*Concours de médecine opératoire*). 1850, in-8, 209 pag. 3 fr. 50 c.

ROBERT (A). Des vices congénitaux de conformation des articulations (*Concours de clinique chirurg.*). 1 vol. in-8 avec 2 fig. 1851. 3 fr. 50 c.

ÉLÉMENTS

DE

PATHOLOGIE MÉDICALE,

Par A.-P. REQUIN,

Professeur de pathologie médicale à la Faculté de médecine de Paris,
médecin de l'Hôtel-Dieu.

1845-52. — 5 forts volumes in-8. — Prix : 22 fr.

Le tome *troisième* se vend séparément 6 fr.

REQUIN. Des prodromes dans les maladies. (Thèse de concours pour la chaire de pathologie interne). 1840, in-8, br.   1 fr. 50 c.

REQUIN. Des purgatifs et de leurs principales applications (Thèse pour le concours de matière médicale). 1859. in-8, br.   2 fr.

REQUIN. De la spécificité dans les maladies (*Concours de pathologie médicale*). 1851, in-8.   2 fr.

REQUIN. Homœopathie. 1851, in-8.   1 fr. 25 c.

ROBERT (A.). Considérations pratiques sur les varices artérielles du cuir chevelu. 1851, in-8, br.   1 fr. 25 c.

ROBERT (A.). De la commission du prix d'Argenteuil sur le traitement des rétrécissements de l'urètre. 1852, in-8, br.   1 fr. 50 c.

ROBIN (Ed.). Rôle de l'oxygène dans la respiration et la vie des végétaux, et dans la statique des engrais. 1851, in-8, br.   1 fr. 50 c.

ROBIN (Ed.). Mode d'action des anesthésiques par inspiration. Moyens de prévoir quels agents peuvent en jouer le rôle, d'en composer de nouveaux et de modifier leurs propriétés suivant les indications. 1852, in-8.   1 fr. 50 c.

ROGNETTA. Annales de thérapeutique médicale et chirurgicale, et de toxicologie. Avril 1843 à mars 1849. 6 vol. in-4, br.   25 fr.

ROQUES. Phytographie médicale, histoire des substances héroïques et des poisons tirés du règne végétal; nouvelle édition, entièrement refondue. 1855, 5 vol. in-8, et atlas in-4 de 150 pl. color.   50 fr.

ROUSSEL (Théophile). De la pellagre, de son origine, de ses progrès, de son existence en France, de ses causes et de son traitement curatif et préservatif. 1845, 1 vol. in-8.   6 fr.

RUFZ. Compte rendu de la clinique médicale de M. Rullier. 1852, 1 vol. in-8.   2 fr. 50 c.

SALACROUX. Nouveaux éléments d'histoire naturelle, comprenant la zoologie, la botanique, la minéralogie et la géologie. 2 forts vol. in-8, avec 48 planches représentant 450 fig. 1859, 2ᵉ édition.   7 fr.

SANSON. Traité de la cataracte, publié d'après ses leçons par ses élèves, MM. les docteurs BARDINET et PIGNÉ. 1842, in-8, br.   1 fr. 50 c.

SAUCEROTTE. Tableau synoptique des races humaines, montrant leur origine. leur distribution géographique, leurs caractères distinctifs, les peuples dérivés, feuille gr. in-folio avec fig. col.   5 fr. 50 c.

SAUCEROTTE (Constant). Nouveaux conseils aux femmes sur l'âge prétendu critique, ou conduite à tenir lors de la cessation des *règles*. 5ᵉ édit., augmentée de nouvelles considérations sur la première apparition des *règles*, les dérangements de la *menstruation* et sur les *flueurs blanches*. 1829; in-8, 2 fr.

TRAITÉ PRATIQUE

DES

MALADIES NERVEUSES,

PAR M. SANDRAS,

Médecin de l'hôpital Beaujon.

1851. — 2 vol. in-8. — Prix, 12 fr.

SCARPA. Traité des maladies des yeux, traduit de l'italien, par MM. Bous-
QUET et BELLANGER. Paris 1821, 2 vol. in-8, avec fig.   7 fr.

SERINGE. Flore des jardins et des grandes cultures, ou Description des plantes
de jardins, d'orangeries et de grandes cultures, leur multiplication, l'époque
de leur floraison et de leur fructification, et leur emploi. 1845 à 1849. 5 vol.
in-8, de 1896 pages, avec 51 pl. fig. noires et color.   12 fr.

SERRE. Traité pratique de la réunion immédiate et de son influence sur les
progrès récents de la chirurgie dans toutes les opérations. 1837, 1 vol. in-8,
avec 10 fig.   7 fr.

SERRE (d'Alais). Mémoire sur l'inflammation de la peau, du tissu cellulaire,
des veines et des vaisseaux ; application d'un nouveau traitement spécial et
abortif. 1837, in-8.   2 fr. 50 c.

SERRE. Mémoire sur l'emploi des préparations d'argent dans le traitement des
maladies vénériennes. Paris, 1836, in-8, br.   2 fr.

SERRIER. Traité de la nature, des complications et du traitement des plaies
d'armes à feu. 1844, 1 vol. in-8.   4 fr. 50 c.

SICHEL. Leçons cliniques sur les lunettes et les états pathologiques consécutifs à leur usage irrationnel. 1848, 1 vol. in-8 de 148 pag.   5 fr. 50 c.

SOLAYRÈS. Dissertation sur l'accouchement terminé par les seules forces de la
mère, traduit du latin par le docteur ANDRIEUX (de Brioude). 1842, in-8,
br.   2 fr. 50 c.

SOEMMERING. Iconologie de l'organe de l'ouïe, traduit du latin par RIVAL-
LIÉ, D. M. P. 1828, in-8, et atlas in-4 de 17 pl.   7 fr.

SOEMMERING. Traité des maladies de la vessie et de l'urètre, considérées
particulièrement chez les vieillards, trad. de l'allemand, avec des notes, par
M. Hollard. 1824, 1 vol. in-8, br.   5 fr. 50 c.

SPURZHEIM. Observations sur la folie ou sur les dérangements des fonctions
morales et intellectuelles de l'homme, avec 2 pl. Paris, 1818, in-8.   6 fr.

SPURZHEIM. Essai sur les principes élémentaires de l'éducation. Paris, 1822,
1 vol. in-8.   3 fr. 50 c.

STANSKI. Recherches sur les maladies des os, désignées sous le nom d'*ostéo-
malacie*, et lettre sur la cause principale des morts subites survenues pendant l'inhalation du chloroforme, avec 6 pl. color. 1851.   5 fr. 50 c.

SZERLECKI. Tractatus de fractura colli ossi femoris, cui annexa est obser-
vatio rarissima de ossium mollitie. 1834, in-4, avec 5 pl.   2 fr.

SZERLECKI. Dictionnaire abrégé de thérapeutique contenant les moyens curatifs employés dans toutes les maladies par les médecins praticiens les plus
distingués. 1838, 2 vol. in-8.   12 fr.

LEÇONS ORALES

DE CLINIQUE CHIRURGICALE,

FAITES A L'HOPITAL DE LA CHARITÉ

Par M. le professeur VELPEAU,

RECUEILLIES ET PUBLIÉES

Par MM. les docteurs JEANSELME et P. PAVILLON.

1840-41. 3 volumes in-8. Prix : 21 fr.

VELPEAU. Mémoire sur les anus contre nature dépourvus d'éperon et sur une nouvelle manière de les traiter. 1836, in-8.   1 fr. 25 c.

VELPEAU. Manuel d'anatomie chirurgicale générale et topographique. 1837. 1 vol. in-18 de 622 pages.   6 fr.

TARDIEU. Choléra épidémique. Leçons faites à la Faculté de médecine de Paris, par M. TARDIEU, agrégé à ladite Faculté. 1849, 1 vol. in-8, br.   3 fr. 50 c.

— Manuel de pathologie et de clinique médicales. 1848, 1 vol. grand in-18 de 750 pages.   6 fr.

TAUFFLIEB. De l'huile de foie de morue et de son usage en médecine. 1853, in-8, br.   2 fr.

TERME et MONFALCON. Nouvelles considérations sur les enfants trouvés, suivies des rapports sur l'histoire des enfants-trouvés, par MM. BENOISTON DE CHATEAUNEUF et VILLEMAIN. Lyon, 1838, in-8, br.   2 fr. 50 c.

TESTE. Les confessions d'un magnétiseur, suivies d'une consultation médico-magnétique sur les cheveux de madame Lafarge. 1848, 2 vol. in-8.   6 fr.

THIAUDIÈRE. De l'exercice de la médecine en province et à la campagne, considéré dans ses rapports avec la pratique. 1839, in-8, br.   2 fr.

UNDERWOOD. Traité sur les ulcères des jambes. Traduit de l'anglais. 1744, in-12.   1 fr. 50 c.

VANIER (du Havre). Cause morale de la circoncision des Israélites, institution préventive de l'onanisme des enfants et des principales causes d'épuisement. 1847. 1 vol. in-8.   3 fr. 50 c.

VANIER (du Havre). Clinique des hôpitaux des enfants, et Revue rétrospective médico-chirurgicale, thérapeutique et hygiénique des maladies de l'enfance. 1841-1843, 3 vol. in-8.   12 fr.

VERNEUIL. Mémoire sur quelques points de l'anatomie du pancréas. 1851, in-8, br.   1 fr. 25 c.

VERNEUIL. Précis d'embryologie (Voy. JAMAIN, *Anatomie*).

VERNEUIL. Le système veineux (anatomie et physiologie), *concours d'agrégation*. 1853, 1 vol. in-8.   3 fr. 50

VIGAROUX. Cours élémentaire des maladies des femmes, ou Essai sur une nouvelle méthode pour étudier et classer les maladies de ce sexe. 1801, 2 vol. in-8.   12 fr.

VINSON. De la hernie sous-pubienne (hernie obturatrice) (thèse du doctorat). 1844, 1 vol. in-4, avec 13 planches représentant 26 fig.   6 fr.

ANNUAIRE

DE

MÉDECINE ET CHIRURGIE PRATIQUES

POUR 1854.

Résumé des travaux pratiques les plus importants, publiés en France et à l'étranger
pendant 1853.

Par MM. les Docteurs JAMAIN et WAHU.

1 vol. grand in-32. Prix : 1 fr. 25.

— Le même, pour 1846, 1 vol. grand in-32.   1 fr. 25 c.
— Le même pour 1847, suivi d'un mémoire de M. Nélaton sur le *Cancer des os.* 1 vol. gr. in-32 de 320 pages.   1 fr. 25 c.
— Le même pour 1848. 1 vol. gr. in-32 de 384 pag.   1 fr. 25 c.
— Le même pour 1849. 1 vol. grand in-32 de 320 pages.   1 fr. 25 c.
— Le même pour 1850. 1 vol. in-32 de 320 pag.   1 fr. 25 c.
— Le même pour 1851. 1 vol. gr. in-32.   1 fr. 25 c.
— Le même pour 1852. 1 vol. gr. in-32.   1 fr. 25 c.
— Le même pour 1853, 1 vol. gr. in-32.   1 fr. 25 c.

WAHU. Mémorial thérapeutique et pharmaceutique des officiers de santé de l'armée de terre. 1846, 1 vol. in-18, br.   3 fr. 50 c.

VIREY. Traité complet de pharmacie théorique et pratique. 4e édit., 1840, 2 vol. in-8.   12 fr.

WELLER. Traité théorique et pratique des maladies des yeux, traduit de l'allemand sur la dernière édition, par F.-J. RIESTER, avec des notes par M. JALLAT. 1832, 2 vol. in-8, avec 8 planches coloriées.   10 fr.

ZIMMERMANN. Traité de l'expérience en général et en particulier dans l'art de guérir. Nouvelle édition. Montpellier. 1818, 3 vol. in-8, br.   10 fr.

ATLAS DE 387 PLANCHES COLORIÉES

REPRÉSENTANT

LES PLANTES USUELLES

DES COLONIES FRANÇAISES, ANGLAISES, ESPAGNOLES
ET PORTUGAISES DES ANTILLES,

Avec les noms latins, français, anglais, espagnols et portugais.

1852. — 2 vol. in-8, cart. — Prix : 50 fr.

Paris. — Imprimerie de L. Martinet, rue Mignon, 2.

Ouvrages du même Auteur:

DICTIONNAIRE

DES

DICTIONNAIRES DE MÉDECINE

FRANÇAIS ET ÉTRANGERS,

ou

TRAITÉ COMPLET DE MÉDECINE ET DE CHIRURGIE PRATIQUES,
DE THÉRAPEUTIQUE, DE MATIÈRE MÉDICALE, DE TOXICOLOGIE
ET DE MÉDECINE LÉGALE, ETC.,

contenant

l'Analyse des meilleurs articles qui ont paru jusqu'à ce jour dans les différents Dictionnaires et Traités spéciaux les plus importants :

PAR UNE SOCIÉTÉ DE MÉDECINS,

Sous la direction du docteur FABRE,
Rédacteur en chef de la GAZETTE DES HÔPITAUX.

9 forts volumes grand in-8, imprimés sur deux colonnes, y compris
un *volume supplémentaire* rédigé en 1851. — 45 fr.

On vend *séparément* le tome IX, publié par une Société de professeurs,
d'agrégés à la Faculté de médecine, de médecins, de chirurgiens, de pharmaciens en chef et d'anciens internes des hôpitaux de Paris, sous la direction de M. le docteur TARDIEU. (*Tous les articles de ce Supplément sont
signés par les auteurs.*) 1 vol. in-8 de 944 pag. 1851.   9 fr.

BIBLIOTHÈQUE DU MÉDECIN-PRATICIEN, ou Résumé général de
tous les ouvrages de clinique médicale et chirurgicale, de toutes les mo-
nographies, de tous les mémoires de médecine et de chirurgie pratiques,
anciens et modernes, publiés en France et à l'étranger, par une Société
de médecins, sous la direction du docteur FABRE. — Ouvrage adopté par
l'Université, pour les Facultés de médecine et les Écoles préparatoires de
médecine et de pharmacie de France ; et par le ministère de la guerre,
sur la proposition du Conseil de santé des armées, pour les hôpitaux
d'instruction. Paris, 1843-51. *Ouvrage complet,* 15 vol. grand in-8, de
700 pag. chaque à deux colonnes. Prix de chaque volume :   8 fr. 50

FABRE ET CONSTANT. Mémoire sur la méningite tuberculeuse (couronné
par l'Institut). *Inédit.*

FOY. CHOLÉRA-MORBUS. Premiers secours à donner aux cholériques avant
l'arrivée du médecin, précédés d'une indication précise des signes de la
maladie, et suivis d'un exposé simple et rapide des moyens hygiéniques
et prophylactiques qui peuvent empêcher son invasion. 1849, 1 vol. gr.
in-18.   1 fr. 25

TARDIEU. CHOLÉRA ÉPIDÉMIQUE. Leçons faites à la Faculté de médecine
de Paris, par M. TARDIEU, agrégé à ladite Faculté. 1849, 1 vol. in-8,
br.   3 fr. 50

Paris. — Imprimerie de L. MARTINET, rue Mignon, 2.

www.ingramcontent.com/pod-product-compliance
Lightning Source LLC
Chambersburg PA
CBHW052104230326
41599CB00054B/3754